U0214448

涅槃重生

——肿瘤专家自身抗癌记

佘妙容　著

广东科技出版社
全国优秀出版社

· 广 州 ·

图书在版编目（CIP）数据

涅槃重生：肿瘤专家自身抗癌记 / 佘妙容著. —广州：广东科技出版社，
2022.9

ISBN 978-7-5359-7901-8

Ⅰ.①涅… Ⅱ.①佘… Ⅲ.①癌—防治—普及读物 Ⅳ.①R73-49

中国版本图书馆CIP数据核字（2022）第123359号

涅槃重生——肿瘤专家自身抗癌记
Niepanchongsheng—Zhongliu Zhuanjia Zishen Kang'ai Ji

出 版 人：严奉强
责任编辑：招海萍　赵书兰
封面设计：吴俊卿
责任校对：李云柯
责任印制：彭海波
出版发行：广东科技出版社
　　　　　（广州市环市东路水荫路11号　邮政编码：510075）
销售热线：020-37607413
https://www.gdstp.com.cn
E-mail：gdkjbw@nfcb.com.cn
经　　销：广东新华发行集团股份有限公司
排　　版：创溢文化
印　　刷：广州市东盛彩印有限公司
　　　　　（广州市增城区太平洋工业区太平十路2号）
规　　格：787 mm×1 092 mm　1/16　印张18.5　字数370千
版　　次：2022年9月第1版
　　　　　2022年9月第1次印刷
定　　价：66.00元

如发现因印装质量问题影响阅读，请与广东科技出版社
印制室联系调换（电话：020-37607272）。

推荐序一

佘妙容医生是血液病学博士，美国排名第一的得克萨斯大学MD Anderson 癌症中心博士后，广东省人民医院血液科主任医师，博士生导师。2014年不幸在常规健康年检中发现罹患肺腺癌3B期，除了癌症造成的伤害和折磨，还有各种治疗带来的艰辛和不易。经历了胸腔镜手术切除原发病灶，两次同步放化疗，受尽治疗副作用的折磨，如放射性食管炎、放射性肺炎等。

2018年，佘医生晚期肺癌多发脑转移，曾短暂的不省人事，我去看望她时，她依然面带微笑和我侃侃而谈："等开颅手术恢复后，我准备以医生和患者的双重身份，把我患癌、抗癌的经历写出来。帮助更多的癌症患者战胜恐惧无助，积极乐观地面对疾病，调动身体的自愈力对抗癌症，让患者活得更好，活得更久。"她在病危时刻，仍不忘医者初心，想到的是帮助患者战胜疾病，走出困境，令人感动。去年，佘医生发信息给我："在我人生最艰难的时刻，您在百忙中，还到病房看望我，鼓励关心我，给予我阳光和温暖，真的非常感恩。很高兴地告诉您，在您的鼓励下，我的专著《涅槃重生——肿瘤专家自身抗癌记》已经完稿，准备在广东科技出版社出版了，不知道能不能请您给我的书写序？""我愿意，大力支持！"我毫不犹豫地回复她。这是一件非常有意义的事，叙事医学、人文关怀在癌症治疗中尤其重要，榜样的力量是无穷的，相信那些癌症患者，可以从她的坚持和顽强中获得力量，一步一步跨过坎坷，走向成功，迈向未来。

在佘医生事业蒸蒸日上的时候，突然降临的晚期肺癌，彻底改变了她原本平静幸福的生活。她是如此的热爱生命，热爱家人，热爱生活，热爱自己的事业，为了这份热爱，受再多苦，再多的磨难和艰辛，她都顽强地为生命而战，微笑着勇敢前行。因为爱和感恩，她用冷静的思考，优美感人的笔触，生动勾画出她抗癌八年的心路历程，勇敢地展示了内心最强大的一面。她直面生死，感受人间的美好和生命的顽强，在艰难坎坷中轻松打开幸福的开关，创造了生命的奇迹，给抗癌路上奋力前行的抗癌患者以帮助和鼓励，展示各种大家可以实践的提高自愈力的方法。

佘医生完美地搭起了医生和患者的桥梁，她比一般患者更懂医生，比一般医生更懂患者。作为患者，她相信科学，配合医生，信任医生，及时治疗。尽管手术、放疗、化疗都有风险，她也深受各种治疗副作用的折磨煎熬，但依然相信这是目前治疗肿瘤必不可少的方法。虽然肺癌短时间迅速恶化，她对医生也没有丝毫的怀疑，是依从性最好的患者，这么多年的药物治疗，每天都按时按量完成。作为一名医生，她更理解患者，关心患者，使患者体会到被尊重、理解、关怀和支持，引导患者选择科学合理的治疗方法。医生和患者应该是同一战壕的战友，相互信任、相互理解，医患携手，共同面对癌症这个凶狠的敌人。

专科医生科学的治疗自然最重要，但患者的自我康复也非常重要。佘医生把癌症患者康复五张处方包括调控心理、睡眠、运动、营养和改变行为方式完美演绎，给大家展示可以实践的各种方式，看似简单，但每一步、每一点都做到极致，才换来了生命的精彩华章。

佘医生罹患晚期肺癌，也有过伤心和无奈，也曾经落泪，但那不是软弱，不是向癌症低头，而是不舍，是爱，是不忍所有她爱的人和爱她的人因为她生病受伤害。她担心儿子无法再接通妈妈的电话，担心不能陪伴年老的父母。她从来没有怨天尤人，感慨生命的不公，而是积极深刻地反思，改掉熬夜和过于追求"完美"等习惯，既是自救，也带给健康、亚健康人们以启发：如何重视健康体检，通过筛查，早发现、早诊断和早治疗；如何远离癌症，健康生活。她坦然接纳罹患癌症的事实，在不幸中看到幸福，在每个无常的当下，去接受当下的一切。通过苦难危机中的心灵修行，成就更好的自己。她拥有理性的自信，坚持乐观情绪，不管多难依旧满怀希望，还拥有与癌症斗争的顽强意志，自律和持之以恒的拼搏精神。

肺癌的磨难也给了佘医生一种改变，按照生命本来的节奏，放慢脚步，一切顺其自然。她用平常心接受生命中的缺憾，彻底放松心情，广泛的兴趣爱好让她每天都过得特别充实，快乐开心，轻松自在。写诗、画画、弹古筝，她全身心地投入其中。佘医生在均衡营养方面也做得非常好，崇尚自然，认为一般食物就能提供足够的营养，基本不吃大家所说的补药。品读她对运动的坚持和努力，八年多的时间，不管寒冬酷暑、春寒秋凉，每天锻炼两个半小时以上，生命不息，运动不止，这样的坚持，无论是战胜癌症，还是面对人生的逆境，都是人生的一笔宝贵财富。

爱是一味最好的抗癌良药。本书充满人间最美好的温情，家人无条件的爱和呵护，老师们父母般的爱，主诊医生提供的适宜治疗，领导同事的帮助支持，同学朋友如姐妹兄弟般的鼓励和帮助，她的患者和患者家属的深情等，所有这些，共同创造了生命的奇迹。而佘医生也用爱回报了这个充满温情的社会，用爱和感恩谱写了生命的凯歌。她把努力活着作为对家庭的一份责任。自己能做的事，尽量自己做；自己的情绪，努力自己管理好，保持良好的心态，把好的情绪带给身边的每一个人。她一直在指导学生，培养医术精湛且有温度的医生；她医者仁心，既给患者治病，也给患者"治心"；她撰写了许多科普文章引导患者科学乐观地抗癌，给患者康复提供科学的建议。

本书给黑暗中奋力前行的癌症患者以生命之光，把书中的方法融入抗癌实践中，大家也可以和佘医生一样，成为更好的自己，怒放生命，创造生命的奇迹；她的抗癌感悟也必然带给广大癌症患者以启迪，使之更加充分地认识生命的价值，能够更坦然地面对无常和磨难。

中国医师学会心身医学专业委员会主任委员

深圳市人民医院院长

耿庆山

2022年1月

推荐序二

这是个谈癌色变的年代。

努力把中、晚期癌症变成慢性病，对于肿瘤科医生来说，这是个最好的时代；对于晚期癌症患者来说，生命长河中遭此劫难，或许这是个最坏的时代。最好+最坏=？

接受过国内一流临床医学本科教育、硕博士研究生教育和严谨的美国博士后科研训练的血液肿瘤学资深专家、博士生导师佘妙容主任，年富力强，事业如日中天，没有任何征兆，突然患上了局部晚期（几近晚期）肺腺癌，晴天霹雳！没有被死神吓倒，佘主任鼓起生命之风帆，克服重重艰难险阻，百折不挠，坚持科学抗癌，与癌共舞，有惊无险地闯过了8周年大关，依然信心满满，乘风破浪，奔向更辉煌的未来，在这个谈癌色变的年代里演绎着肿瘤科医生的本色。最好+最坏=非凡！

佘主任的治疗事例是肺癌精准医学、规范诊治和多学科综合治疗的教科书。

佘主任确诊时是局部晚期肺腺癌，虽然基因检测提示ROS1融合基因阳性，但并没有马上使用靶向药物，而是接受了局部晚期肺癌同期化放疗的标准治疗。化放疗后肿瘤进展时才使用了标准的靶向药物治疗，靶向治疗发生局部进展（脑转移）时接受了脑转移灶的手术治疗，因颅外的病灶仍在控制中，继续使用同一种靶向药物至今。每三个月进行严格的复查，随时与各学科专家保持沟通，随访规律而严谨，生活质量良好。科学有序的全过程管理，堪称肺癌精准医学、规范诊治和多学科综合治疗的教科书。

佘主任是晚期癌症慢性病时代的抗癌勇士、光辉榜样。

古话说："师傅领进门，修行在个人。"临床肿瘤学的诊治实践中，医患双方的关系更是如此。这个"师傅"就是医生，而"个人"就是"患者"，既是肿瘤专家又是肿瘤患者的佘主任，深刻地领会和实践着这条古时候流传下来的铁律，正确理解并执行各种诊治医嘱，淋漓尽致地彰显了资深肿瘤专家的功底，同时更是一名配合良好的普通肿瘤患者。抗癌之旅路漫漫，她体现了一如既往的自律和持之以恒的拼搏精神，披荆斩棘，勇往直前。俗话说："三分治疗，七分护理"，这个护理对于出院后回归家庭与社会的晚期肿瘤患者来说，更多的是自我护理，包括对医护的依从性、身心调理和精神呵护等，佘主任每天教科书般的饮食营养、运动健身、艺术熏陶和作息制度，是晚期癌症慢性病时代可持续、有质量地生存的重要保证。

佘主任是大家学习的良师益友。

正如她所说："抗癌之路是对一个人的人生观、生死观、价值观的大考验，是需要在

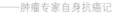

苦难危机中静心修为的事，需要尽力而为，使生命怒放，但对结果则要顺其自然，不执着，所谓尽人事听天命。始终坚信，爱和感恩可以超越生活的一切磨难，当然也包括癌症的折磨。"这些难能可贵的人生态度与品质不仅仅影响了广大的患者和家属，更值得亲友、同事、同学和学生借鉴。

涅槃重生，不只身体，更重要的是心灵和精神世界。

在这个谈癌色变的年代里，致敬佘妙容主任！

杨衿记

2022年7月26日

目 录
MULU

从医生到患者

从医生到患者，角色转换 / 002

无意的选择，一生钟爱的事业 / 002

无常，没有预告的考验 / 003

我的软肋 / 011

成为患者，确定胸腔镜肺叶切除 / 017

踏上新征途 / 023

深刻体会患者的不易 / 023

学会了接受 / 030

世间的深情牵挂 / 033

放化疗结束，直面更大的挑战 / 040

烽烟再起，癌症进展 / 042

决定做『小白鼠』 / 047

多发脑转移，爱留我在人间 / 054

命运在敲门 / 063

当头一击 / 065

/ 066

病后的人生感悟

降服作浪的妖怪 / 105

有朋自远方来 / 103

母亲节礼物 / 101

大雁山的禾雀花 / 099

一波未平，一波又起 / 097

向儿子和父母坦白新病情 / 078

我的价值我创造 / 076

生存曲线 / 108

还能活多久 / 108

对生命的思考 / 109

温暖的故事 / 111

九叔的智慧和传奇 / 111

从身处云端到平凡生活的童童 / 114

淋巴瘤患者燕华的康复心旅 / 117

来自偏远乡村的温暖 / 119

夫妻同心，其利断金 / 121

为何癌症找上门？ /126

凡事太拼命，不得不停下脚步 /127

过分自制和独立 /132

从「心」开始，放下我执 /134

癌症误区 /135

关于癌症化疗的谣言 /136

「酸性体质」谣言 /143

治癌「秘方」谣言 /144

「饿死癌细胞」谣言 /144

亲情的魔力 /146

爱和感恩，超越一切苦难 /147

我和儿子 /163

血浓于水的亲情 /175

和解，携手战斗 /181

主诊医生和同事的鼓励帮助 /185

老师父母般的爱 /187

没有血缘的兄弟姐妹 /197

感恩，用爱谱写生命的意义 /224

抗癌心路——给病友的忠告

抑癌微环境 /233

科学运动，激发生命的内在力量 /234

好好吃饭，均衡营养 /236

提高自愈力 /237

以出世之心，做入世之事 /238

幸福开关 /239

接纳无常，正确看待死亡 /240

放慢脚步 /243

简单率性的幸福 /244

田园的幸福时光 /246

发现幸福 /247

彻底放松心情 /249

不断前进，幸福自来 /255

我的日常 /258

抗癌妙旅，感悟人生 /273

平常心 /273

感悟和总结 /275

从医生到患者

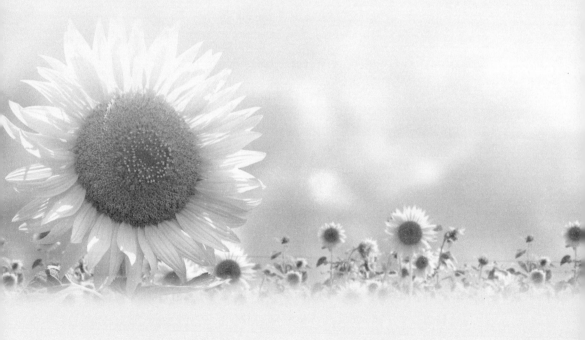

从医生到患者，角色转换

作为一名主攻血液肿瘤的主任医师，平日救死扶伤，给予患者科学合理的治疗和心灵的安抚，指导患者康复，创造了许多生命的奇迹。而命运悄无声息地给我开了一个大玩笑，让我去扮演另一个相对的角色，成为一名晚期肺癌患者，拥有医生和抗癌患者的双重身份。

无意的选择，一生钟爱的事业

冥冥中或许自有安排，偶然往往都成了必然。因为喜欢徐悲鸿的所有"奔马"图，一心想报考徐悲鸿待过的复旦大学的生物化学系，实现做科学家的梦想，但爸爸妈妈希望我留在广州读大学。在确定高考志愿的最后一晚，爸爸工厂的厂医机缘巧合来串门，聊起了中山医科大学的优秀和闻名，极力鼓励我报考中山医科大学。就这样，我成了我们整个家族的第一个医学生，也满足父母不出省读书的心愿。而且，这或许是我和医学的缘分，在我三岁多时，剪东西不小心扎到眼睛，怀孕的妈妈每天背着我走一个多小时，到镇上医院治疗，遇到一位好医生，在医学技术还很落后的年代，保全了我的双眼。

中山医科大学严格的教学，各位老师对教学的认真投入，加上我自身孜孜不倦的努力，特别是实习，每天晚上都在病房待到十二点多，遇到值班老师处置患者，事无大小地参与，六年本科的学习、见习和实习，把我培养成一名合格的医生。医生的工作强度很大，加班熬夜是常态，而且医生是需要终身学习的，但我一直把医生作为一份事业，而不是一份职业，因为热爱，所以加班加点，再苦再累都甘之如饴，特别是看到患者闯过鬼门关，健康地活下来，保全了一个个家庭的完整，那种幸福感，不是医生是很难体会的。

经过了将近二十年的努力拼搏，我的事业到了上升阶段，临床科研都是收获的季节，进入了良性循环期，我创建了白血病干细胞技术平台，在 *Cancer letter* 发表了一篇关于白血病干细胞的文章，也应邀参与编写著作 *Cancer Stem Cells Theories and Practice*，负责白血病干细胞的章节。我率领团队全力攻克白血病复发的难题，已经取得了阶段性成绩，正奋力往前冲，突破白血病治疗的难点和瓶颈，使更多的患者能够长期存活。工作也自然是越来越忙，整个人处于高速运转的状态，累并快乐着。

无常，没有预告的考验

作为血液科医生，面对太多的生死，也自然深刻明白和懂得无常，但从没想过癌症和无常会悄无声息降临在我身上。

❖ 阴险突袭的癌症

2014年3月24日，尽管晚上熬夜写文章，差不多三点钟才睡，天刚蒙蒙亮我还是赶紧起床，打开音响，柔和优美的乐曲在小小的房间飘荡着，煮上早餐，顺便做一下简单的运动，让自己能神采飞扬地坐在诊间，精力充沛地面对似乎看也看不完的患者。七点多，我匆忙吃完早餐，收拾整齐上班。在大城市的中心城区，天空几乎都是灰蒙蒙的，看什么东西都是隔着一层细细的灰尘织成的纱帐。还算宽敞的马路上车水马龙，各式各样的车杂乱地挤来挤去，既看不到车龙的头，也看不到车龙的尾，时不时烦躁的喇叭声混杂着路旁职业乞丐劣质音响播放的歌声，肆意地钻进人们的耳朵。人行道上也是热闹非凡，人来人往，只能在人流中左穿右插地往前挤。我终于提前十分钟到达诊室，门口已围满了患者，换上学生拿来的工作服，开始大半天打仗似的专家门诊。预约号提前一周多就被挂满，刚打开门，就不断有患者进来请求加号，要求加号的患者很多是病情比较重和疑难的，而且很多是外地患者，在广州这样人生地不熟的大都市待了一两天。看着患者的无助和期盼，真不忍心拒绝他们，只好加了一个又一个的号，尽我所能帮助他们。饿着肚子坚持到一点半，终于把最后一个患者看完，拿上医院送的盒饭，赶紧回家，下午还得回病房查房。

天还是那样的天，每次出完门诊，我都觉得特别累，累得话都不太想说，不过也习以为常了，回到科室又能神采奕奕地工作。刚到办公室，科室杜主任就神情怪怪地叫住我，让我去一下她的办公室，我还抱歉地说等我处理一下患者再找她。查完房，我轻轻敲开主任的办公室，看得出她一直在等我。"你先坐下，不要紧张，我有事情和你说。"杜主任语气平和地说，不知道她葫芦里卖着什么药。等我坐下，她把我们医院的职工体检报告放在桌面上，打开胸部X线片的结果，只见报告里写着冷冰冰的一行字：右下肺可见一个肿物，纵隔淋巴结广泛增大，考虑肺癌纵隔转移。看着这个报告，我脑袋有一瞬间的短路，这个结果和我有什么关系？我一句话都没说，就这么静静地坐着。杜主任接着安慰我说："我们每天接触那么多感染患者，说不定是肺结核或者肺部真菌感染，我先和CT室联系一下，马上做CT吧。"这下，我好像突然醒悟过来，病的人是我自己。

我默默地让学生去开胸部CT申请单，自己则打了电话给CT室的好朋友飞飞，刚说了句"你在不在科室，我今年体检肺部有事……"眼泪就忍不住无声地滑落，或许是在亲近的朋友面前内心最柔弱的触点瞬间激发，表面的冷静轰然倒下，太突然了，突然得脑袋转不过弯，即便作为血液病专家的我每天都面对很多癌症患者，只是从没想过有一天癌症居然会落在我身上，我会从一个肿瘤专家转身成为一个癌症患者。来不及多想，也不知这眼泪是为何而落，就在杜主任和学生的陪伴下到了CT室。飞飞已经在等我，默默地给我一个拥抱。打了最粗的留置针后，我安静地躺到冰冷的硬硬的CT检查床上，空旷的房间有种说不出的压迫感，闭上双眼，耳边只有单调的机器轰响声，内心极度无助。突然，我感到造影剂从输液管咕咕地往我的血管滴，全身一下发热，特别是盆腔。冷漠的机器继续运转着，不断地指挥我吸气—憋气—正常呼吸，也不知道过了多久，终于有同事走进来，告诉我检查做完了，问我有没有不舒服。学生过来扶我起来，没说一句话。从检查室走到医生工作间，我正想问好朋友结果如何，杜主任抢着说："我们先回去，他们得先仔细看片，才能知道结果。"其实，作为医生，我很清楚胸片改变已经是非常典型的肺癌改变，而我朋友，作为放射科主任，在CT扫描时应该就能得出结论，不说，并不是不知道结果，而是不知道如何把结果告诉我。毕竟，这样的结果于她，也应该是非常震惊的，震惊得不知道如何去面对，就好像失手把漂亮的玻璃杯打烂了，对着一地的碎片，那样的茫然失措，沉默应该是最好的选择吧。

回到科室，敲开我的导师林主任办公室的门，安静地坐下来，发现已经有人把坏消息告诉了他，事情太突然了，没有一丝一毫的迹象，在两个多小时前，我还是神采飞扬的医生，转眼就成了患者，他也不知如何安慰我，只能让我尽快检查治疗。想着临时不能回来正常上班，我把我这组患者的情况向他做了详细的介绍，不至于耽误患者的治疗。

❖ 顾虑和隐瞒

在办公室发了短信，告诉先生我体检查出了肺癌，不知道这个消息对他会不会是很大的打击，他回我电话时，我只是淡淡地回了句做完CT了，准备回家。同样是经过菜市场，只是少了顺路买菜的程序，只想早早回家，静下心好好想想。或许本身是医生的缘故，回家靠在沙发上，我出奇冷静且思路清晰。虽然知道癌症不等于死亡，但也知道肺癌是目前生存期改善比较差的癌症，晚期患者五年生存率不超过10%，不知道哪一天是生命的终点，如果那一天我必须离去，年老的爸爸妈妈和懂事的儿子便是我在这世上最大的牵挂。作为家中的长女，爸爸妈妈特别宠爱我，也习惯了我操心他们大大小小的琐事，陪他们去理发，给他们买里里外外的衣服，陪他们散散步，没空见面时每天也会打一两个电话，天南海北地闲聊，如果有一天我永远地离开他们，真不知道他们将如何去面对，也不知道时间是否能治愈他们的悲伤，想到这，已是泪流满面。我不能这么不孝啊，更不能让他们替我操心。儿子已是高二下学期，离高考只有一年多一点的时间了，从小到大，除了做总住院医师和去美国做博士后的一年多时间，我一直陪伴着他成长的每一步，我们既是特别亲的母子，也是无话不谈的好朋友，只要在一起，我们总有说不完的话，会一起分享他学校生活的点点滴滴，一起讨论他对社会和生活的困惑，一起为他每一个小小的进步和成果而开心快乐，即便他高中住宿了，每天也会抽空打个电话给我聊聊天。真不知道，如果有一天，他妈妈的电话将不再能接通，家里不再有妈妈给他准备可口的饭菜，不再有妈妈陪他天南海北地瞎聊，对他将是怎样的打击，他还能保持他的阳光快乐吗？他一直觉得他是这世界上最幸福的小孩，有一个开明温馨的家庭，可以轻松自在地做自己喜欢的事，我不能这么残忍，让他去面对这么大的变故……因此，一定要想尽办法，先瞒着他们，作为医生的我，有能力自己去面对去迎接这个挑战。

先生难得准时下班回家，我们好像很久没好好说过话了吧，不同的人生态度，不同的人生经历，我们渐行渐远。他紧紧抱着我，先是不言不语，后来说我们今晚不做饭了，出去吃吧。我只是淡淡地说不出去了，待会随便煮点。在他面前，我竟然平静如水。

人生有太多的万一，我们无法预料；命运的考验也从来都没有预告。现在回想起来，唯一给我的提示是得病前咽喉不舒服，间歇性咳嗽了一个多月，练瑜伽时觉得有些气喘，但身为医生的我总觉得自己是超人，这点小问题真没办法把它和癌症挂钩，更何况周末稍微休息一下就好些，一出门诊忙得昏天黑地就加重，想着只是感冒没能好好休息，有些小症状而已。不管怎么说，在美好的年华，在孜孜不倦追求的事业渐入佳境时，冷不丁被宣布得了癌症，我想没有一个人能高兴且坦然地去接受这样的事实，没有一个人能一下子摆脱沮丧的心情。虽然每个人都不可能长生不老，都没办法逃避死亡的结局，谁都不知道过了今天，明天会怎样。但得了癌症，特别是整体预后不好的晚期癌症，生命的终点随时都可能到来，恐怖感、绝望感不可避免。因此，常常有家属在患者确诊癌症时，第一反应就是要如何瞒着患者，怕患者接受不了，怕患者会崩溃，怕患者知道了真相就会放弃治疗，心灰意冷。或许，家属的初衷是好的，希望患者不会受到致命的打击，希望患者能继续好好地生活，可是，他们忘了很重要的一点，在信息发达的年代，除非是与世隔绝的人，否则根本隐瞒不住，加上同一病房基本都是同样的癌症患者。瞒的结果就像是掩耳盗铃，最后患者不能接受正规的治疗，耽误了时间，在猜疑中被逼入未知的恐惧境地。所以我的患者，我都会和家属详细地交流沟通，让家属了解患者的预后和治疗过程，治疗副作用，治疗风险，让家属尽可能给予患者温暖、关爱和照顾，同时也征得家属同意，把病情告诉患者。我会亲自和患者谈心，鼓励患者慢慢接受疾病，积极配合治疗，以最大的努力，争取最好的结果，也给他们一些成功的病案，用榜样的力量给他们信心。

可是我自己得了癌症，和一般的患者不同，我完全了解疾病的细节，反过来，我要认真考虑是否暂时隐瞒着家人。爸爸妈妈一直把我当掌上明珠宠着，记得我怀孕时，呕得厉害，就像二十四小时都在晕车，他们心疼得手足无措。他们并不是很淡定的人，我得癌症已经让他们无法接受，如果让他们看到我治疗过程所受的苦，情何以堪，我又该如何去安慰他们的心灵？儿子即将进入高三毕业班，我一时也想不到让他接受现实的最好方式。对于一个即将投入一场恶战的勇士，最好全身心投入战斗，不要有太多的干扰，更不能后院起火，隐瞒或许不是好的选择，可能会留下遗憾，但退而求其次，应该是目前最好的选择了。因此，患癌后，我和先生提的唯一要求是："我生病的事，千万不能让我爸爸妈妈和儿子知道，等治疗顺利过关，病情平稳的时候我再找机会和他们说。有可能和他们接触的亲戚朋友也不能让他们知道。"这场战役从一开始我就好像一名主帅，冷静地指挥着大大小小的战斗。

❖ 战斗前的放松

在家简单地吃了晚饭，泡上一杯好茶，小小的房间播放着我喜欢的理查德的钢琴曲，不知是巧合还是天意，贝多芬的《命运交响曲》突然在没开灯的房间弥漫开来，一开场就是充满震慑力的四个强音——命运在敲门，接着激烈的战斗开始，英勇搏杀的战士，向黑暗势力猛烈地冲击，而强有力的四声不断地重复着，在耳边回旋，在心里颤动，命运和理想在强烈地对抗，最后还是英雄主义占了优势。活泼的乐曲响起，和煦的阳光，蓝色的天空，温暖的感情，充满了坚定的决心和前进的动力。虽然命运再次逼近，激烈的战斗场面再次呈现，经过奋战，终于以光明的彻底胜利而告终。不屈服于命运，在困境中站起来去拼搏，直到胜利，人生本就该如此。听完音乐，常规和爸爸妈妈通电话，这已经是一直的习惯，每天中午晚上都要打电话，闲聊家常，如果没时间打电话，我会提前汇报，即便在美国留学时也是如此，那时候，每次去中国城，我做的第一件事就是买电话卡。爸爸妈妈没发现我有任何的异常，我们照常开心地东聊聊，西聊聊，最后他们让我早点休息，不要每天都那么晚才睡。想想也是，我好像很久没有早于半夜两点钟睡觉了，总有干不完的活，写不完的标书和文章，做不完的PPT，评不完的基金，审不完的稿件……最疯狂的时候，一个晚上才睡一个多小时，第二天照样神采飞扬地上班，为此还有点小得意，自认为是超人。现在，这些都该放下了，也许人生的目标也该改变了。该是好好休息的时候了，早早上床，先睡个好觉，明天还有很多事要去面对，要去选择。

　　睡到自然醒，暖暖的阳光已洒满小小的房间，也许真是太累了，也许心里还不是太担心，居然躺下就睡着，还睡得很香。不上班，觉得好休闲，慢悠悠地打开音响，慢悠悠地洗漱，然后泡好茶，随意坐在家里唯一的一张沙发上，随意地转动，不紧不慢地等着先生买早餐回来。吃完早餐，他问我要不要去东山湖公园逛逛，我爽快地答应了，反正不上班，不写东西，有的是时间。公园里人不是太多，一边的老人家在打着太极拳，另一边的在放声歌唱，还放着音响伴奏，当然中国大妈的广场舞在公园里也是必不可少的。为了避开吵闹声，我慢慢走到湖边。湖里有上百条色彩绚烂、活蹦乱跳的锦鲤，在清澈的水中游来游去，清晨的阳光照在鳞片上，闪着多彩的光。自由自在摇头摆尾的鱼儿勾起了我买鱼食喂鱼的冲动，随手扔下一些鱼食，鱼儿立刻争先恐后地冲上来，一口吞下食物，游过来的锦鲤越来越多，挤成了一堆，重重叠叠的，特别有趣。希望我能像锦鲤一样拥有顽强的生命力，好运鱼也能带给我好运。散步到大榕树下，正好有张石凳，坐下歇歇，飞飞还没给我电话，我终于忍不住打电话给她，"结果不太好，你还是回一下医院吧"。结果是意料中的事，昨晚已经把情绪消化好了，回医院就回吧。

　　回到科室，习惯性地换上白大褂，张护士长敲开我办公室的门，说："刚好住单间的患者出院了，可以把科里唯一的单人间给您，帮您办好了住院手续。""谢谢啊。"感觉有点不真实，感到人生的无常，命运的诡异，昨天我还是救人于水火的医生，今天护士长给我安排了床位，我成了要躺在病床上的患者，人生真的不知道下一秒会发生什么。见我回来，杜主任说："我们去找放射科的赵主任看看情况吧。"大医院的患者真多，穿过拥挤的人群，到了赵主任办公室，他已经在等我们。打开我的CT片，赵主任详细地给我们讲了胸部CT的结果，坐在旁边的我时不时提一些问题，就像是一个普通患者的病例讨论，穿着工作服的我，冷静得连角色还完全没有转换过来。赵主任建议尽快行局麻下CT引导经皮右肺肿物穿刺活检术。所谓穿刺活检，就是用一根很细的针，经过皮肤，穿刺到肿瘤组织，取到一点组织，再将针退出体外。我很自然地询问穿刺可能的副作用是什么，引起转移的可能性有多大？得到的答复是副作用发生率非常低，在我们医院还没有患者因为穿刺引起肿瘤扩散转移的，这点让我特别的心安，毕竟文献报道穿刺引起肿瘤转移的概率是0.07%～2.33%，虽然概率非常低，但对于个体来说，就是0和100%的问题了。当然，作为医生的我也很明白就算有风险也必须做，病理活检是肿瘤诊断的金标准，只有通过病理检查，还有和个体化治疗有关的基因检测等，才能明确肿瘤的病理类型、分化程度，只有明确肿瘤的性质，才能获得最明智最合适的治疗决策。和赵主任确定第二天下午穿刺活检，没别的事，就晃晃悠悠去吃午饭午休了。

第二天睡醒觉，看到灿烂的阳光，感觉还不错。懒洋洋地待着，等着下午的肺部肿物穿刺活检术。这时的我，还没想到以后会经历那么多，只是觉得我会暂时离开科室，离开需要我帮助的患者一小段时间，很快就能重回我的工作岗位。先生还是把我患癌症的消息告诉了我妹妹和弟弟，以后的日子，才觉得他的决定是对的。在我放化疗期间是真的需要他们的照顾，而且在我不能好好陪伴爸爸妈妈的时候，也特别需要他们替我圆谎。可此时，我还没想好怎么避免他们的恐慌，先生告诉他们，我确实有些不高兴。他们只是哭着对我说："大姐姐，那怎么办啊？"说完又是哭成一团，男儿有泪不轻弹，只是未到伤心处，乖弟弟也哭得稀里哗啦，我只能倒过来安慰他们。这时候，收到远在美国开会的吴院长的信息，他要下周一才回来，建议我先在肺科做EBUS-TBNA（超声内镜引导下的经支气管针吸活检）。超声支气管镜（EBUS）是一种在支气管镜前端安装超声探头的设备，结合专用的吸引活检针，可在实时超声引导下行经支气管针吸活检（TBNA），搭载的电子凸阵扫描的彩色能量多普勒同时可帮助确认血管的位置，防止误穿到血管。EBUS-TBNA在多数病例可获得穿刺组织，进行DNA提取，分子生物学检测、免疫组织化学检测，为肺癌诊断和靶向治疗提供依据。吴院长是肺癌治疗的首席专家，他带领的肺科团队是一支精英团队，在肺癌的诊疗、研究等领域一直引领时代的步伐。收到他的信息，真的很感动和感恩。这时，我做了一个应该是很明智的决定，既然吴院长下周一就回来，而实体瘤的变化是比较慢的，早几天、晚几天治疗也几乎没什么影响，何不趁着放假，找个山清水秀的地方，好好去放松放松心情，享受一下人生，做好战斗前的准备呢。想了一下，选择了三水森林公园，作为我得病后第一个出游的地方。选择三水，主要是离广州很近，一个多小时的车程，三水森林公园环境特别美，河鲜也美味异常。而且，我以前的一位白血病患者，后来成为好朋友的童童也在那里，一直邀请我去度假放松，平时太忙，也一直抽不出时间。

我的软肋

知道我要去三水，第一个知道消息的高中同学阿马也专门请一天假来陪我。天气真好，蓝天白云的，走在森林公园的山路上，听着虫鸣，听着小鸟欢唱，慢慢欣赏各种热情盛放的不知名山花，感受着生活的美好。还不知情的童童说不出的困惑，平时巴不得把一分钟掰成几分钟用的我，为什么突然会在周三跑到三水玩。我平静地告诉她我得了中晚期肺癌，怪不得这段时间练瑜伽都觉得有些气喘，还担心会不会是心脏有问题。这个消息让她好震惊，让她不敢相信。想不到医生也会生病，每天都充满活力的我也会生病。但使她更震惊的是我的平静和随意，我们漫无目的地在森林公园里闲逛，到了午饭时间，开车到江边吃我情有独钟的河鲜，享受各种美味。吃饱回到酒店，和阿马一起躺在床上说话，一讲到儿子，泪水又狂奔而出，这真真切切触碰到我的软肋，内心深处最软弱的地方。

我哭着对阿马说："对于儿子，我真的很愧疚，没有好好尽到一个母亲的责任。在儿子才十个月大的时候，我做总住院医师，我们那一届正好总住院医生制度改革，每天都要守在医院，一周只能回家一天，没办法，只能把他送回韶关爷爷奶奶家，在韶关一待就是半年。这中间，我很艰难才请假回韶关一次。星期六坐火车回到韶关时，天都黑了，奶奶抱着他到小巷口等我，离开了三个多月，他一点都不生分，一见到我，立马急切地伸着整个上身向我扑过来，窝进我怀里，幸福满足地笑着，那一刻的温馨幸福，一直留在我心中。第二天中午，陪他睡了午觉，等他睡着了，我就流着泪，依依不舍赶去坐火车回广州。他奶奶对我说：'你没回来看他还好，这次回来一走，小孩子连着几个晚上都不肯睡，哭着要妈妈。'儿子被妈妈悄悄扔下的心灵阴影，一直持续了很多年，以至于后来有一次去韶关，他中午睡着时，我出去买些东西，他睡醒后没找到我，就惊慌地大哭，以为我又抛下他不理了。"阿马说："你不应该这样想啊，你坚持母乳喂养十个多月，短暂把他送回韶关也是没办法的事，不应该自责的。"

"话虽这么说，但总觉得没有好好陪伴儿子。在儿子刚上幼儿园大班时，为了能更好地完成研究生课题，接受最好的科研训练，我决定到美国最好的癌症中心去做博士后。去美国的那一年，出发前一个多月，正好发生了911事件，小小年纪的儿子特别担心，拼命说美国的飞机撞了高楼，妈妈不要去。签证手续出奇顺利，我还是狠心地留下儿子，泪流满面地踏上异国他乡的征途。天真的儿子说："妈妈真是的，又要去美国，又要哭。"虽然公公婆婆他们都特别疼他，但看到他的两个表妹都有妈妈在身边，小小年纪的儿子特别的失落，有一次他问我妹妹能不能叫她妈妈，真是泪奔。我去美国三个多月时，儿子在幼儿园弄伤了脚，完全站不起来。在家里，想到哪里，都只能慢慢爬着挪动。虽然每天我都打两个电话回家，但只闻其声不见其人，完全不是儿子所需要的，儿子多么希望我能陪着他，抱抱他，和他说说话。每次打电话回家，他都说："妈妈，你已经在飞机上了，我要你已经在飞机上了，我乖乖睡觉，睡醒你就在家了。"小小年纪的儿子经历了多少希望、失望和无可奈何。一年多后终于学成归来，已经读小学的儿子，知道妈妈这次是真的回家了，早早自己写好欢迎妈妈回来的标语，不会写的字就用拼音代替。本来他爸爸不想带他去接我，毕竟早上四点多就要出发去机场，而且他早上还要上学。可是，估计儿子一个晚上瞪大眼睛都不肯睡，唯恐爸爸去机场不带他，一听到他爸爸起来，马上紧紧跟着他爸爸，就这样一直跟到机场。远远看到举着欢迎标语的儿子，立马飞奔过去紧紧抱着他。看着长得瘦瘦小小的他，背着脏兮兮的书包，穿着脏兮兮的校服，佩戴着皱巴巴卷成一团的红领巾，我顿时心都碎了，眼泪不争气地往下流。下定决心，以后的日子再也不离开儿子了，陪着他慢慢地长大，分享他生活的点点滴滴。有我的陪伴，他日子过得才舒心，学习基本不需要我操心，通常是吃完饭，我对着电脑工作，他在旁边的书桌看书做作业，有时也一起用英语说说话。可是现在，我得了肺癌，而且是中晚期，难道又要违背我的诺言吗？难道要永远地离开他，离开这个世界吗？真的不知道如何去面对懂事的儿子。"

就这样，和阿马边哭边说话，她也一直在掉眼泪，直到童童到酒店找我们才把泪抹干。童童送来一大壶煮好的灵芝水，让我当茶喝，我很感动。

❖ 剪发备"战"

晚上在酒店也睡得很好，睡醒吃完早餐，在森林公园的湖边慢悠悠地散散步，就打道回府了。为了能更好地分期治疗，决定明天早上回医院做PET/CT，虽然这是一个自费项目，费用也很高，但能清楚地看到各个器官的微小病变，决定临床治疗方案的选择，自费也必须做的。

还没到早上7点，我提前到了PET/CT检查室，体贴的学生平方已经等着我，更感动的是，PET/CT室的王主任也已经在检查室等我。其实在这之前，我和王主任几乎没有真正打过交道，也没告诉她我今天过来检查，她只是无意中知道，就专门提前到科室等我，陪我做检查，让我安心，完全是出于对同事的善心。她陪着我做各种检查前的准备，陪我聊天，安慰我不要太担心。亲自陪我上了检查床，告诉我检查时有些吵，检查大概需要多长时间，告诉我她会在控制室一直看着我做完。感恩上天，赐予我这么好的同事，她的陪伴让我温暖，让我安心，一点都不孤单，因为知道有她在玻璃窗外看着我，待在空旷嘈杂的检查室也不觉得无助了。快中午的时候，王主任给我打来电话："除了纵隔淋巴结，没有转移到别的地方，还好，真的还好。"真的非常非常感激她，但千言万语只能化成一句简单的谢谢。她诚恳地说："不用谢，知道你生病，真的很伤心，也不知道有什么可以帮你。第一时间把结果告诉你，希望有帮助。我发现有个淋巴结靠近胸骨上窝的位置，我会更详细地把图像构建出来，看看胸外科医生能不能在这个位置取活检，创伤没那么大。"听到王主任的建议，我赶紧到门诊，找到肺外科的杨主任，他说淋巴结可以取到，但是会留下瘢痕。"瘢痕没关系，我不在意。"是的，和生命比起来，瘢痕又算得了什么呢。

忙完这一切，约上朋友，一起去美发店，该为即将到来的一切做做准备了。从高中开始，一直留着一头飘飘的长发，我的发质特别好，柔软如丝，这下只好忍痛割爱了，把头发剪短，免得到时化疗飘落一床。师傅在帮我剪头发时反复确认，只怕我剪了后悔。剪短了头发，虽然清清爽爽的，但真的很不习惯。其实，这只是生活改变的开始，在未来的日子里，我的生活发生了更多的改变，不变的只有我对生活的热爱和真情，为着这份热爱，我会好好地珍惜每个当下，努力把每个当下做到最好。

❖ 有爱的香浓鱼汤

宝贝儿子周末参加比赛，有板报展出和PPT汇报，作为他的忠实粉丝，我自然要去捧捧场的。先生送我去会场，天阴阴的，飘着毛毛细雨，我也没带雨伞，就这么冒雨走进学校，留下在车里担心的先生。走进热闹的会场，找到有他的板报展区，正好听到他在自信地讲述他的项目，对着这么多的评委、老师和听众侃侃而谈，神态自如。看到我走过来，开心地给我一个微笑。走到他的板报前，我仔细地欣赏他的板报，和他讨论一些学术问题，真的是非常快乐的事。到了晚饭时间，我们一起去路边的快餐店吃快餐，边走边聊天，总有说不完的话，简单的快餐也吃得开心得不得了。

对于儿子，我们既是母子，更是最好的知心朋友，从小到大，我从来没有对他凶过，更不要说打过了，我们是平等的。讲道理是唯一的标准，他想做什么有什么要求，就要给出合理的理由，只要有道理，我也一定支持他。我也是他的偶像，他写作文经常拿我做主角，以至于他的老师都羡慕不已。

吃完饭，又一起赶回展区，忙到晚上八点多。正准备回家，妈妈打来电话，说小侄女发烧了，要我回去看看。先生不太想我回去，一是跑来跑去太累，二是怕我免疫力低会被传染。但是，我还是坚持要回去看看，真不想让爸爸妈妈担心，而且不回去看看，他们也会觉得奇怪，这不是我一贯的作风。他没办法说服我，只好无奈地送我回去。给小侄女做了检查，让她吃了药，快十点半才回到家，确实觉得有些累了。不常回家的儿子，还在不知疲倦地说着话，我也只好舍命陪君子了。

功夫不负有心人，儿子的项目得到了专家们的肯定，获得了二等奖，还获得了广东省实验中学校长奖和广州市第二中学校长奖，真为儿子高兴和自豪。他回到家，高兴地把奖金递给我："妈妈，这钱给你用。"我说："你获得的奖励留给你当零花钱慢慢用吧。""那我拿来交学费，我可以不用花家里钱交学费了。"他的话里尽是小小的自豪和能够自食其力的快乐。

傍晚儿子回学校，我给他准备了丰盛的晚餐，还用保温瓶给他装了用鱼熬成的汤带回学校喝。这鱼汤熬了差不多一个小时，熬汤前先把鱼小火慢慢煎得有点金黄，把生姜也一起煎得金黄，倒入一碗水，汤瞬间变成浓浓的乳白色，混合有姜和鱼的清香飘满小小的厨房，把汤倒到小砂锅中，再倒入几碗水，加入几个香菇，再加入一小把花生，这样熬出的汤，味道清甜香浓，营养丰富，对还在长身体的儿子大有帮助。更重要的是，这平凡的汤里，还融进了我的深情和无限的爱，未来会如何谁也不知道，我只管好好地珍惜当下的分分秒秒，一如既往尽可能给儿子最大限度的爱。儿子是上天送给我的最甜蜜的礼物，我自然要珍惜，即便某一天我飘然远去，我的爱和清甜香浓鱼汤的味道将永远陪着他，让他温暖，让他不至于孤单。

高二这学年，儿子参加了学校的物理竞赛培训，要迎战全国的物理竞赛，几乎每个周末都要在学校上课、培训、做习题。只要周末有空，我们都会带上可口的饭菜，还有香浓的汤和美味的水果，在学校的"亲子林"围坐一起吃饭、聊天，分享儿子在学校的各种趣事或者偶尔迷茫不开心的事。人生最幸福的事，就是看着儿子大口地吃着我做的饭菜，拼命说好吃。

收拾好东西，先生说："你今天就不要送儿子回学校了，好好休息一下，我送就行。"我自然不会舍去陪儿子的每一个机会，一定要陪。将近一小时的车程，可以听他说很多话，多开心的事啊。顾着聊天，儿子突然说："怎么这么快就到啊？真不想这么快到，妈妈下星期来不来学校陪我吃

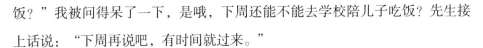

饭？"我被问得呆了一下，是哦，下周还能不能去学校陪儿子吃饭？先生接上话说："下周再说吧，有时间就过来。"

陪儿子在学校的"亲子林"吃完饭，看着儿子转身向课室大步走去，直到他的身影消失在校道上，眼眶不禁红了，泪水悄悄滑落，抬头看看蓝蓝的天，依然刺眼的阳光洒在身上。离开校园，心里是满满的感动和迎接挑战的勇气，为着这浓浓的亲情，再多的磨难，也要好好地活下去……

成为患者，确定胸腔镜肺叶切除

❖ 确定治疗方案

吴院长终于回来了，先生和杜主任陪我去办公室找他，他仔细看了我的CT片和PET/CT的结果，认为CT片是肺癌的典型改变，但发现有些迟，至少是ⅢB期了。现在女性肺癌的发病率越来越高，多半是肺腺癌，和吸烟无关，30%左右EGFR阳性，可以使用"易瑞沙"等药物靶向治疗，现在肿瘤已经被作为慢性病来治疗了。他侃侃而谈，我仔细地听着，像在听一堂专业课。他忽然对我们说："我突然有个大胆的想法，虽然按照常规你已经没有手术指征，但我还是考虑，给你做手术切除原发病灶和取纵隔的淋巴结活检，因为原发病灶很表浅，手术简单，而且现在的胸腔镜手术，术后恢复很快，不会耽误放化疗。而切除了原发灶，可以缩小放疗范围，减少放疗引起的肺纤维化，提高生活质量。我现在就安排，明天早上第一台手术吧，不要拖了。"吴院长干脆利落地做了各种手术安排，最后说："就这么定了，已经安排好，你去完成一些术前检查吧，不用担心。"吴院长的自信睿智，让我看到前路的一片光明。迅速地完成了各种术前检查，下午到肺外科签手术同意书。

　　虽然我还身着白大褂，戴着有我名字和职称的胸牌，肺外科的同事还是称呼我佘主任，但此时此刻，我知道，我已经在普通患者的行列。他给我常规讲解手术的过程，在术中，根据具体情况决定整个肺叶切除还是楔形切除，也详细介绍手术可能出现的各种并发症和风险。每一种并发症的发生率都很低，但作为医生的我，清楚地知道每种风险都是有可能发生的。在签字的刹那，我犹豫了一下，万一出现意外，还不知道我患癌的爸爸妈妈和儿子将如何承受？我先生和弟弟妹妹也将永远处于内疚之中。现在感觉还很好，不如顺其自然地活着，好好陪陪家人。这念头只在脑海中一闪而过，按我的性格，绝不可能轻言放弃，自然地签上我的名字，才发现角色还没转换过来，自然而然地签到医生的位置上了，忘了自己已经是一名患者。傍晚下班的时候，麻醉科的王主任和赖主任过来看望我，安慰我不用担心，他们会亲自在手术室守着我，手术很快就会过去的，只管放心。患难之时见真情就是这样的吧，平时大家都忙得不可开交，偶尔在电梯或路上碰到，也只是互相微笑着点点头，闲聊几句，但在我遭遇人生的挑战时，大家都尽己所能，给我最大的帮助，真的很感动，我从来都不是孤军奋战。

　　吃完晚饭，在公园里散散步，聊聊天，对明天的手术竟然没有了任何的担心。散完步，给爸爸妈妈打电话，闲聊家常，聊了很久，最后和妈妈说："我明天中午约了人，有事情处理，明天晚上也有事情忙，没空打电话回家了，后天再给你们打电话吧。""不要熬夜，要早点睡觉。" 妈妈不忘提醒我，他们特别担心我太累。多年形成的习惯，每天中午和晚上都会给爸爸妈妈打个电话，有时也许只是听听声音，简单说几句话，都觉得放心。

　　不知道是自己内心真的很强大，还是累了很久极度缺乏睡眠，终于能放下所有的事情好好睡一觉，反正刚睡到床上就甜甜地进入梦乡，直到被闹钟吵醒。起来做各种术前的准备，想着可能有几天不能洗澡，还赶紧洗了个热水澡，换上新的病号服。忙完了运输队还没来接我，就和学生说说话，对这次手术真的一点都不紧张不害怕。等了很久，还没见运输队的同事，平方去护士站问，才知道因为昨天才换的病房，他们去了原来的科室接人。

我终于躺在一张手术室专用的移动床上，通过很多条只看得到天花板的长廊，进电梯，出电梯，平时熟悉的路被转得有点晕了。学生和先生紧紧地跟着移动床，一直握着我的手，生怕把我跟丢了。千转万转，终于到了手术室的门口，这儿还没到七点已经是热闹非凡。刚到手术室门口，手术室护士翠梅赶紧走到我身边，安慰我不用担心、吴院长和杨主任一早就到手术室了，然后对其他同事说："我先把佘主任推到手术室打针吧。"想想，这世界还真小。两年多前，她到我门诊，问能不能给她爸爸加个号，虽然以前和她完全不认识，但还是毫不犹豫地答应了。其实平时不管谁，温和地请我加号，我都会答应的，更何况是同事的父亲，完全是出于医者的本心吧。在大医院挂个号看病真不容易，特别是乡下来的患者，我总想着尽我所能，帮多少算多少吧。那次及时给她爸爸做出慢性淋巴细胞白血病的诊断，属于比较晚期且预后不太好的类型，很快安排了住院，经过四个疗程的化疗，终于完全治愈了，他们一家都很高兴，我也特别开心，能治好患者，保全一个完整的家庭，就是对医生最好的回报。没想到再次相遇，我变成了她要帮助的患者。进了手术室，我坚持自己挪到手术床上，手术室出奇的冷，以前作为医生上台手术的时候，竟然完全没有感觉到。翠梅赶紧帮我盖上一张很温暖的被子，一边做着各种准备，一边和我聊天，还告诉我她爸爸现在很好，完全过着正常人的生活。她为我贴上心脏监护器，戴上血压监控仪，我告诉她我平时血压一直偏低，几乎达到休克的标准。摆好体位，她准备给我打针，告诉我有一点痛，就把针轻轻地扎进去，因为太紧张，她进针有些犹豫，针没有扎到血管，她非常过意不去，拼命说对不起，我安慰她没关系，重新扎就是。其实手术室的护士打针水平是非常高的，没打中是因为她对我太关心、太在意。后来还是让别的护士帮我顺利打上针，接上补液。这时麻醉科王主任他们也进来了，我们开始像一群朋友在小小的房间聚会，天南海北地闲聊。过了一阵，王主任说，"给你吸上氧吧。""好的，谢谢。"

❖ 科室同事的陪伴

迷迷糊糊中，听到一阵一阵鬼哭狼嚎的声音，"我在哪？这是什么地方？不是在手术室准备做胸腔镜手术吗？为什么手术室还有别的人？"悠悠然恍如隔世。嘈杂中依稀听到有人说主任醒了，轻轻拍我一下，叫了我一声。再次昏昏沉沉地醒来，已经在病房里，"还好还好，终于醒过来了，能醒过来是多么好的事啊。"谢天谢地，还好好的，我心中暗暗欢喜。我们科的护士映娟守在我旁边，细心地用棉签帮我润润干渴的嘴唇，轻声告诉我："护士长安排好了，这几天由我和陈新陪护你，护士长怕太年轻的护士你没那么了解，专门派我们两个和你最熟悉的人过来。"真的很感谢我们科的同事，在人员这么缺乏的情况下，还专门派两个高年资护士过来给我做特护，真的很感动。患难见真情，有科室做我的坚强后盾，我的战斗力自然倍增，只管放手拼搏。先生也坐在旁边紧紧握着我的手，看着我醒来，悬着的心也终于放下了。他告诉我，在我下午昏睡的时候，很多人来看望我，大家对我都很关心。听着他的轻言细语，我又昏睡了过去。再次醒来已经很晚了，是被隔壁床的患者吵醒，他也是今天做的手术，一直在大声地说着话，特别的兴奋，映娟怕他吵到我，就很友好地对他说："阿叔，已经很晚了，你还不睡啊，早点休息吧。""我不困。"他坚定地说，依旧在高谈阔论，似乎很久没有这么畅所欲言似的。好在我白天也睡够了，他也是患者，就由着他吧。很小声地和映娟说了一小会儿的话，口很干，说起话声音有些嘶哑，就不再说了，让映娟赶紧睡觉，我有事再叫醒她。

第二天一早，护士过来抽血，映娟主动代劳，帮我抽了血。过了一会儿，护工阿姨过来准备帮我抹身，映娟说"我来吧。"护工毫不犹豫地说：

"你不懂，身上有这么多插管，你不小心弄掉就麻烦了。""我是护士，怎么会不懂？""你不是肺科的护士。"真是尽职坚持的护工，我赶紧对映娟说没关系，让阿姨帮忙抹身就行。阿姨熟练地抹上抹下，可能被翻身时扯了一下伤口，痛得我皱起了眉，映娟赶紧说："慢点慢点，不要太用力，轻点。"无论平时多么意气风发、多么有洁癖的人，一旦躺在病床上，身上插着引流管、尿管、输液管等，就是一位再普通不过的患者，只能听从摆布了。上午很多同事来看望我，麻醉药效已过，陈新把病床摇高，我就半躺着和大家开心地谈话，状态恢复得很不错，我的导师林主任见此，感到特别的欣慰，说："杜主任还在科里交代，让大家暂时不要过来看你，怕影响你休息，没想到你状态这么好，终于放心了。"

下午，陈新推轮椅送我去三楼复查胸片，头很晕，特别是下电梯的时候，整个人说不出的难受。到了放射科，飞飞已经在等我，看到我脸色这么差，关切地问我："是不是很不舒服？是伤口痛吗？""不是，是头很晕，想呕吐。"我无力地说。"那赶紧照完片回病房吧。"飞飞把我推到检查间，扶我面对X光机站好，很快拍完片，高兴地告诉我："肺部恢复得很好，只是有些皮下气肿，慢慢会吸收的。"陈新把我推到电梯口，等电梯回病房，终于忍不住呕吐起来，好在早有准备，赶紧打开一个塑料袋，不至于吐了一地，否则就很难堪了，吐出来后倒是一下子舒服轻松了许多。回到病房，休息了一会儿，主管医生仔细看了我的胸片后，帮我拔了引流管，细心地交代了一些注意事项，护士也帮我拔了尿管，一下子轻松了好多。

傍晚时分，吴院长过来看望我，为我恢复得这么好而高兴，他说："中晚期肺癌患者以前一般不做手术，其中有个原因就是术后恢复时间很长，影响后续的化疗。"看我还在补液，告诉我不需要输液了。真的非常感恩现代医学的发达，提升治愈率的同时，尽量减少对患者生活质量的损害，做胸腔手术只需要在肋间切开几个小口，在胸腔镜的引导下切除肿瘤组织，而不是切断几根肋骨，把胸廓暴露，术后久久不能恢复。正好住单人间的患者出院，我被转去了单人间，很多同事、朋友、老师、同学和患者来看望我，也不至于影响隔壁床的患者。更开心的是，喜欢音乐的我，可以在房间播放唯美的乐曲，让无趣的住院日子变得浪漫温馨。贴心的平方帮我下载了很多我喜欢的音乐，可以慢慢地欣赏，慢慢地享受。虽然还只能平卧，转身时伤口还会牵拉痛，但有音乐的陪伴这些疼痛都不算什么，晚上给爸爸妈妈打了电话，谈天说地，说得很开心，他们完全没意识到我经历的变故。

晚上映娟陪我，睡得安稳。人或许就是这样，拥有时觉得一切都理所当然，失而复得才知道有多珍贵，终于可以自己刷牙洗脸，这平时再平常不过的事，竟然让我充满了幸福感。梳洗完毕，换上干净的患者服，神采奕奕地迎接新的一天。护士过来查房，帮我拔去了留置针，不需要输液了，感觉特别好。我和映娟说："今晚不需要来陪我了，让陈新今天白天也不用过来，我们科已经够忙了。我可以照顾好自己的，而且我学生也会过来陪我。"真的很感恩我们科的同事对我的帮助。现代胸外科手术创伤小，加上我还年轻，平时也还有锻炼，肺功能还不错，胸腔镜病灶切除术后四天，我就出院了，等身体恢复和病理结果出来后进一步治疗。

踏上新征途

首次同步放化疗

❖ 备战同步放化疗

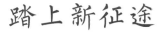

我在珠海享受了两天的阳光沙滩，收拾好心情，坦然迎接即将到来的挑战。在回家的路上，我的主刀医生杨主任告诉我，病理和基因诊断结果都出来了，是低分化的肺腺癌，进一步的治疗就交给肺内科的杨主任了。我很清楚"低分化肺腺癌"对我意味着什么，恶性度很高，因此也不难解释去年体检还正常，今年已经是晚期肺癌，做PET/CT显示整个纵隔黑压压的一片，都是转移的淋巴结。既成事实无法改变，那就接纳吧，把自己能做、能改变的事做到极致，无愧于心就是。到了肺科病房，在很多人挤在一起的医生办公室找到杨主任（比我高一个年级的师兄），他见到我有些诧异，差点要问我找谁，犹豫了一下才认出我。或许是我从一头飘飘长发变成有点男性化的短发，形象变化有些大，或许是经历了手术和肿瘤的消耗，人有些憔悴。他详细地介绍了我的病理结果，告诉我大部分非吸烟的女性患者EGFR为阳性，但我却是阴性，不能用易瑞沙等靶向药物，但是c-MET和ROS1阳性，初步治疗考虑同步放化疗，以后有需要时可以考虑用克唑替尼，现在暂不考虑。

　　休养生息了两周，回病房准备治疗。吴院长和杨主任给我定了同步放化疗的治疗方案，虽然我很清楚这个治疗方案副作用有多大、治疗风险有多高，但我绝对相信我的主诊医生的决定，丝毫不怀疑这是他们给我选择的最合适的治疗方案。不管选择什么治疗方案，都不可能只有好处没有副作用，只能选择对你获益最多的。但人体是非常复杂的，也存在很多的未知，这个治疗合理与否，和个体的很多不确定因素有关。

　　放疗前，必须先CT检查定位。放疗科位于影像楼负二楼，虽然医院都是灯光明亮的，但还是觉得有些昏暗，有些压抑，人的感觉有时候就是这么奇妙，特别像我这种比较感性的人。平方像女儿一样陪着我，边走边闲聊，到了治疗室，毕竟第一次到这里，正想询问，里面的护士就热情地说："佘主任，您先进来坐一下，我先给您打针。"她估计看出我的疑惑，接着说："我以前在惠福西门诊的，很久以前，我的亲戚得了白血病，当时多亏找到您，很快安排了住院治疗，现在已经治愈很多年了。您人这么好，治好了那么多患者，您也一定不会有事，一定会康复的。"没想到，在这也能碰到熟悉的人，正应了人生何处不相逢。我想，其实医生只要将心比心地善待患者，尽了自己的医者本分，大部分患者和家属都会心存感恩、铭记在心的。我的同事熟练地帮我摆好体位，照完CT后，对我说："给你用激光烧灼一下皮肤，有些痛，忍一忍，这样他们定位会好些。""好的，没关系。"我微笑着对她说，我的淡定使气氛变得轻松自在。

　　做完定位，回到病房，我们科的护士长已经在等我。因为我生病，我的同事有时间就到肺科病房看望我，给我送来了关心鼓励，送来了各种鲜花、水果和营养品，让我觉得我永远都不是孤身作战。护士长扶我坐到床上，想想也是唏嘘，从来都是我照顾别人，从来都是很独立的人，现在上检查床、病床都有人扶着，要借把力。她关心地问："刚刚去哪里了？吃早餐了吗？""一早在饭堂吃了，刚刚去做了放疗定位。""知道您很快要化疗了，我除了过来看看您还需要什么东西，主要想看看什么时候给您留个PICC（经外周静脉穿刺中心静脉置管），我约了我们医院做得最好的护士，给您在B超引导下做。""我不想置管，置了管，我就没办法瞒住我爸爸、妈妈和儿子了，真的还没想好如何让他们接受我患癌症的事实。"说着这话，眼眶一下子就红了，强忍住没让泪水滑落，这是我的软肋和内心深处实实在在不可触碰的点。"可是不置管，化疗药对外周血管损害太大了，万一渗漏了，麻烦就更大了。""我知道，但接下来的治疗会很辛苦，如果我爸爸、妈妈和儿子知道了，肯定会到病房陪我，实在不想他们看到我治疗过程的种种不适和煎熬，估计到时也没力气安慰他们，等我成功完成治疗，胜利归来，再轻描淡写告诉他们，这样他们压力也没那么大，只是像听一个有趣的故事。"

虽然很多人对我的疾病都不太有信心，但潜意识里我觉得会平安无事的。我又和护士长说："到时只能麻烦同事每天用留置针头打针，每天换注射部位，虽然每天用这么粗的针头打针，会比较痛，但对血管的损伤会少些。"护士长理解我做出的选择和决定。"到这种时候还要顾虑这么多，不忍心伤害别人，真不容易，真是难为您了。"其实作为医生，总是希望把最好的方法推荐给患者，希望患者获得最合适、获益最大的治疗，但站在患者的角度，每一个选择要考虑的问题会更多，包括很多的非医学因素，要把患者作为一个独一无二的个体，给予理解和帮助，选择患者能够接受的获益最大的方案。身为患者的这段经历，让我更深切地体会到这一点，在以后的职业生涯中，我会成为更懂患者、更优秀的自己。

在病房没什么事情，我干脆跑到放疗科医生办公室了解一下整个放疗的过程。现代医学分科很细，我除了知道整个放疗大概五周时间做25次，其他的就不懂了，正好借机会学习学习。正好负责我整个放疗方案的谢主任在办公室，他热情地招呼我坐下，给我确定了放疗开始的时间，告诉我现在肺部放疗的技术改善了很多，定位更准确，但是我整个纵隔的淋巴结都广泛转移，又是同步放化疗，损伤还是会很大。不过，吴院长给我选择了原发病灶的切除，真是太明智、太有预见性了，这样可以免去原发病灶的照射，损伤会小一些。谢主任又说："具体的放疗方案还没最后确定，要等和工程师一起仔细讨论评估后才能定下来，你不用担心。""没事，听从你们的安排，我也不懂，麻烦你们了。"我放下自己，把自己放心地交给同事，尽量减少同事的压力。

❖ 首战交锋，放化疗威力尽显

轻松过了几天，真正考验的日子终于到来，同步放化疗开始了。平方先陪我去放疗科，已经有很多患者坐在椅子上等，他们在家属陪伴下着急地等待着，神情有些焦虑，有些还带着痛苦的表情。平方找了张空的靠椅让我坐下，她去找给我订制好的胸部放疗固定金属架，有这么贴心的学生陪着，非常温暖。轮到我了，走过厚厚的门，经过一条弯形的通道，来到放疗床边，同事把放疗床调低，告诉我要脱掉上衣和鞋子躺上去，面对自己的同事，难免有些尴尬，但毕竟我是受过专业训练的医生，这点不自在瞬间就消失了。此时此刻的我，就是一个普通的患者，需要医生的治疗挽救我的生命，才可能好好地生存下去，有更美好的未来。我坦然大方地脱下上衣，放在平方手上，躺到放疗床上，我的同事根据激光留下的瘢痕，给我认真摆好体位，把金属架固定好，确保射线正好对准病灶照射，提高治疗效果，也减少照射的副作用。所有人都离开了，我一个人孤零零地留在治疗室，感觉到一丝丝的寒意。机器自动将我推送到射线照射的位置，我闭上双眼，让自己平静下来，耳边开始响起单调的吱吱和嘀嘀的声音，有时感觉声音来自不同方向，偶尔声音也会停止片刻，整个过程我都没有睁开眼睛，只是静静地调节呼吸，用意念感受着放射线穿过我的胸骨，到达我的纵隔，尽最大的努力杀伤肿瘤细胞，使肿瘤细胞死亡；有时也会默念《般若波罗蜜多心经》，让自己的心能够安定下来。放疗的时间很短，很快听到同事和学生的声音，我睁开双眼，知道今天的治疗完成了，整个过程没有任何的不适。同事帮我打开金属架，我坐起来穿上衣服，说了声"谢谢"就赶紧回病房了。电梯很拥挤，等了两趟才坐上。

回到病房，我的主管护士见到我，热情地说："主任，放疗回来了。化疗药已经配好了，准备一下，我过来给您打针，好吗？""好的，谢谢啊！""给主任打针，真的有点紧张。""没事，不要有压力，一针打不中，就打两针好了，又没什么影响。"正好一天前有急诊护士给小孩打针，一针没扎中，家属就撒野发飙，对打针护士拳脚相向，丑陋无比。我和护士开玩笑说："放心打针，打不中也不会打你。"住的是单人间，不用担心影响别的患者，平方帮我下载了很多我喜欢的轻音乐和歌曲，用简单的播放机播放，小小的房间立刻充满了温和喜悦的气氛。闲书也早早准备了很多，暂时放下学术文章和文献，看看小说，看看古典文学，权当给自己放个假，过轻松缓慢的生活。当然，诗意的生活怎么少得了一杯香气飘溢的茶？我很清楚，未来的日子绝对不轻松，但就是偏偏要把艰辛的日子变成人生精彩的历程。

护士哐当哐当推着治疗车，来到了床边，做好了三查七对，挂上输液瓶，排去输液管的空气，给我扎上止血带，这时候的血管还清晰可见，护士轻易就能找到合适的血管。她严格消毒后，拿出特别粗的留置针头熟练地扎针，虽然有些痛，但一针见血，护士轻轻舒了口气，输液袋的液体开始一滴一滴地流入我的体内。先输进去的是止呕药，感觉良好，还能愉快地和不断来看望我的同学、朋友、同事聊天，大家知道我喜欢鲜花，平时上班在办公室都摆满小盆的绿色植物，桌面也插一瓶盛放的鲜花，给辛苦工作的自己一点情趣，所以很多人会带上果篮和鲜花，希望我快点好起来。可惜，肺科病房是不允许摆放鲜花的，每次都只能让平方接过来，细细欣赏一下，感受花儿的芳香，印在脑海里，铭记在心中，然后让平方送到护士站去。闲聊的时间过得快，护士已经接上化疗药，提醒我要注意有没有渗漏。化疗药物才滴了一会儿，我就明显感觉到它的威力，先是头昏脑涨的，已经没有了刚刚的神采，开始有些恶心，我赶紧让平方把病床放平，我不好意思地和大家说声"抱歉"，就躺下了，希望平躺着会让头晕好些，这时候已经没精力谈笑风生了，开始反胃。我不敢说话，只是轻轻压着内关穴，体贴的平方赶紧帮我切了柠檬片给我闻，头晕目眩还在加重，感觉憋得慌，想呕又呕不出来，温情甜蜜的音乐还在房间弥漫着，但没办法缓解我无法描述的难受。我只是拼命撑着，希望不要呕吐出来，真的不想影响陪我的人，毕竟看到别人呕吐也会反胃恶心的，我也不希望自己失态。平方一直陪在我身旁，关切地看着我，只要柠檬片没味道了，就去切几片新的。不时地问我："老师，要不要喝茶？要不吃些水果？刚刚你同学送来的水果全部是自己精心挑选的，很新鲜。"有同学、朋友、同事来看我，她就友好热情地接待他们，还告诉大家"老师开始化疗，比较不舒服了"。她也细心地准备了很多一次性杯子和矿泉水，时不时还要跑去找护士借椅子、搬椅子，感觉就是一个孝顺懂事的女儿。强忍了一阵，终于忍不下去了，腹中翻江倒海，一股不可压制的力量由下往上冲涌，我坐起身焦急地往洗手间赶，也不敢开口说话，怕弄脏地板，平方反应也很快，急忙帮我举着输液袋，到了洗手台，腹部猛地收缩一下，对着洗手盆"哇"地一声把胃里的食物一股脑儿吐了出来，有些还从鼻孔喷出来，呕了一阵，估计把胆汁也呕出来了，带着苦味。把胃掏空后总算感觉舒服很多了，平方给我端来一杯茶水漱了漱口，替我用热水抹抹脸，轻松许多。我想自己把洗手盆冲洗一下，只是一只手吊着化疗药没法动，直接打开水龙头冲又怕把洗手盆塞了。人生病时，真的连平时最简单的事都做不了，有点尴尬难堪，也有些难受。平方看到了，赶紧说："老师，我先扶您到床上躺下，这些我来收拾，不要紧的，您就别管了。""平方，你去找护士要一副手套，戴着手套清理吧。""好的，老师。"看着在病房忙进忙出的学生，心里真是满满的感动，有这样的学生，真的很幸运，是上天对我的眷顾。护士看我第一种化疗药还没打完就呕吐得这么厉害，问我要不要让医生再开一针止呕针，"不用了，止呕针打多了，引起便秘也难受。"护士说："那好吧，有需要随时叫我。""好的，谢谢。"

这时，妹妹给我送来在家里炖好的瘦肉香菇汤，还有我平时喜欢吃的鱼、青菜和米饭，让平方先去吃饭。"大姐姐，有没有不舒服？""头很晕，恶心想吐，刚刚忍不住吐了。""那你起来先喝些汤吧，胃都空了。""你下午回公司吗？等我吃了东西你就走吧。""我下午不回公司，我老板说了，我现在最主要的任务就是照顾好姐姐，除了必须要我处理的事情，别的普通事就让别人去做。哦，对了，他还送了很多灵芝孢子粉，说是通过关系买的，质量有保证，吃完就告诉他再买。"其实，我和妹妹的老板只有数面之缘，帮他看了几次病，只是尽我医生的本职工作而已，他却在我遇到困难时给予我最大的帮助。"替我谢谢你老板"，只能一句简单的谢谢，表达我无限的感激。

这时妹妹已经倒好一碗汤，温度刚刚好，她小心地扶我坐起来，背后放个枕头给我靠着，才给我喂了一口汤，又开始呕吐了，空空的胃已经没有太多内容物了，只呕出苦水，妹妹轻轻地拍着我的背，心痛地看着我。这时远在成都的乖弟弟打电话问："大姐姐现在怎么样？吃东西了吗？""一开始化疗大姐姐就很不舒服，头晕得厉害，把早餐吃的东西都吐出来了，大姐姐太辛苦了、太煎熬了。"说着说着，妹妹开始默默地落泪，声音哽咽："看着大姐姐受苦，真的不知道要怎么办。好了，先挂电话了，我看看大姐姐能不能再吃点东西。"可是我真的不想吃，只想躺下稍微好受些。虽然我非常清楚不可以不吃，胃太空胃酸对胃的刺激会更大，会更加不舒服，而且不吃东西人会更加没精神，虚弱没力气，但有时真的没法控制自己。"大姐姐，要不冲一袋你同学拿来的营养粉吃，看起来不错。"妹妹帮我冲了营养粉，我努力地喝了一小半，又喝不下去了，怕好不容易喝下去的东西又跑出来。"先放着，我待会儿再喝，少量多次喝会好些。"

这时在饭堂吃完饭的平方回到病房，"老师吃了吗？"她关心地问。"喝了一点营养粉，我炖的汤和做的饭菜都不吃，全部都我自己吃了，晚上重新做新鲜的。""您先回去休息吧，我陪老师就行了，您下午还要给老师做吃的。""你先休息，下午再来接替我，我回家去做饭。""不用的，我陪老师就可以了。"说完，平方又转头对珊珊和李倩说："师妹，你们也回去休息吧。"大家走后，病房又恢复了平静，我躺在床上，完全没办法入睡，时不时睁开双眼，看输液管的液体有节奏地一滴一滴往下滴。"老师，您睡会儿吧，我会看着补液的，打完了我去叫护士。"第一天的治疗终于结束，妹妹给我送来的晚餐依旧没法吃下去，一看到就反胃恶心，只能忍着不适喝下几口汤，又翻江倒海地吐得干干净净。

深刻体会患者的不易

第二天早上，趁着还没化疗，赶紧多吃点早餐，虽然没什么胃口，还是把鸡蛋面条都吃了。对于健康的正常人，美食是人生的享受，但对于化疗患者，不管吃什么都成了艰巨的任务，必须尽最大的努力去完成。吃完早餐，平方和珊珊赶紧陪我坐电梯，到有些阴森森的负二楼，她们一人去帮我拿放疗用的铁罩，一人陪我安静地坐着等。同步放化疗就是这样，不但要同时接受放疗和化疗的重叠副作用，而且时间也要安排紧凑，否则配好的化疗药就不能及时用上。做完放疗回病房，打开简易的音乐播放器，泡上一杯茶，就去找护士打针化疗。这时，医院的崔书记带着医院各个部门的领导来看望我，鼓励我，让我安心养病，有什么困难直接找她，领导的关心让我觉得我并不是独自在战斗，还有集体力量做坚强的后盾。化疗药对血管的损害是很大的，护士帮我换了另一只手打针，随着化疗药一滴一滴地注入血管，昨天所有的难受和折磨毫不迟疑地重现，仅仅才熬过一天，我已经迫切地希望这一切能早点结束。头昏脑涨和恶心呕吐的痛苦让我失去了往日的风采。在化疗开始前，我自信地认为，作为一名血液肿瘤方面的优秀医生，我能轻而易举地应对放化疗带来的种种不适，头晕呕吐算不了什么，以后还可以用我的坚强乐观去鼓舞更多的癌症患者。以前我经常鼓励患者要多吃些东西，就算呕吐得厉害也要吃，补充足够的营养，才有体力去战胜癌症。这看起来很正确，但我忽视了好好吃饭对一个化疗患者是一件多么不容易的事。深刻经历、体验了这些说不出的难受，在以后医生生涯中，我能更敏锐地意识到患者的压力和治疗的影响，因为和他们有着同样的经历，和他们有相同的感受，会把更完善的知识、同情心和关爱带到治疗过程中。

化疗的第三天是周六，不用去放疗，可以暂时歇两天，只需要在病房等化疗。我的博士导师郭老师带着我的一群师弟师妹们到病房看望我，一阵拥抱后，看到仅仅一两个月就变了模样、没了往日神采的我，老师和师母坐下来，语重心长地说："千万不要过度治疗，肺癌没办法赶尽杀绝的，要放平心态，乐观地与癌症打一场温和的持久战，一定要有战胜疾病的信念。"郭老师停顿了一会儿，又亲切地说："要把以前的工作放一放，现在你最大的任务就是好好养病，勇敢地面对癌症，靠意志日复一日、年复一年地坚持下去，争取最大的胜利。""老师，您放心，我会高高兴兴地面对癌症，用我的专业知识和智慧打一场胜仗，让每一天都是快乐的。"此时的我，虽然化疗反应很剧烈，但没有丝毫的担心，不管多么辛苦，很快就会过去。

❖ 用自然美景缓解治疗的艰难

化疗几天后，虽然很辛苦难熬，但我觉得真不能被这种小事打败，每天待在病房里，就真的成了名副其实的患者了。一个傍晚，所有的治疗结束后，我决定去医院对面的烈士陵园散散步，呼吸一下新鲜的空气。珊珊背上我的背包，带上水，也不忘带上塑料袋以防呕吐弄脏公园，我们师徒四人就高高兴兴请假逛公园去了。"老师，您看，有只野猫，胖嘟嘟的，好可爱。"刚进公园一会儿，李倩就指着草丛里的野猫说。野猫也不怕人，和我们大眼瞪小眼，摆着各种姿态任由我们拍照。公园里热闹非常，小孩子在蹦蹦跳跳，下了班的人们在快走、跑步，锻炼身体，四季常青的松柏树整齐地排列两侧，一路往上走就是先烈的陵墓，小时候每年的清明节都会过来扫墓，缅怀先烈。他们为了我们今天的美好生活，献出了年轻的生命。我们一起穿过小径，周围是郁郁葱葱的树木，还有各种盛开的娇艳鲜花，红的、紫的、白的、黄的，争奇斗艳。千回百转，闯进了一片榕树林，榕树的绿叶一簇堆着一簇，不留一点儿空隙，似乎把整个天空都遮起来了，真是夏日乘凉的好地方。榕树是长寿树，一把一把的长须一接触地面，就变成一组组的树干，蔓延不休，独木成林。我们坐在树荫下的石凳上，空气湿润清新，情不自禁地深吸一口，顿时整个人都清爽起来。能够投入大自然的怀抱，是多么快乐幸福的事。不管上天要如何磨炼我，生活都要继续开心有趣，每天治疗结束到公园走走逛逛就是不错的选择。这时，我高中同学建华给我打电话，问我去哪了，在病房没见到我。"我在大榕树下吸氧洗肺呢，你到公园找我吧。"他找到我们时，我们正笑声朗朗。"准备过来看你前，我心里还一直特别的担心，害怕平时就这么柔弱、需要呵护的你，这么大的打击会承受不了、一下子垮了，现在听到你发自内心的笑声，我也就放心了。这么乐观自信，相信你已经赢了。"

我本就该轻松自在地过好每一天，不给所有爱我的人负担压力。其实我得了晚期癌症，他们，特别是我的家人压力更大，要对我百般呵护，要安慰我，心里还要承受可能失去我的撕心裂肺的痛苦，又没处表达诉说释放，是多么艰难的煎熬。我有责任顽强乐观地坚持，创造生命的奇迹，让大家安心。

天慢慢暗下来，一轮明月挂上天边，我们也心满意足地回病房了。或许是大自然美景的熏陶，我居然没有呕吐，也有了一点点吃东西的念头。日子就这么一天天过去，终于第一轮的化疗结束，放疗还要继续，三周后再进行第二轮的化疗。我虽然知道还有很多后续的副作用，但化疗结束的那一刻，我松了一口气，满心的欢喜，想好好庆祝一下。

学会了接受

❖ **头发掉了，病情也眼看瞒不住了**

这时血管已经很不好了，来看望我的同事都在询问，肺科的同事每天给我敷保护血管皮肤的药膏，平方时不时切马铃薯片给我敷手，省中医的师弟还专门送来一颗好大的芦荟，用芦荟敷手，皮肤感觉冰凉冰凉的，很舒服。希望休整三周后血管会好些。第一轮化疗结束后，每天的放疗只需要照射几分钟，大医院的肺科病房，床位太紧张了，我主动提出出院，在门诊继续放疗，把床位让给盼着入院的患者，希望更多的患者可以得到合理科学的治疗。这时候我的头发已经开始四处飘散了，虽然已经剪了短发，但睡醒觉，整个枕头还是铺满了柔软的头发，轻轻梳梳头就满地的头发。洗头时，头发是一把一把地掉，简单地洗个头，出水口已经黑压压一片，铺满我乌黑的头发。走在路上，有时习惯性地摸摸头发，就像秋风扫落叶，飘零一地的秀发，也飘出我的无奈和伤悲。对于掉头发，我早已有心理准备，本不是什么问题，我还潇洒地和高中同学彤宇约好，等我头发掉光时，用他专业的摄影水平，替我拍一辑美美的照片，我特别想看光头的我不一样的美。"不许把我拍丑了。""一定会拍出最美的你，本来就美呀，我还怎么能拍丑呢？"但是，像这样掉头发的速度，很快就没办法瞒住我的爸爸、妈妈和儿子，一定要残忍地让他们接受我患癌的事实，我还没有做好充分的准备。内心的担忧和悲伤也不知道和谁诉说，就像写日记一样发了一条朋友圈，说出我掉头发的悲伤和无助，杨主任看了我朋友圈，回应说："掉头发只是暂时的，不久的将来会长出更美的头发，还你一个血液病专家的风范。"虽然杨主任没法知道我真正的悲伤所在，但也特别感激他，这么忙还给我最温暖的回应。丑媳妇终将见公婆，我只想以最温和的方式让他们接受现实，如果到了不可收拾的境地再让他们知道，突如其来的创伤自然更大。

❖ 欲言又止

正好过一周就是五一劳动节，放疗也因放假而停止，找一个温馨美丽的地方，在全家人欢聚的时刻，告知这件事应该气氛更好吧。说到做到，立马行动，在珠海度假村定了房间，之前我们全家人也去过几次，大家都喜欢度假村的安静和美景，又靠近情侣路，走路就可以到海边，看潮起潮落，赏日出，观夕阳。只是这次去，美景依旧，亲情依旧，但我已不是昨日的我、那个意气风发的我，而是一个生命随时可能终结的我，他们也将可能陷入失去他们最爱的悲痛。

五月一日全家总动员，十二个人一起浩浩荡荡往珠海出发。夜里还下过一场雨，清早太阳就高高挂起，火辣辣地照着大地，驶上高速路没多久，突然看到天边一道久违的美丽彩虹，顿时兴奋不已，或许这彩虹会给我带来好运吧，忍不住用相机拍下这美丽的一刻。一路欣赏着明媚的夏日晴空，蓝蓝的天空像被擦拭得一尘不染的宝石，晶莹剔透，团团的云朵如奶汁一般雪白雪白的，慢慢地漂浮着，时而聚成各种美丽的图案，变幻无穷，有的像可爱的小白兔，有的像诱人的棉花糖。美丽的风景扫去我的担忧，是啊，为了爱，我没有权利打破他们的幸福美好。

难得节假日的高速路都一路畅通无阻，我们决定先去珠海附近的农庄品尝美食。农庄很大，用的餐具也古朴，他们自家养了鸡鸭鱼，还有一大片蔬菜地。还没点菜吃饭，我牵着爸爸妈妈的手走在菜地的小路上，他们很兴奋，指点着各式各样的瓜果蔬菜，一起饱览美丽的田园风光。一切都如此的美好，多么希望能永远地陪着他们，慢慢地走，慢慢地看着沿路的风景。午餐很丰盛，才一岁多的小侄子也不认输，对着香喷喷的烧鸡，吃得津津有味，满嘴的油腻，还不忘说："大姑妈，给你一块，好吃、好吃。"这么个小屁孩，逗得全家其乐融融。

办好入住，睡了个美美的午觉，我和妹妹陪爸爸妈妈在度假村散步，沿着小径边走边聊天，阳光洒在湖面上，泛起点点金光；鸟儿在树上欢叫，处处的虫鸣也不甘示弱，茂盛的树木，绿绿的小草，各式各样的鲜花盛开，争奇斗艳，白的似雪，红的似火，紫的如云，粉的像霞，朵朵花儿散发着清香，引来了彩蝶和蜜蜂。我差不多忘了这次珠海之旅的目的，只是无意中飘落的头发在顽固地提醒我。好朋友肖晚上和我们全家人一起品尝潮汕菜，一边欣赏着潮汕地区特有的美味，一边用潮汕话聊天，感觉特别的亲切。肖也是经过了多年的艰苦打拼，才有了今天的成就。他是地道潮汕人，具有潮汕人所有的优良品质，敢拼、孝顺、重视亲情，也有情有义，记得以前他妈妈病重时，每次来医院看病，他们两兄弟一人牵着妈妈一只手，神情里是满满的怜惜和关爱，就因为他的孝顺，我们成了互相敬重的朋友，因为我的骨子里也有着潮汕人的特性吧，我也能洒脱地面对各种困难，勇敢地拼搏，争取最好的结果。

晚饭后，在海边的人行道上散散步，吹吹海风，听听海浪声，就一起说说笑笑地回酒店。进了房间，小孩子在周围跑来跑去，玩得不亦乐乎，我则烧了开水，泡上香味四溢的工夫茶，大人们围着桌子吃瓜子花生，品茶聊天。我在悄悄地盘算着，现在大家围在一起，应该是坦白病情的最好时机吧，到时弟弟妹妹也可以一起安慰爸爸妈妈。只是，看着大家这么开心，谈笑不断，而我这马蜂窝一捅破，瞬间就会使大家陷入愁云惨雾中，情何以堪？平时伶牙俐齿的我，竟开不了口，不知如何说。正在思前想后，妈妈突然说："你怎么了？为什么突然不说话？看你脸色有些不好，是不是最近太忙太累了？千万不要熬夜，要早点睡，不要太累。"妈妈心痛地拉着我的手。冷不丁给妈妈这么说，我赶紧说知道了。我拥抱着妈妈，"以后会早点休息，好好注意啦"。或许这是顺口告诉他们的好机会，我正想开口，自己就有些控制不住情绪，罢了罢了，明天再说吧，我必须用最平和的状态告诉他们，才能减少他们的担心。我赶紧走回自己房间，泪水已无声地悄悄滑落，我真的没办法让他们去面对啊。怕他们过来找我，急忙用冷水洗了把脸，坐着慢慢做了几个深呼吸，调整了情绪，又跑去陪大家喝茶了。

第二天，习惯早醒的我，先陪爸爸妈妈在度假村散步后，再一起去酒楼找座位喝茶，等其他人起来。这里的早点丰富又美味，而且停了几天化疗我的胃口也基本恢复了，吃什么都津津有味。吃完早餐，宝贝儿子搭着我肩膀说："坏妈妈，我们去订场，待会去打网球吧，有段时间没打，手痒痒的了。""好呀，看看臭屁屁现在水平如何，我们先去约好场地，再回去换衣服休息一下。"其实虽然是胸腔镜手术，但我手术的伤口转身时还有点痛，毕竟术后还不到一个月，又经历放化疗。只是全家只有我和儿子喜欢打网球，也只有我们会打。在没患肺癌前，每周都会和好友打一场网球，那是每周最幸福的时光。只要儿子有空，也会拉上他一起。虽然我打网球时间比儿子早，但他水平早超过我了。乖弟弟和先生知道我们去打球有些担心，不会打球的他们知道劝不住我，也只好一起去，关键时候可以救救场。

蓝天白云下，才十点钟，太阳已经火辣辣的，虽然有丝丝海风吹过，也比较热。度假村的网球场是标准的球场，很宽大，边上有休息的靠椅。和儿子做了简单的准备动作，拉伸一下身体，自我感觉还行，就上场开战了。儿子的扣球非常有力，球速飞快，以往我还能和他自然应招，但这次，每次转身用力挥拍，我都有点放不开，接球奔跑的步伐也乱了，几下就被打得无还手之力了。打了快半小时，乖弟弟怕我太辛苦，万一把肺拉伤就麻烦了，就赶紧说："嘉兴打得很好、很棒，你妈妈都不是你对手了，教教舅舅吧，我没学过的，好好教。"乖弟弟没带运动鞋，直接光脚上场了。儿子平时对这个舅舅就有些小崇拜，这下当一回老师，也乐滋滋的，特别认真地教些基本动作，包括移步、转身挥拍等，难为乖弟弟几乎把脚烤熟了。这时，儿子不爱运动的爸爸也积极上场了，坐在场边喝茶的我，突然发现生活缺乏自律的他，已经臃肿得完全没有打球的活力，只能在球场上笨拙地跑动，一会儿工夫就有些体力不支了。看着他晃动的身影，我真的百感交集。

度假村三天的快乐时光，最终只是家庭的大聚会，我很多次想坦白病情，却是有口难开，始终不忍心破坏这么快乐的氛围。

❖ 该是坦白病情的时候了

假期剩下几天，我们每天都悠闲地一起散步、吃饭、品茶。在一个夜晚，大家吃完饭，又围坐在饭桌喝茶闲聊。我知道该是坦白的时候了，很快就瞒不住了，和雷老师的一席谈话，更坚定了我的决定。坐了一会儿，我和爸爸妈妈说："我最近掉了很多头发。"说完抬头看着他们。"是啊，我们早就看出来了，是不是工作太辛苦，又熬夜？""爸爸妈妈，有件事想告诉你们。"爸爸妈妈有点紧张地看着我，或许是心灵的感应，他们感觉到一种不祥的气氛。"你们先不要紧张啊，我体检发现了肺癌，因为是体检发现的，所以还算早期，已经开始治疗，所以剪短了头发。最近因为化疗，头发掉了很多。"我尽量用最平和的语气和他们说。

骤然听到这个消息，空气瞬间凝固了，他们一下子都吓蒙了，只是紧紧地抱着我，不断地流泪，生怕他们捧在手里怕摔了、含在嘴里怕化了的宝贝女儿被无情夺走。过了许久，乖弟弟拉爸爸妈妈坐下，对他们说："大姐姐就是怕你们担心才一直不敢告诉你们。大姐姐是体检发现的，好好治疗就没事了。再说省人民医院肺科是很有名的，吴院长是全国闻名的肺癌专家，肯定能把大姐姐治好的，你们不用担心。"其实乖弟弟刚得知我生病时，也是一直以泪洗面，一想到我的病就失声痛哭，此时的他已经能配合我，好好劝说爸爸妈妈。爸爸妈妈擦了擦眼泪，怅然问："那有没有生命危险？"说完热切地望着我们，希望我们能肯定地告诉他们"没有生命危险"，对于他们来说，只要宝贝女儿还能好好地活着，就心满意足了。此时的我，可不想让他们再进一步受折磨，就笑着对他们说："肯定没有呀，手术把肿瘤切掉就没事了。只是化疗后，我原来的头发这么美，一下都掉光了，好可惜，变得这么丑丑的，有点不开心。"我抱着妈妈撒撒娇，转移他们的注意力。"小傻瓜，这有什么关系，头发就算掉光也还是最漂亮的。"过了一会儿，爸爸突然问："我看过报纸，早期肺癌不是只需要手术切除，不需要化疗吗？"完全没有医学背景的爸爸，狐疑地看着我，冷不丁问了一个实实在在的问题，这时的我只要有一点的犹豫，肯定就会露馅了。好在我急中生智，赶紧坦然肯定地说："爸爸好厉害，知道早期肺癌只要手术治疗。其实我本来做了手术，也不需要化疗的。但是，吴院长觉得我整个身体状况很好，就考虑让我做简单的化疗，这样更保险，不用担心不小心肿瘤又长了。"这谎言编得有点大，但还算合情合理，好在他们对医学也不懂。我是家里唯一的医生，他们也只好选择了相信。我知道，今晚他们肯定没法入睡，但轻描淡写地告知我得病，不用再为掉头发而担心，好像一下踏实了许多。第二天乖弟弟告诉我，我走后爸爸妈妈又哭了很久，拼命问他是不是真的不会有生命危险，这打击对他们也太大了，一时真的没法接受。五一假期后面几天，爸爸妈妈每天都和我在一起，虽然他们还有许多的担心，但已经不再提这件事，完全逃避了这个话题，只是每天变着花样地给我做很多可口的饭菜，所有家务也不再让我沾手，拼命宠着我，仿佛时光回到我年幼时。那时候家里很穷，小小年纪的我就要干很多农活，但每次生病，妈妈就会宠着我，不用干活，还额外地给我一点点平时不可能有的美食，所以那时觉得生病是很幸福的事。我也尽情地享受他们给我的所有爱，让他们能为我做些事情，这样他们也安心些。

这一天，美美享受了早餐，准备修改学生发过来的文章。谁知好好的电脑说坏就坏了，用尽我能想到的各种办法都没法开机，屏幕就像一张黑脸冷笑着看我，世事无常，小小的电脑也是，完全没有一点的预兆。所以，有些该做、该考虑的事都得抓紧。突然间我想是不是该告诉爸爸妈妈和儿子实情，万一某一天我不得不离去，好让他们有个心理准备呢？但是，告诉他们我罹患的只是早期肺癌他们就已经很惶恐，难道还要告诉实情去吓唬他们？纠结地度过了一天，既然这难题无解，就先扔到一边吧，先过好当下。

过完假期，放化疗又重新开始了，平方也很快毕业答辩了，我自然希望心爱的学生优秀地通过毕业答辩，有个好的归属，在我心里，早把她当成懂事的女儿一样看待了。林院长每次来病房看望我，都见到平方陪在我身边，也非常感动，真心地问她有什么需要帮忙，希望在我生病的时候给他的徒孙提供一些帮助，懂事的平方只是表达了感谢，而不是提出各种要求，这让我很欣慰。我们把小小的病房变成准备答辩的场所，在病床餐桌摆上电脑，把所有学生都叫到病房，平方一次一次地汇报，我边化疗边仔细听她的汇报，模拟答辩委员给她提出各种问题，每一次预答辩都在进步。我自己也在进步。化疗反应也少了些，一小时左右的预答辩基本能坚持下来，连杨主任进来查房都被我们师徒的热烈气氛感染了。

世间的深情牵挂

宝贝儿子的生日很快就到了，以往就算他在学校忙，生日时，我们也会去学校附近的餐厅一起聚聚，吃饭、吃蛋糕，这次我是肯定去不了的，正在化疗的我反应很大，时时恶心呕吐，头发也掉得所剩无几了，也不想在宝贝儿子生日时告诉他这么残酷的消息。只是，我真的很想陪儿子过生日，经历了生活无常的我，已经深知，唯有当下是我能实实在在拥有的，对于生命随时可能走到终点的我，明天谁知会在何方呢？更何况是明年？或许这是我最后一次陪儿子过生日，最后一次送上我的生日祝福。想到这，眼泪悄悄地滑落，满脸的泪水无声地诉说着我的不舍和对儿子的深爱，人生真有太多的无奈。我该用什么理由告诉儿子没空陪他过生日呢？他很清楚我珍惜他成长的每个时刻，从来不愿错过。正在犹豫纠结，接到儿子的电话："喂，妈妈，这周末我还要留在学校集训，先不回家了。""好啊，快比赛了，老师肯定要组织大家抓紧时间训练的。明天宝宝生日哦，我给你定了你最爱吃的生日蛋糕，也定好了吃饭的地方，还有你从小玩到大的朋友小冯一家子都过来给你庆祝生日。小冯很快要去美国读书了，你们好好聊聊，以后见面的机会少很多了。""开心开心，妈妈大概什么时候到学校呢？""对不起啊，小宝，妈妈有事不能陪儿子过生日了，爸爸过来陪你。""妈妈你又出差吗？早知道我们可以早点过生日啊，没有妈妈一起过生日，总是觉得空空的，缺少了些东西。"停了一会儿，懂事的儿子又说："那好吧，妈妈，那你注意身体，不要太辛苦，我拍些照片给你看。"我匆匆地挂了电话，很清楚感性的我已经没办法控制自己了，从小到大，儿子懂事得让我心痛。随后，我给阿马打电话，麻烦他们陪我儿子过生日，先不要告诉儿子我的病情。又电话联系好蛋糕送到家的时间，虽然不能参加，也希望把一份心意融进这些琐事中。

又是周末，宝贝儿子又给我电话："妈妈，我这周又不能回家了。要在学校集训。""没事，那我给你煲汤送去学校，好好补充营养，再做些你爱吃的菜。""好耶，老规矩，快到时给我电话，我去学校的亲子林等你们。""妈妈周末有事，我给你准备好吃的，就要出去做事了，你爸爸送吃的过来陪你吧。""妈你咳嗽好点了吗？最近周末忙啥呀？为什么总是没空？我很久没见妈妈了，很想很想见见你，和你聊聊天。""小宝，不好意思，妈妈最近事情比较多，妈妈特别享受和你在一起吃饭聊天的美妙时光，分享你在学校的开心生活，这是妈妈最幸福的事了。妈妈忙完这阵子就好了。""妈妈不要太辛苦，要多休息。""好的，谢谢宝宝提醒，妈妈会注意的。"

第二天一大早起来，我赶忙去市场买了新鲜的土鸡、土猪肉还有蔬菜等。回到家，把半只鸡洗干净，过了一下开水，让清炖的汤香味更清醇，加上几片生姜，还有香菇，把汤炖上。然后把猪肉细细地剁好，加上一点点调料和咸蛋，这是儿子特别爱吃的蒸肉饼，交代好先生做饭时把肉饼放饭锅里一起蒸就可以了。做完这些，快步走回医院，简单准备一下，就请护士过来打化疗针了。也是难为我们的护士，化疗到现在，血管已经是很难打针了，常常是挑了左手又换右手，看了许久才找到把握比较大的血管，终于顺利打上针，接上化疗药。躺在床上，看着药液一滴一滴输进体内，对各种的不适如头晕、恶心和呕吐，我已经慢慢适应，还有精力和平方聊聊天。中午饭还是没法吃，只是喝了点汤，还是特别难受。

这时门突然被慢慢推开，宝贝儿子小心地走了进来。特别意外的我脱口而出："你怎么过来了？"或许我现在的模样吓到儿子了，他所熟悉的妈妈永远是神采飞扬、自信淡定的，一头秀发飘逸美丽，可是现在的我，穿着宽松的患者服，头发已经掉得只剩下几根，孤零零地待在头上，手上插着输液管，化疗的恶心头晕让我没了精神，见到我的瞬间，他禁不住落下了伤心的眼泪。"妈妈，您到底怎么了？为什么会这样？"他哽咽着问。儿子的突然出现让我有些措手不及，还没想好如何去面对儿子。我微笑着紧握着儿子的手，温柔地对他说："妈妈是体检发现了肺癌，属于早期，已经做了手术，切除了病灶，只是为了保险起见，做了化疗，小宝不用担心。只是现在的样子，真的有些丑，吓到宝宝了。""早期是不是好点，是不是应该没什么事？妈你可别吓我啊！""真的没事的，就是要时间慢慢恢复。"我平静地对儿子说，希望我的平静淡定能给儿子信心，让他知道他最爱的妈妈虽然罹患癌症，但不会有生命危险、不会有事的，只是要受一些苦。我又和坐在床边的儿子轻松地聊聊他学校的生活，告诉他不要太省，要增加营养，就像平时在家闲聊，或许这可以减少他的紧张和压力吧。

该是儿子回学校的时间了，他依依不舍地拥抱着我，"妈妈，您一定要好好的，儿子爱您"。儿子走了一会儿，平方打电话给我："老师，嘉兴给我打电话了，问您病情怎么样，我不知道要怎么回答，所以告诉他我在忙，迟点回他电话。"

儿子心里还是放不下，还是担心，毕竟是他最爱的妈妈遭遇恶疾，癌症和死亡又是靠得如此近。"你就告诉他我没事，就是治疗过程有些难受，但很快会恢复健康的，也不会有生命危险。"虽然儿子来病房看望我让我特别幸福开心，增加了我战胜疾病的决心，但还是不想让宝贝儿子焦虑担心。

放化疗结束，直面更大的挑战

❖ 放化疗副作用之骨髓抑制

在大家爱的陪伴中，日子就这样一天天过去，两次的化疗也顺利完成了。每次回自己科里，都会到我老师林院长的办公室坐坐，和他说说话。我们是师生，也是在治疗患者过程中想法非常一致、经常用我们的爱心去帮助开导患者的合作者。所以我们组的患者，不管他们最后是否治愈，都有比较好的生活质量，也对我们充满了感恩，很多患者和家属最后都和我们成了朋友、亲人。

我患肺癌，他很伤心，他岳父也是肺癌患者，他对肺癌治疗过程的种种艰辛深有感受，每次见面，看我都微笑着轻描淡写和他讲述治疗的情况，我乐观的态度让他心安许多。这次有一周多没见他了，敲敲门走进他办公室时，他好像一下惊住了，有点认不出我了，回过神才关切地问："几天不见，怎么一下子瘦了这么多？脸色也如此憔悴？""治疗快一个月，我瘦了二十多斤，现在放疗还没结束，我已经贫血，白细胞也很低了，已经是粒细胞缺乏了。""真是不容易，每次见你，看你还能这么笑着面对，真不简单。""没事的，还有十天左右，治疗就胜利结束了。好在我平时有点微胖，瞬间减肥成功了。……所以平时还是胖一点好，还有资本瘦。哎，坏事到了你这里，都变成好事了。"我笑了笑，"所以啊，真正要减肥，没有减不了的。……我的学生平方下周毕业答辩，请您做答辩委员，过两天她会把论文送给您。""你学生真的很好，很暖心，我每次去看你，她都陪伴在你左右，很感动。""是的，她对我就像贴心的闺女。临近毕业，我怕她毕业论文不够时间写，让她不用陪我，专心写论文，她总是说她可以的，让我不用担心，无时无刻不陪着我，给我冲茶端水，给我切柠檬片止呕，给我切芦荟贴敷肿胀的针眼，给我播音乐放松等，无微不至地照顾我。""她找到工作了吗？准备去哪？""找到了，准备去江门曾主任那里，曾主任他们科室发展也需要懂科研的人才，正好平方也希望能去江门工作，能找到她希望的工作我也放心了。""你有什么困难，一定要告诉我，我们一起去面对解决。""谢谢您，我会的。"

在科室也见了见我的同事，他们见到我的瞬间都有些认不出来了，惊叹我的变化太大了。

到了平方毕业答辩的时间，此时的我头发已经几乎掉光了。平时我会戴帽子遮挡一下，不想样子看起来太奇怪。但学生答辩，戴帽子就不合适了。更何况女弟子毕业，就像女儿出嫁，做母亲的总是希望自己是最好的状态。所以，虽然我是粒细胞缺乏状态，不太适合去商场，冒着感染的风险，还是去商场买了一顶假发，戴上觉得很合适，很是符合我的气质。平方的答辩非常顺利，回答评委的提问也很到位，她以全优的成绩获得硕士学位，将开始人生新里程，成为一名优秀的医生，学生的优秀让我非常欣慰。

答辩会上，林院长对平方盛赞不已，为她在我生病期间的贴心照顾而感动。答辩结束我们拍了很多合照，留下了美好的回忆，毕业聚餐我就没法参加了，胃肠道不适加上粒细胞缺乏，体力不支，更重要的是怕感染。

这一时期，我的骨髓抑制已经很严重，整个身体几乎没有什么免疫力了，就像敞开的国土，没有了边关的战士，只能希望没有敌人来侵犯、边境安宁，否则就非常危险，完全没有抵抗能力。作为血液科医生的我，对这一点再清楚不过了，随便一个感冒都可能置我于危险的境地、危及生命。我小心翼翼地保护着自己，每天除了回医院放疗，其余时间绝不去公共场所，在家里也把所有的窗都打开，保持空气的流动。幸运的是，我顺利躲过了感染的危险，中性粒细胞也一天天恢复了。

❖ 放化疗副作用之放射性食管炎

放疗结束的喜悦没持续多久，更大的艰难挑战就逼近了。放疗使我的食管溃烂得一塌糊涂，放射性食管炎让原本每天都微笑着面对一切的我，痛得只能抱着枕头，窝在沙发或床上，或者坐在地板上，没有了往日的神采。饿得慌的时候，想勇敢地吃少许东西，可即便吃一口柔软如水的蒸鸡蛋，都痛得我撕心裂肺、痛苦难耐，吃小口东西都似跋山涉水，无限艰辛，正如行路难、难于上青天，这种痛苦真不是常人能理解的。喝水也同样的煎熬，就像给溃烂的伤口浇酒精，痛得死去活来。饥渴难耐时，只能含些冰棍，让冰凉的、有些糖分的水慢慢流进食道，这样刺激少些，痛楚也少些。本来应该到医院补液的，只是经过两次化疗血管已经非常不好，打针的难度大很多，我心里对打针也非常抗拒。这天在床上无力地躺了一整天，没有进食任何东西。傍晚时，整个人进入昏昏沉沉的状态，皮肤干燥不堪，一整天没有一滴尿液，再不回医院补液，或许就会在床上永远地昏睡过去了。于是主动让妹妹扶着我回医院，让同事给我打上补液，正好科室的护士在业务学习，都过来看望我，问长问短。护士长见我被放射性食管炎折磨得如此痛苦，忍不住打电话给放疗科的护士长，希望有更好的方法缓解症状。只是医学真不是万能的，有很多的无奈，作为医生的我非常清楚这一点，为了战胜癌症，只能勇敢地承受这一切。输了液，终于感觉好了一些，为了不至于被饿死，以后还是乖乖回医院补液吧。

日子就这样一天天地熬着，数着日子，盼望能一天天好起来。有次看电视，见人家在吃饺子，把我馋得不得了，真心羡慕啊，可惜我完全吃不下。心想，等食管炎好了，一定要吃妈妈做的饺子。熬了将近两个月，终于慢慢恢复了，从可以吃少量的蒸水蛋到慢慢可以吃青菜、比较正常地饮食，时间真是疗愈伤口的最好办法。

这一个多月，我瘦了将近二十斤，很多十多年前的旧衣服都变得合身得体。突然觉得减肥不成功是因为控制不住多吃，要能少吃，没有不瘦的。经历了这些艰难，以后面对患者时，我能更敏锐地意识到患者的压力和艰难痛苦，了解他们为什么这么苦，还决定与癌症斗争到底。除了专业知识，还会把怜悯心和同情心带入治疗过程中，与他们感同身受，确保我的患者不是孤身作战，帮助患者提高生活质量。

❖ 疗效初见

身体慢慢恢复，有了精气神，虽然还几乎是光头状态，但开始不安分了，不想无所事事地待着，要开始为自己的生命而倾尽百分百的努力。每天一早，天刚亮，就慢慢爬上小区的后山，在风景如画的山中快走，练气功。爸爸为了陪他的宝贝女儿，不想我一个人上山，也每天早早起床，和我边走边聊天。虽然开始爬山有点喘不过气，但上天从不辜负人们的努力和付出，经过一段时间的锻炼，体力慢慢恢复了很多，整个人的状态也一点点好起来。

治疗后第一次复查到了，历经了这么艰难的过程，受了这么多苦，希望有比较满意的结果，一切的付出不被辜负。

换好了检查服，安静地坐在凳子上。飞飞坐在身旁陪着我，一直催我多喝水，避免肾功能的损害。学生也站在旁边，不停地帮我去饮水机倒水。和她们有一句没一句地说着话，好像很是优哉游哉，我不像一般患者那么恐慌焦虑，但内心也有些七上八下的，如果治疗不起作用怎么办？就这样躺到CT检查床上，等待着命运的判决。

做完后，还没从检查床坐起来，我就忍不住焦急地问飞飞结果怎么样。"病灶缩小了，到办公室再仔细看看。"晚上，我的主诊医生杨主任告诉我："经过治疗，病灶明显缩小了，达到部分缓解。"虽然不是最满意的结果，但至少有效果，心里也放松了些。发了一条信息在朋友圈："今天复查，病灶缩小，效果不错，谢谢大家。"给所有亲朋好友分享我的治疗效果，也让大家放心。大家纷纷点赞，给我加油鼓劲。杨主任看到我发的信息后，马上回应道："疗效来之不易，也付出了放射性肺炎和放射性食管炎的代价。且行且珍惜啊。"感谢他了解我治疗过程的种种艰辛，他的话温暖了我。

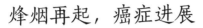

烽烟再起，癌症进展

❖ 病情进展，再次同步放化疗

或许上天还想考验磨砺我的意志，让我更坚强吧。在经历了放化疗的种种艰辛不到半年里，时常肩痛，我自己无意中在锁骨上摸到几个硬硬的、边界不清的淋巴结，互相融合，占领了营地，肆无忌惮地向我宣战。作为医生的我，太清楚这意味着什么了。肺癌不但进展了，而且是在短时间内进展，我的病理类型就是恶性度高的，情况自然是非常的不妙，只能做最坏的打算，把每天都当作生命的最后一天，珍惜着过，不留下遗憾。希望对剩下的日子做好安排，对放心不下的事情，也一一做了交代。

此时此刻，才发现唯一放心不下的只有亲情，年迈的父母和未成年的儿子。交代好，心里也踏实了许多，相信他们不会辜负对我的承诺，我也可以勇往直前，全身心投入战斗。

正好过几天就是国庆节，宝贝儿子有几天假期回家，管它什么进展呢，先好好享受节日的快乐吧，节后再奋力投入新的战斗。儿子在家的几天，每天陪他聊天、读书、打网球、吃饭，他在弹吉他，我就给他准备好水果，泡一杯香茶，坐旁边静静地欣赏，时不时给他嘴里塞几个葡萄。

快乐的日子总是过得太快，到了宝贝儿子回校时间。送他回校后，决定去三水度假，好好爱自己，给自己美好的时光，才是对家人负责。

我们先到了三水森林公园，时光恰恰好。婆娑的树枝，筛落一地暖暖的碎碎的阳光；沙沙的秋风，绘出一片多彩多情的秋色，一片一片的树叶，舒展着、曼舞着，细说昨日的故事，淡淡的心事，飘落林间小路，慢慢地散去。依然相信，前世今生的约定，红尘缘未了，如何敢归去？把压力化作动力，潇洒走一回，不负此生。

杨主任在国外学习，发信息让我先不要急，先找吴院长看看。国庆节后，我立马回医院找吴院长，事关生死一点不含糊。吴院长让我马上复查胸部CT，结果不太乐观，不单是锁骨上有淋巴结转移，左肺也出现新的病灶。疾病进展这么快，超出我的预期，但既来之则安之，别无选择，只能坦然去接受，事来心应，事去心止。

这时，很多亲朋好友为了鼓励我，对我讲各种奇迹。比如我同学的妈妈得了晚期肺癌，化疗了几次，现在过了六年了，还很健康。又比如某中医院院长的太太也得了和我一样类型的肺癌，现在已经活了八年，比得病前生活更好。还有个东莞的肺癌患者，年纪很大了，在医院重症监护室住了一个多月，医生认为时日不多，治疗没意义了。回家过了两天，患者忽然想吃东西了，慢慢恢复了正常饮食，反而一天天好了起来，现在过了十多年，还活着。

作为医生的我，自然明白这些奇迹只是个案，但毕竟也清楚，医学还有很多没法解释的东西，有很多的奇迹。不管如何，都得勇敢去面对，但愿这只是黎明前的黑暗，做自己能做的，不留遗憾吧。

我把结果告诉了导师林院长，他特别担心，也很着急。"我还在等吴院长制订治疗方案。""进展这么快，这样下去不是办法啊。事关生死，你不能放松啊，赶紧去找他，不能拖。他比较忙，你不好意思催他，我给他电话。"

吴院长终于帮我确定了治疗方案，再次同步放化疗。对这个治疗方案，我没有怀疑，相信是目前的状况下给我做出的最好选择。大家劝我要不要去找不同地方的著名专家也看看，我拒绝了。相信医生，医患同心才能战胜疾病。但我也清楚，这个治疗对我是多么艰巨的挑战。虽然现在胸部放疗的定位比较精准，我第一次放疗主要是纵隔和右肺。这次左肺出现新病灶，放疗针对左肺，但也免不了有少量重叠，有可能会造成严重不可逆的放射性肺炎，"出师未捷身先死"。我们放疗科的谢主任很直白地对我说："佘主任，我真有些怕怕的。""我都没害怕，你怕啥呀。"我淡定地说，不想给他压力。"我怕你在我手上出事啊，毕竟治疗风险很大。"我很清楚他的担心，但既然选择了，就一起并肩面对即将到来的风险，杀出一条血路。即使失败了，也无怨无悔，接受命运的安排。

短短一周内，做了三次CT，一次检查，两次定位，两个地方做不同部位放疗，一个是肺部新发病灶，一个是锁骨上淋巴结，对整个肾功能也有些影响了。

❖ 化疗中，获得博士生导师资格

第二次治疗，第一次治疗的所有副作用都毫无保留地重现，我特别辛苦。只是为了生命，再苦也得坚持，历经磨难，才能修成正果。这时，正好是申报博士生导师答辩的时间，我已经为此做了很多的努力，现在条件已经很充足，只差面试和答辩。答辩时间定在下午，因为我这一天还有化疗，研究生科的姜科很照顾我，把我的答辩时间安排到最后。下午三点多，当天的化疗终于完成。我赶紧换下患者服，把头发用手随便梳理一下，反正头发也没几根，顾不上恶心反胃、头晕难受，赶紧下楼坐上朋友的车，直奔珠江医院，终于没错过答辩时间。

大家见到我，满是关心的问候，只是我觉得很不舒服，和大家说话的精力都没有。轮到我走上讲台，面对几十个评委，瞬间又是平常神采飞扬、自信淡定的我。

整个答辩很顺利，大家对我也非常认可，获得博士生导师资格顺理成章。即使已经深受折磨，我心中依然有梦想，没有放弃目标，没有打乱人生的计划，希望早日回归我喜欢的医生岗位，我知道有太多的患者需要我去救治。

化疗终于完成，放疗还在继续，总共已完成三分之二，胜利在望。周末是不做放疗的，趁着秋高气爽，阳光明媚，收拾行装，全家总动员，浩浩荡荡秋游去。有家人相伴，真是幸福。正是水稻收获时，所到之处，金黄色的水稻在风中笑弯了腰，无边无际，特别亲切，满是儿时的美好记忆。

晚上坐在小庭院，对着久违的满天繁星，听着虫鸣，宁静自在，一家人喝着茶，闲聊家常，简简单单，多么幸福啊。既往无穷无尽地加班，不断给自己加码的压力，日复一日地熬夜，忽然觉得所有的一切都是浮云。有时间好好陪陪年迈的爸爸妈妈，好好陪陪儿子，只要一家人健健康康、平平安安在一起，就温暖幸福。

终于坚持完第二次治疗。左锁骨上淋巴结的照射部位，皮肤已经开始有点糜烂。白细胞很低，人觉得特别疲惫。虽然知道前路漫漫，但人生本就是一个又一个的挑战，坦然接受，一个一个去战胜它，努力做到最好，不留遗憾。有些事，即使知道无能为力，也要尽力一搏。

坚持，或许就是一个奇迹，放弃，将必定没有一丝一毫的希望。鸡蛋，从外打破，是食物；从内打破，是新生。人生，从外打破，是压力；从内打破，是成长。

❖ 在生活中找点甜

面对着随时可能发生的感染危险，我只是坚持不去空气不流通、人多混杂的地方，但每天的日子照样过得有滋有味，每一天都不被辜负。睡了懒觉起床，告诉自己用美好的心情去开始新的一天。趁着有闲，给家人烤地瓜，味道好极了，很有小时候在乡下村头火堆里烤地瓜的味道，特别有成就感。一鼓作气，又第一次学做亚麻籽瓦片脆，味道真不错，又香又脆。不管处于何种境地，我的生活都充满着快乐。

　　或许有人会说，对于一个癌症患者，活着就是最大的追求。但我绝对不会认同，不管从一个医生的角度还是一个患者的角度。虽然无法把握生命的长度，但生命的质量我们有权做主。活着，就应该精彩，不委曲不凑合，不必也不该再想着等到什么时候再去做什么事。好好珍惜当下，让自己的每一天都幸福快乐，更要让所有我爱的人和爱我的人都幸福快乐。即便某一天不得不归去，也不会有遗憾，只管潇洒地告别。

　　乖弟弟变着法子让我开心，知道我爱大海，又陪我去三亚的海棠湾度假。因为不是假期，游人很少，每天就在海边晒晒太阳，吹吹海风，听听海浪声，静静地享受大自然的美景，摇摇晃晃过一天，逍遥自在。每天夕阳西下时，赤脚走在沙滩上，白白细细的沙子，蓝蓝的海水，椰树下悠悠然的吊床，粗犷的海浪声，让人陶醉，让人痴迷。

　　在旅途中还收获了意外的开心，在三亚遭遇少见的大堵车，原本四十分钟的路程变成三个多小时，以为当晚回家无望，想好了在机场附近住一晚，也就不紧不慢了，只管欣赏沿途的美景。谁知飞机晚点了一个多小时，峰回路转，又赶上了飞机，回到温暖的家，第一次觉得飞机晚点真好。或许人生也是如此，一路平坦，一切都理所当然，经过挫折，却收获意外惊喜。

❖ 面对身体的痛苦煎熬

　　放疗的副作用开始出现，胸口闷痛，感觉很不舒服，走路也有些气短。不过，不管它了，该来的终究逃不过。笑着面对，不去埋怨，随心随性。把整个生活的脚步放慢，慵懒地坐在阳台上，晒着暖暖的阳光，欣赏理查德美妙的钢琴曲，品一壶好茶，看一本好书，时光就这样悠然滑过。虽然经历了很多磨难，但还是摇摇晃晃平安度过了2014年，希望新的一年一切都好。

　　胸闷咳嗽越来越厉害，特别是夜间睡眠的时候。在困难时刻，我更要相信科学，相信自己。当然，我也清楚人生无常，做最坏的打算，尽最大的努力。其实每个人都会有一段异常艰难的时光，没人在乎你在深夜怎样痛哭，别人再怎么感同身受，也只有一瞬间。再苦再累再难熬，只有也只能自己独自撑过。凡不能毁灭你的，必使你强大。如同唐僧取经一般，没有经过八十一难，就取不回真经。人在世间经历的磨炼，成就更完美的自我。所有让你肝肠寸断的苦难，相信未来某一天你都会笑着说起。接受痛苦，带着微笑走下去，回首，这将是最美丽精彩的回忆。

虽然走路爬山有些气喘，但也阻隔不了我一心一意要融入大自然的心。生活，不是一场赛跑，而是一次旅行，要好好欣赏沿途的风景，同时慢慢学会轻装上阵，让以后的人生尽量简单朴素。学会淡淡地、平和地看待世间种种。有些原本很在意的，已随风而去；在意我的，自然在意；不在意我的，又和我有什么关系呢？尘世间，人与人的缘分大抵如此。

慢慢登上后山，很艰难地走下我的练功平台。房老师已经在平台上锻炼了半个多小时。她在一年前被诊断为晚期乳腺癌，经历了乳腺切除、化疗和生物治疗。治疗刚结束时，她非常虚弱，每次走上小小的山坡都步履艰难。但她始终没有放弃，每天坚持在平台锻炼整个上午，经过七八个月的坚持努力，硬是走出一条铺满阳光的路。戴着漂亮的假发，创造着生命的神奇和精彩。

正是世上本没有路，走的人多了，便成了路。路，本就是人走出来的。我们因为共同的遭遇、共同的坚持而结识。见到我，她关心地问候我的情况，鼓励我一定要坚持，气力不够就在山上坐坐，练练慢功，吸吸氧，让情绪彻底放松也好。还告诉我很多癌症患者的励志故事。坐在石凳上，听着宁静的乐曲，看她平静地练功，自己也觉得空无起来。这时，太阳高高升起，透过婆娑的树，洒落一地斑驳的光。突然想，如果有来生，我要做深山里的一棵树，站成永恒，没有悲欢。一半在土里安详，一半在风里飞扬；一半洒落阴凉，一半沐浴阳光。非常沉默、非常骄傲，不依靠、不寻找。

罹患肺癌后第一个春节快到了，也不知道会不会是我在人世间的最后一个春节，因此尤其珍惜家人的团聚。不管多么努力，不管多么坦然，我能明显感觉自己的情况很不乐观。此时基本没法平卧，只能靠在枕头上，通宵达旦地刺激性咳嗽，咳得声嘶力竭，连轻易不用的最强止咳药都不管用，没法得到片刻的安宁。日日夜夜不能睡，整个人一下子憔悴不堪。睡不好，自然也一点胃口都没有，只是在家人面前强装精神，不想大家担心。更严重的是，我这几周开始有些声音嘶哑，作为医生的我，自然明白情况不妙，估计是肺癌浸润喉返神经了。作为医生的理性，我知道应该及时回医院复查，即使第二次放化疗结束才两个月，还没到复查时间，但估计是治疗再次失败，病情进展了；但感性的我，不想错失全家团聚的时光，希望全家人欢欢喜喜过新年。如果家人知道我的病情恶化，那新年还有什么乐趣？岂不笼上厚厚的愁云惨雾？我没法忍受爸爸妈妈的心痛，没法忍受儿子的伤心，没法忍受家人的不舍。其实，我并没有这么坦然，这么释然。试问尘世间，如何能了无牵挂？只是放下该放下的，牵挂该牵挂的罢了。我决定听从内心的声音，过完年再说，何况实体瘤拖个两三周也不会有太大影响。

除夕之夜悄然而至，好朋友送来了地道的清远鸡和鹅。爸爸做了地道的潮汕卤鹅，味道好极了；妈妈做了白切鸡，好的食物材料配上好的厨艺，绝配。全家人围坐在一起，吃着丰盛的年夜饭，喝点小酒，闲话家常，其乐融融。幸福可近可远，全在于心。幸福，在于追求，更在于安守。

毕业班的儿子过年只有几天假期，我决定陪他去珠海放松放松。

在珠海，白天吃完早餐，儿子还不忘学习，我就在旁边看书，时不时给儿子端上一杯香茶，准备一小盘水果。晚上，我们决定去"野狸岛"散散步，聊聊天。夜晚的野狸岛，宁静温馨，海风扑面，涨潮的海水扑打着岸边，远处大海茫茫，黑压压的看不到边际，只有星星点点的渔火让人感动。

遥想当年青春年少，也是这样安静的夜晚，我们几个同学，爬上罗浮山顶，坐在岩石上，对着满天繁星，听着零星的虫鸣，心中无限宁静。在那样的夜晚，无诗如何能诉说少女的情怀？当初因为那样的夜晚，写的一首诗在诗刊发表了。只可惜，我的诗情已被岁月冲洗得只剩淡淡的痕迹，不知道何处可以再寻了。如今，儿子也已长大，我浪漫诗意的大学生活让他对未来充满了期待，多么希望未来还能和他分享校园生活的点点滴滴啊。

中午吃饭时，爸爸突然对我说："等我八十岁时，你也正好过了五年，宝贝女儿就痊愈了，没事了，到时我们要好好庆祝一下。"父母都不懂医，也没读很多书，就因为我跟他们说："没事的，坚持过了五年，就治愈了。"他们就牢牢记住这个数字。是女儿不孝，在你们该享清福时，还要替我牵肠挂肚，担惊受怕。不管前面的路有多艰难，还有多少的磨难煎熬，为着这份期许的承诺，我一定会做到最好，做到极致。每年陪你们吃生日蛋糕，给你们唱生日歌。

决定做"小白鼠"

❖ 疾病继续进展的治疗选择

还没过元宵节，我就决定回医院住院了。除了咳嗽和气喘，无意中我还发现胸部静脉明显显露，一波未平，一波又起。医生的敏感让我自然考虑到应该是深静脉血栓形成了。肺科汪主任见到我，完全被惊吓到了。"两个月不到，为什么变成这样？整个状态这么不好？""快一个月都没法睡了，整晚咳得难受。人几天不睡都受不了的，何况一个月。""回来办入院？""是的，估计不太好，回来复查。"我的学生姗姗很快帮我办好了入院，抽了血，做了胸腹部的CT，结果比预期更差。因为放射性肺炎，双肺已经是白蒙蒙一片，几乎看不到正常的肺组织。放射科的赵主任提醒我："放射性肺炎也太严重了，一定要特别注意，千万要避免感冒、肺部感染等，否则，肺癌还没要你命，放射性肺炎就会要了你的命。"

更麻烦的是，疾病也进展了，除了有新的病灶，还出现了大量的胸腔积液。B超检查发现颈静脉等都严重堵塞，凝血指标也是高凝状态。这时，吴院长和杨主任详细评估了我的治疗过程，看了我最新的复查结果，给出试用靶向药治疗的方案。吴院长对我说："有文献报道，克唑替尼治疗中位生存期可以达到二十个月，这已经是很了不起的进步。""可是治疗费用太高，每月接近六万元的药费真的很难承受，如果我够幸运，一直不耐药，卖一套房子也只够几年的药费。""如果经济压力大，也可以考虑参加色瑞替尼的临床试验，对你也可能有效。""好的，我回家考虑一下，和家人也商量一下。"继续住院用了几天的激素和抗凝药物，咳嗽稍好一些。

❖ 感恩人间真情

疾病发展到这个地步，相信主诊医生给我的治疗方案虽然有风险，但已经是目前最好的选择了。我自己也看了大量最新的顶级医学文献，尤其是《新英格兰杂志》的文章，虽然临床试验的病例数不多，但结果还是令人鼓舞的。这"小白鼠"是必须做的，只是该如何做，我必须考虑清楚，做出最有益的选择，治疗癌症，错了是没法回头的，生命也没有第二次机会。用克唑替尼，是主诊医生的一线建议，也是最好的选择，但昂贵的治疗费用不是我们所能承受的。我是极少见的ROS1基因突变，这个药还没有治疗ROS1基因突变肺癌的临床适应证，自然也不可能有慈善赠药。虽然和生命相比，金钱真算不了什么，但要全家倾尽所有，也非我所愿，虽然我知道家人一定会倾其所有。爸爸妈妈一定要把他们所有的养老存款给我治病；先生说真的需要就把房子卖了；弟弟、弟媳说把他们的收入拿出来买药，不能因为钱的问题影响治疗；妹妹说一定要选最好的治疗。我的导师林主任知道我因药费而纠结，对我说："没有什么比生命重要，还是赶紧用靶向药吧，不要拖了，我来出半年的药费吧。"虽然我不可能让老师替我出药费，但老师的话让我感动，困难时候老师如此帮我。

如果用色瑞替尼，可以不用任何的费用，但我查的文献提示临床前期的试验，对ROS1基因突变是无效的，虽然也有可能通过其他通路起作用，但这个不到万不得已，绝不是该做的选择。而克唑替尼在临床前期的试验对ROS1基因突变也是有效的。经过非常慎重的考虑，权衡了利弊，我做出了使用克唑替尼的决定，心也安稳了。我始终相信奇迹，相信这世界没有跨不过的坎。既然是上天给我的挑战，就一定会给我最好的安排。有这么多人和我一起去面对困难，我只管继续每天开心，有规律地生活。

很多同学知道我病情恶化，知道靶向药可能是我目前最有效的治疗。大家都给我出谋划策，尽最大努力给我以帮助。我的高中同学知道印度有相对便宜的药，告诉我他对印度很熟，曾经去了很多次，还出了一本介绍印度风土人情的书，去印度的机票也便宜，他飞去印度帮我买。我的大学同学帮我详细查了资料，了解到印度卖的也是正版药，只是印度政府要求药厂在印度要低价销售，吃印度版的药物应该是可以的。在香港的初中同学多方打听，终于帮我找到可以买印度药的途径。另一个初中同学了解到她有个朋友，是长期外派驻新德里的，恳切地和他说："我最好的同学患了肺癌，需要吃靶向药，在国内买太贵了。不知道你能不能帮忙？"她那位朋友也被她的同学情深所感动，答应会尽最大的努力帮忙。只是他对药不熟悉，要到当地最大的药房看看，再联系，免得买错了。同事们也从各方面想办法，帮我找买药的途径。大学、博士、高中和初中同学都希望给我经济上的帮助，不要因为治疗费用而影响治疗的选择。初中的潘同学听说红酒可能对治疗癌症有帮助，硬是给我送来一大箱阿根廷红酒，虽然我是不喝酒的。大家都如此全身心地帮助我，让我能微笑着面对病情的变化，希望我自己一直都好好的。

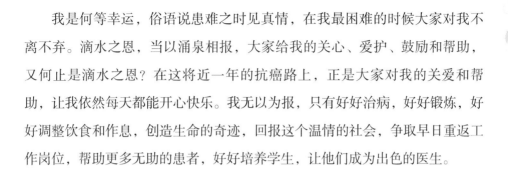

我是何等幸运，俗语说患难之时见真情，在我最困难的时候大家对我不离不弃。滴水之恩，当以涌泉相报，大家给我的关心、爱护、鼓励和帮助，又何止是滴水之恩？在这将近一年的抗癌路上，正是大家对我的关爱和帮助，让我依然每天都能开心快乐。我无以为报，只有好好治病，好好锻炼，好好调整饮食和作息，创造生命的奇迹，回报这个温情的社会，争取早日重返工作岗位，帮助更多无助的患者，好好培养学生，让他们成为出色的医生。

❖ 做好告别的心理准备

病情在继续加重，放射性肺炎加上大量的胸腔积液已经严重影响了呼吸，又合并了贫血、低蛋白血症，各种的不好，我只能等床位再次住院。停用抗凝血药几天，呼吸科的陈医生帮我做胸腔穿刺术和置管，手术很成功，一下帮我放了1500毫升的积液，接上引流袋，积液还在一点一滴地流。胸腔积液检查结果出来，积液里有大量的肺癌细胞，虽然病情进展有些快，但也是意料中的事。我也已经做好了准备，既然不能如愿，不如释然。如果哪天真的到了生命的最后一刻，我只希望在清醒时和亲朋好友好好地告别。一定要紧紧地拥抱爸爸、妈妈，亲吻他们已经不再年轻的脸，告诉他们，我走后一定不要难过，弟弟、妹妹会像我一样地陪伴他们；一定要抱抱身材高大的儿子，靠在他结实的胸膛，对他说声"对不起"，告诉他要有担当，承担起男子汉的重任，照顾好自己和家人；交代好弟弟、妹妹，我走后一定要照顾好爸爸妈妈，要多陪陪他们，爱护他们，让他们依然幸福快乐，这样我也会放心安心；告诉先生，多鼓励支持儿子，尊重儿子的选择，找一个爱你、和你人生节奏一致又有些崇拜你的人，幸福相伴到老，我会祝福你的；和所有爱我的和我爱的人一一道别，一切的一切都放下了，化为空无带着微笑离开。

❖ "一条忍着不死的鱼"的故事

我躺在病床上，看了一篇文章《一条忍着不死的鱼》，被坚持、忍耐和强大的生命力所震撼。

在非洲撒哈拉沙漠不远处的利比亚东部，有一条叫"黑玛"的杜兹肺鱼，经历了无法想象的磨难，最终战胜了死亡，赢得重生，创造了整个撒哈拉沙漠里的生命奇迹。

黑玛遇到的第一次灾难是一个农民挤干它的水分用来解渴后，便将它抛弃在河岸上。无遮无挡的它被太阳晒得直冒油，生命垂危。好在它拼命地蹦呀、跳呀，终于跳回到了之前的淤泥中，捡回了一条命。但不幸没有就此打住。

有一个农民到河床里取出一大堆淤泥做泥坯盖房子。不巧，黑玛就在这堆淤泥中。它被打进泥坯里，泥坯晒干后用来垒墙，黑玛完全被埋进了墙壁，成了墙的一部分，没人知道墙里还有一条鱼。

墙中的黑玛已完全脱离了水和食物，依靠囊中仅有的一些水，迅速进入彻底的休眠状态。在黑暗中整整等待了半年后，黑玛终于等来了久违的短暂雨季，雨水将包裹黑玛的泥坯打湿，一些水汽便开始朝泥坯内部渗入。已体衰力竭的黑玛开始自救，它拼命地将进入泥坯里的水汽和养分全部吸入肺囊，当再无水汽和养分可吸之时，黑玛又开始新一轮的休眠，静静等待。

第二年，在自然的变化以及地球重力的作用下，泥坯开始有了些松动。黑玛觉得机会来了，开始日夜不停地用全身去磨蹭泥坯，生硬的泥坯刺得黑玛生疼，但它始终没有放弃，在它的坚持下，一些泥坯开始变成粉末，纷纷下落。但黑玛还是无法脱身，泥坯外还有最后一层牢固的阻挡。

第四年，改变命运的转机终于到来。一场难得一见的狂风夹带着米粒般大小的暴雨，终于在某个夜里呼啸而至，房子的主人已在一年多前弃家而走，年久失修的房子在暴雨和狂风的作用下松动、滑落，最后完全垮塌。黑玛用尽全身最后的一点力气，破土而出了。

沿着路面下泄的流水，重见天日的黑玛很快便游到不远处的一条河流中，那里有它四年来期待的一切食物。黑玛终于战胜了死亡，赢得重生，创造了整个撒哈拉沙漠的生命奇迹。

一条小鱼都能创造生命的奇迹，身而为人的我又有什么资格轻言放弃？

引流了三天胸腔积液，咳嗽好些，感觉呼吸也好了不少，复查胸片积液也少了，只是有引流管和引流袋，走动不方便，只能在病房看着窗外的风景。即使是灰蒙蒙的天，小鸟也照样欢唱，五颜六色的杜鹃花也肆意地开放，灿烂夺目，笑红了脸。一片片嫩叶跃上枝头，送来无边的翠绿。站累了，就听着柔软的乐曲，在病床上靠着，看些闲书，品一杯香茶。正好回国的张晟代表在国外的同学到病房看望我，送来一束美丽的鲜花，娇艳欲滴，也送来同学们的鼓励、支持和帮助。远在万里，挡不住大家的情深义重。

❖ 用运动缓解靶向药的各种副作用

傍晚，初中同学过来看望我，罗红顺便送来一盒克唑替尼，我开始了靶向药治疗的新旅程。本以为靶向药的副作用应该少些，但或许上天想进一步考验我，用受的苦来照亮我的路，把磨难作为我的礼物，靶向药比化疗更折磨我，而且还看不到尽头。其实在生命面前，一切都是平等的，不管是面对生死还是生命中的任何磨难。开始用药前，我仔细看了长长的说明书，用药后发现大半的副作用都在我身上出现了，或许这是好事，证明我吃的是真药，应该是值得庆幸的事。但真的很煎熬，如果副作用一直都在，我不知道我的意志力能坚持多久。

我一直告诉自己，为了家人，为了朋友，不管多么艰难，都要勇敢地坚持下去，要笑着去面对和接受人生太多的不如意和无奈。

每天呕吐得乱七八糟，有时药刚吃进去，就开始吐，估计这么贵的药也出来了不少。陈医生对我说，太难受就打止呕针吧。只是这不现实啊，难道以后每天打针吗。拔了引流管，我就办出院了，回家慢慢恢复，让出床位给别人。刚下楼，在路边就对着塑料袋一阵乱吐，好在有先见之明，带了塑料袋。

在家里，每天呕吐不断，爸爸妈妈心痛不已，又无能为力，腹痛腹泻依然很厉害，味觉也深受影响，发现吃东西没有味道。有天晚上起来，突然发现自己好像被一圈圈的金属圈包裹着，出现了视觉异常。最难受的是每天头晕得厉害，大部分时间都在床上躺着，没有了活力和精气神。当然也很庆幸没有遭遇致命性的副反应，文献报道的三十多例患者是有死亡案例的。虽然不经磨难，难成正果，但这么没生活质量的日子不是我要的。我必须用我医生的专业知识和人生的智慧改变生活，提高生活质量。

说到做到，必须打破恶性循环。一大早就起床，带上两瓶茶和一大瓶薏米水，先生上班时顺便把我送到山上，我再慢慢走下我的练功平台。打开美妙的音乐，开始用气息引导自己松静站立，用气息引导自己慢走、快走。过十几、二十分钟就坐在树下休息，晒晒太阳，品品茶，享受暖暖的阳光、柔柔的风，吸吸氧，洗洗肺，看看远处的风景。待三小时左右，乖弟弟或者弟媳过来接我下山。

一开始，还是有各种难受，上山还得拿塑料袋备着，准备随时可能出现的呕吐。走上坡时，走一步停几步，气喘吁吁的，有时还得乖弟弟下来把我拉上去。慢慢地，塑料袋不用带了，爬上坡也没那么费力。一个多月后，就基本接近正常人了，除了味觉和视觉异常。回医院复查，结果很让人惊喜，放射性肺炎大部分恢复了，这有些让大家意外。放射性肺炎恢复的可能性是很小的，有时甚至加重。胸腔积液也基本吸收了，声音也不嘶哑了，证明克唑替尼对我有效，又成功闯过一关。

始终相信，一切都是最好的安排，好在没有放弃。

❖ 享受自然和生活的美好

生活的挑战，相信会让我更优秀。每天的生活有滋有味，更重要的是能更好地感受生活细微处的美，感恩生活的每一天。感觉每一寸肌肤，每一个毛孔，每一个细胞都能冒出快乐，幸福每一天。

每天练气功、散步、读书、看文献、品茶，日子在不经意间悄悄滑过，内心渴望着能早日好起来，回归岗位。但我也很清楚，过去的我，就是跑得太快，而如今被迫停下了脚步，相同的错误不能重犯。为了走得更好更远，我必须养好身体。

以前，我一直想，六十岁前好好工作，不浪费我学到的医学知识，尽可能多地帮助患者；六十岁就退休，回到大自然，找一个小木屋，写诗、听音乐、种花、画画和弹琴，在诗情画意中欢度每一天。现在，既然不知道梦想中的退休生活能否到来，那就借着生病的机会，提前享受吧。

这么想着，好像真的多了些诗情画意。天还没亮就上山，几乎没什么人，对着满山的绿草鲜花，随意吟出："早起往深山，山径行人少，枝头绿意闲，扶桑自逍遥。"

在平台上锻炼，中间休息时，看着风中摇曳的扶桑花，听着此起彼伏互相应和的小鸟欢唱，不经修饰润色的诗随口而出："遍野荒草绿，一树扶桑红。满山鸟儿鸣，闻声难觅踪。"狂风暴雨没办法上山锻炼时，也照样收获满满的喜悦。和爸爸、妈妈、弟弟、妹妹围坐在阳台上，看着远山缥缈的薄雾，雨"啪啪"地下，山坡上的水涓涓流下，树叶、花儿被大力地洗刷着，我们看着美景，慢慢地品茶，享受美食，有一句无一句地闲聊，悠哉乐哉。如此良辰美景，又如何能没有诗？"夏日狂风雨来急，洗尽纷扰万物新。闲坐品茶轻吟唱，一抹轻烟罩远山。"

周末送宝贝儿子回学校，和他在满是花香和书香的校道上散步。儿子已经到了高考冲刺阶段，希望他一切顺利，我永远会在背后默默地支持他，给他无条件的爱。

经过小小的湖泊，正是荷花盛放时，盈盈绿叶漂浮水上，淡淡地飘香。雨已停，雾已散，风景正好。"骤雨洗出万树绿，娇荷淡然立池塘。暗香袭来漫幽径，浓雾散尽现晴天。"是的，风雨终将过去，迎来更美的一天。

看着儿子高大的背影走进了课室，我才依依不舍地离开了学校。

时间过得真快，又有学生毕业了，真有点女儿出嫁的感觉。希望她们能继续努力，成为一名出色的医生。

儿子也进入高中阶段的结束周，人生的每个阶段都有每个阶段的责任，努力学习便是学生的责任，不是每个人都能成为学霸，但至少应该努力过。希望他好好享受美好的高中生活，享受即将到来的高考。我只能在背后默默地支持，给孩子无条件的爱，为他加油。

高考如期而至，我对儿子有绝对的信心。二中也特别暖心，进入考试的最后一个月就每晚提供免费炖汤。但我还是给他送去晚餐，陪他在饭堂吃饭聊天。

高考结束那天，我早早就去学校门口等待，看着儿子意气风发地出来。他的高中阶段完满结束，我也信守了承诺，完成了第一个目标——坚持到儿子高考。晚上参加儿子的高考结束师生家长聚餐，大家轻松自在地畅谈。

多发脑转移，爱留我在人间

　　每次回医院复查，多少有些忐忑不安。知道复查结果很好后，觉得自己又跨过一关，感恩一切的一切。这时，重返工作岗位已经进入我的议程，决定过了年就回去上班，我的患者需要我，我也很享受这份事业带给我的成就感，看到患者治好了，保全了很多美好的家庭，救人一命带来的那份快乐不是一般人能体会的。而且，在和患者的交往中，也常常被真情感动。丈夫的担当和不离不弃，妻子无微不至的日夜守护，子女的孝顺、陪伴，父母的呕心沥血倾其所有、不放过每一丝希望，兄弟姐妹无微不至的照顾、倾力付出。

　　亲情，血浓于水。不求回报的付出，是心甘情愿的；无时无刻的关爱，是发自内心的；血浓于水的感情，是来自天性的；朋友的无私帮助，人间自有真情，所有的爱，绘出最美的风景。

　　虽然我的家人和朋友都反对，大家觉得我现在和癌症只是打成平手，回去上班，我做事又太追求完美、太投入，工作起来就控制不住，到时疾病就会有机可乘了。大家都劝我："现在好好养病，坚持过了五年再回去上班，保险些。只有你自己身体健康，才可能帮助更多的人。花五年时间，在人生的低处积蓄力量，未来再一跃而起，登上更高的顶峰。何况，你虽然休病假也没有闲着啊，还在指导学生，更重要的是看了那么多心理学方面的书，也看了佛家、道家的书，有了这些知识，有了你的抗癌经历，你的亲身感受，这些对患者都极其重要，会给患者更大的帮助。"

三年多的病假，确实给我一段时间，能静下来，保持着内心的淡定与从容，专心做自己喜欢做的事，好好看各方面的书，也更能体会一个癌症患者所需要的人文关怀。毕竟，人之为人，不仅仅是活着，还要活得有生活质量，活得有价值，活得有尊严。对于一个生命随时可能画上句号的肿瘤患者，每一天都不可辜负，不可苟且，每一天都该好好珍惜，活出该有的本色。

即便上班，也是两个多月后的事，先好好享受每一个当下。一半努力，一半随性的人生或许更好吧。继续享受每天的快乐时光、简单的生活。

看着自己细心呵护的花半开；欣赏在我们家阳台偷吃花朵嫩叶的小麻雀，吃得那么津津有味，一点都不客气。听自己弹奏的一首古筝曲，看自己用新的领悟画的空谷幽兰。画画如人生，需要大胆、坚定、随性、抓住精神和本质，不可拘泥于形式。和初中同学聚会，重温三十多年前的美好时光，忘不了每天相伴走路上学，采野花，谈天说地，欢声笑语。

幸福其实很简单，只需尽情地享受现在拥有的一切。只是我们拥有的时候，要用心去感受，用心去珍惜。知福惜福，才能感受到生活的幸福。其实，我们的生活并不是不幸福，而是逐渐失去了发现幸福的眼睛、感受幸福的敏感性。只要用心，就会发现幸福始终陪伴在我们左右。

有师弟从河南到广州参加学术会议，分享他的学术观点，在广州的同门师兄弟姐妹自然要借机好好聚会。难得挤地铁进市区，平时乖弟弟有空，都非得接送我的。周末地铁人满为患，我不敢和别人挤，乖乖地排着队，过了很多趟地铁，都上不了车，好在我多预留了很多时间，也不急，就慢慢地等吧。终于上了地铁，发现好多人都是高手，一个个专心致志地看手机，沉醉在手机的世界，也不会坐过站，也不用扶。

大家聚在一起，郭老师也在，自然讨论的还是很多科学问题、最新的研究进展，恍惚又回到医院的办公室，每周最少一次的学术学习和讨论。每次都学习到很晚，学到十一点多十二点都是常有的事，有所追求，能不断学到新知识，倒是一点都不觉得累。就这样边讨论边喝酒，直到快十一点，店家准备关门，师弟还不忘嘱咐我好好养病，别急着上班，有时间和老师一起去河南放松度假。

命运在敲门

一周前才和人家说我极少感冒的，没想到兑现这么快，很久没感冒的我突然重感冒，浑身都没劲，喉咙也很痛，声音有些嘶哑，咳嗽也厉害。自己赶紧吃了些药，终于好些了。只是觉得有些奇怪，最近记忆力很不好，上古筝课时经常有点发呆，谱也记不住。要知道，我以前的记忆力可是可以气死很多人的，我管的患者，只要在电脑上浏览一遍他们的检查结果，就全部记得清清楚楚。我诊疗过的患者很多，不一定记住全部患者具体名字，但对患者的疾病情况都了如指掌。或许是因为感冒没睡好吧，只是我以前一晚上只睡几小时也没影响记忆力啊。反正整个人不在状态，先好好休息，观察一下吧。

感冒基本全好了，生活也恢复了原来的规律，只是每次上古筝课都觉得不太对劲，但别的还好，每天照样把家里整理得干净整洁，家里的装修可以很简单，家具可以很简陋，但要井井有条，干干净净，绝对不能凌乱和肮脏。趁着有空，把很多旧衣服什么的也整理一下，能够送人的送人，没用的就扔掉。生活中有很大一部分东西都是我们不需要的，甚至可以说是垃圾和废物，只是从来没有想过如何去处理它们。

在忙碌中收到杨主任的微信，又有个很好的靶向药物劳拉替尼通过了Ⅱ期临床试验，对耐药和脑转移的患者都有百分之六十多的效果，真是很令人鼓舞的疗效。路总是越走越宽，医学总是在不断进步，人类终将征服肿瘤。我现在吃的靶向药，能一直有效当然是最美好的愿望，万一耐药了，还有坚强的后盾，有更多的选择。

真的很感恩杨主任经常给我发来最新的研究进展，这无疑是最重要的，它让我看到了希望。

当头一击

❖ 突然不省人事

为了让自己的体力恢复得更好些，我准备开始健身。

本来想到家里附近的健身房，但到了健身房，发现音乐很吵，不是我喜欢的风格。而且价格也有些贵，毕竟疾病的治疗已经花了不少钱，能省的还是省吧。对于一个癌症患者，每一分钱都必须用在刀刃上。最后我发现，在家健身是最好的选择，不用来回在路上花那么多时间，又可以播放我喜欢的优美柔和的音乐。

和仇老师说起我想健身，他热情地说："好呀，你到学校找我吧。我给你讲解一下，你应该很容易掌握的。健身对你身体恢复应该很有帮助。""那好，我明天就过来。"想做的事尽快做是我的习惯。仇老师是我多年的朋友，患病前已一起打网球很长时间，每周有一个晚上，五六个朋友一起相约打网球，是繁忙生活中最快乐的时光。他人特别好，教得也特别认真，每个动作都做了详细的讲解，包括哪个动作是锻炼什么肌肉的力量，我一学就基本上掌握了。

他不愧是学院派的，和一般的健身教练不可同日而语。而且也不需要特别的器材，只需要利用家里简单的桌子、防盗网。我每天一早上山有氧锻炼，下午睡醒在家做简单的健身，每天的生活非常规律，认准的事一丝不苟地坚持。但还是有些头昏脑涨的，记忆力还是不好。

和朋友说起最近记忆力不好，朋友说："我现在也是的，说过的事，经常一下就忘了，年纪大了，是这样的。"我心里总觉得有什么不对，就是说不出来。这天睡醒午觉，吃了点水果、坚果，喝了杯绿茶，开上很有动感的音乐，就开始健身。

健身还是很累的，多少有点自虐的感觉，终于坚持做完全部的动作，浑身湿漉漉的，像刚从水里捞出来似的。我坐在餐桌旁休息喝茶，突然觉得自己的头不自觉地转到一边，有些痉挛的感觉。多年医生的直觉使我第一时间快速走向沙发，立马躺到沙发上。也不知过了多久，我在沙发上醒过来了，刚刚应该是不省人事了。

躺在沙发上，自己检查一下，手脚还活动自如。就继续躺着，赶紧给妹妹打电话："我刚刚晕过去了，现在躺沙发上，你过来吧。"刚接完小侄子放学的她一听，吓得不轻，"我马上过来，你先不要动"。没一会儿，妹妹就开门进来，气喘吁吁地问："姐姐，你怎么了？现在感觉如何？"坐到沙发上，紧紧拉着我的手。"也不知道是什么原因，突然感觉不对。好在我在没晕过去前就安稳地躺到沙发上，没摔跤。""那怎么办呢？"这时，爸爸妈妈也赶过来了，坐到我身边，握着我的手，看着宝贝女儿无神地躺在沙发上，"阿容，现在觉得怎么样？"他们真的吓着了，手足无措，不知如何是好。"没事的，爸爸、妈妈不要紧张。"妹妹赶紧给我先生打电话，让他赶紧回来。这时弟媳也回来了，打电话给飞飞，告诉她我短暂的不省人事。

先生以最快的速度从医院赶回番禺，联系了我们科的主任，告诉他们我估计要紧急住院，然后就坐在我身边，静静地给我按摩着手和脚。

大家就这样团团地围着我，满满的担心。这时，护士长打电话过来，我还有些发呆，让妹妹接了电话。护士长非常关心，详细询问我的情况，问有什么需要准备和帮忙的,让妹妹随时和她联系。

就这样静静地躺了很久,大约晚上七点多,整个人感觉好很多,比较清醒了。这时先生说:"我们吃了饭就回医院吧,全面检查一下,科室也安排好了。""先不回医院了,明天看看情况如何再说。不要给值班医生和护士添麻烦了。"

晚上睡得迷迷糊糊,有些担心永远地睡去。醒来还是有些安慰和开心,能见到太阳升起是多么幸福的事。

妈妈给我准备了丰盛的早餐,吃完先生陪我回医院。出了这事,他也不放心,虽然工作很忙,还是请了假。

回到科室,同事们嘘寒问暖,护士长过来说:"还以为你昨晚会回医院,现在好些了吗?""后来觉得好些,就不想回来麻烦大家。"

准备去做头颅磁共振(MR)的路上,遇到神经科的王主任,建议我把血管方面也做了。我想也对,毕竟我患肺癌不久,肿瘤的高凝性引起了深静脉血栓。正在休假的飞飞还是到MR室,陪我等待检查。这时她的父亲病重,住在了重症监护室,她还是执意陪我。

正因为有这么多像飞飞这样的好朋友永远无私的陪伴,抗癌路上,我的无助感、孤独感销声匿迹,才带给我好的生活质量,让我每天都开心快乐,自然有更好的生存。

终于轮到我了,这是我第一次做头颅MR扫描。虽然肺癌比较容易脑转移,但因为我的癌胚抗原(CEA)从发病到现在都是正常的,转移的概率明显较低,所以一直也没做检查。

飞飞陪我到检查床躺下,说:"我会在外面看着你,放心哦。"MR室的同事细心地询问我有没有携带金属物品,告诉我噪声会很大,给我耳朵塞了棉球,戴上耳机,盖上床单,关上厚重的门。

虽然戴着耳机塞着棉球,还是听到很响的叮当声,像是某种金属物件在反复撞击地面，撞击声时快时慢，节奏有所不同。我知道，扫描仪已开始运行，这是电磁铁快速开关发出的声音，飞飞在外面已经可以看到我大脑的扫描图像，很快就能知道为何我会突然不省人事。

时间过得真的好慢，好像经历了漫长的一个世纪，我也推测着各种可能性。终于盼到同事进来了，很温和地对我说："主任，没有什么不舒服吧，已经做完了。你先等一下，我拿开头罩，把检查床降低。""好的，不急，谢谢你。"

走出检查室，急忙问飞飞结果如何。"轻度脑梗死。""太好了，还担心是肺癌脑转移了。深静脉血栓，一直吃抗凝药，还塞。""我先走了，你先和妹妹回家吧。"她说完就匆匆忙忙地走出检查室，头也不回地消失在拥挤的人群中，应该是去看她父亲了，我也没多想。

和妹妹在市场买了水果，就坐先生的车回家了。爸爸妈妈很着急地打电话问我检查结果，"飞飞说了没什么事，不用担心，现在准备回家了。""太好了，我和你妈妈都很担心。"自从爸爸妈妈知道我患病，每次我的复查对他们来说都是煎熬。我是多么的不孝，让他们担惊受怕，他们本应该是每天都轻松愉快的。

也不知道为什么，内心还是有点不放心，有些不安，第六感总觉得有什么不对，有不好的事在等着我。

在路上，忍不住麻烦神经科的王主任有空也帮我看看片，她也告诉我没什么事。"我其实是担心脑转移，不是我就放心了。"我说着，但脑转移的阴影挥之不去。

回到家，爸爸妈妈已经在电梯口等我，看到我走出来，就紧紧地拥抱着我，"没事就好，没事就好。终于放心了，好好亲一个。"在爸爸妈妈怀里，眼眶湿湿的，真的害怕有一天，如果真的离他们而去，他们将如何去承受。

周末，连续两天，先生陪我去大夫山森林公园快走，吸氧洗肺，阿马和她先生也一起过来。好朋友一起，对着湖光山色，欣赏着满山的树木花草，随意地聊天，其乐融融。中午一起到一家风景极美的农家乐聚餐，山的后面是他们自种的各种蔬菜，推开窗户，可以看到绵绵的大夫山。菜的出品很好，我最爱吃的鱼做得精致美味，很有特色。和他们闲聊，我觉得整个人好像正常了许多。

❖ 感恩温情关爱，面对多发脑转移

到了周一，先生说科室的同事通知我回去住院。也是奇怪，为什么不直接和我说？问了同事，他只是含糊其词地说需要到肺科住院，头颅MR有点问题。作为医生的我，不需要他们交代病情，也一下明白了。肺癌复发了，而且是脑转移了，最不好的状况出现了。

想问飞飞详细具体的情况，她也不回微信，肯定是很严重，严重到她无法面对。打电话给好朋友司平，告诉她我的疾病进展，应该是脑转移了。她伤心地说："我周五就知道了，你一做完检查飞飞就告诉我了，她一看到你头颅MR的改变，就伤心地哭了。她不告诉你是害怕你没法接受，也想你先开心地度过周末，接下来的日子会很艰难。我们前面有成功的经验，妙容，一定要加油。"

三年多前确诊晚期肺癌已经给我当头一棒，经过艰辛的努力，受了无数的苦，终于见到一片光明，逃离了死亡的阴影，已经可以考虑未来的奋斗方向，回归我喜爱的工作岗位，现在却癌症复发，就像突然背后遭受一记冷枪，被击倒在地。这一次，还有喘息成功的机会吗？脑袋有些发涨，心绪有些缥缈。爸爸妈妈还在身旁和我说着话，我慢慢醒悟，我没理由被混乱的心绪所困，父母的爱我有什么权利辜负？

我调整了呼吸，过了一会儿，终于找到了力量，又振作起来。对爸爸

妈妈说："我检查结果出来，脑袋有一点点问题，需要回去进一步检查治疗。""是不是很严重？""没事，只是小问题，放心，不会有事的。"

不知道爸爸妈妈是否猜到实情，至少希望我的自信和微笑能让他们感到心安。"那我回医院了。"出门前，我紧紧地拥抱了他们，有爱的陪伴，我有勇气去迎接即将到来的任何挑战。

回到医院，急忙在电脑上看我的头颅MR片，情况比我想象的要严重得多，也理解飞飞为什么不愿面对我，只是自己默默流泪了。脑袋里有四个肿瘤转移病灶，最大的差不多四厘米，还有两个是两厘米多的，最小的一个接近一厘米，位置还离得有点远。

下楼准备去肺科住院时，遇到我的博士同学、脑外科的周主任，他很热情地问："佘姐，好久不见，最近还好吧？""脑转移了，刚回医院，准备到肺科住院。""哦，病灶有多大呀？""最大的差不多四厘米了。""那可能要开颅手术切除病灶了。""我也是一过性不省人事，才回医院做头颅MR，现在想可能是转移灶脑水肿引起的癫痫发作。""应该是，这种情况肺科医生会请脑外科医生会诊、多学科讨论的，到时再去看你啊。待会我也看看你的MR片，你多保重。"

办好入院，距离发病三年后，再次到肺科病房住院，还是熟悉的医护人员，大家都亲切地打着招呼，互相问好，还是住在角落的房间。刚住下来，住院医生过来问病史，我把重点一五一十地告诉她了，应该是介绍病情最好的患者了。这时，陈主任也过来看我，详细问我突然不省人事的情况，告诉我脑水肿比较厉害，需要静脉用激素，明天下午吴院长会大查房，多学科会诊，到时再把最后的治疗意见告诉我。"谢谢陈主任，听你的安排。""不用谢，有什么事随时找我。"简单的几句话，让我觉得温暖安心。

下午初中同学到病房看望我，她们都特别担心："不是没多久前复查还很好吗？为什么突然就有事了，还这么严重。一定要坚持，我们会一直给你鼓劲。有什么需要帮忙的，一定要和我们说。""这两天虽然有点头脑发涨，但反而比之前感觉好些。可能要做开颅手术，切除转移病灶。""那不是好危险？一定要做这个手术吗？""还没定，要等专家查房讨论，给出治疗意见。现在儿子还在瑞典做交换生，他刚考完试，正去瑞典周边的几个国家走走看看。""他还不知道吧？""是。他当时是买了双程机票的。有机会多接触一下不同国家的文化和风土人情还是很棒的。他很厉害，会定最便宜的机票，选择当地的公共交通，住五六个人一间房的青年旅馆，去参观当地的博物馆，到意大利还把雅思也考了。""你儿子一直都很优秀。""也没有，比较懂事而已，反正过十几天就回来了，让他好好享受这段快乐时光。现在有微信，把距离拉近了，我们几乎每天都有联系的。不过，就算要开颅手术，我一定等他回来，告诉他情况，让他在我状况还好的时候见了面再做。万一……""不要说了，肯定没事的，一定要好好的。"虽然我说得轻描淡写，语气平和，大家还是感觉到沉重的压力。

下午静脉点滴了地塞米松，晚上整个人特别兴奋，脑袋不断地转着各种念头，虽然很困，但一点睡意也没有，还有些心慌。在床上打坐，调整着自己的呼吸，静观自己的内心，想让自己进入冥想状态，可是完全静不下来。无奈之下，我尝试用催眠曲助自己入眠，平和的引导语，柔和的音乐，很美很舒服，遗憾的是仍然抵消不了药物的作用，没法勾起一丝的睡意。以前我的患者用大剂量地塞米松治疗多发性骨髓瘤，曾经出现躁狂，整个人爬到床上跳舞。现在亲身经历了，才知道有时候真的是无法控制的，只能顺其自然。

既然没法入睡，就静静地躺在床上，闭上眼睛，这也是很好的休息。

一夜未眠的我，第二天起来，居然一点都不累，美美地吃了一碗馄饨面。趁着还没打针，和儿子聊天，听他细说旅途的种种趣事、所见所闻。听他说，因为选择的是"红眼航班"，每换一个国家，晚上十一二点拉着皮箱，走在无人的路上是常事，还试过到了订好的酒店没法入住，半夜三更另找住处的。

和儿子开心地聊着，感觉到儿子的成长，我的宝贝儿子已经长大，可以去坦然面对困难、解决困难了，真的感到欣慰。

打上针，躺在病床上，听着音乐。这时，大学同学走了进来，"我有事来医院，听飞飞说了。不是一直都很好吗？怎么会这样？""这就是恶性肿瘤的特性，你以为赢了，打了大胜仗，可谁知它们就躲在身体的某一角落，养精蓄锐，一旦时机成熟，就以迅雷不及掩耳之势反扑，杀你一个措手不及。"说着说着，不知为什么，或许是在好朋友面前，内心深处的所有委屈一下子都奔涌而出，泪水就这样悄无声息地滑落，湿了衣衫。

这是他第一次见我落泪吧，生病到现在，大家见到的都是我的坚强乐观，都是我把战胜疾病作为一份新的事业，再多的苦，再大的痛，都没有放弃，都坚持到底，把最好的情绪带给我身边的每一个人，生活不易，我没权利把苦痛让大家分担负累。这一次，或许是柔弱的点被触碰了。我不知道这一次还有没有机会打胜仗，如果输了，爸爸妈妈如何去承受失女之痛？就这样默默地无声相对，过了很久，他说："中午一起在附近吃饭吧，办法总是比困难多，这是你最常说的，我相信你，我们一定能赢的。""好，吃完饭早点回来，下午大查房，多学科讨论，决定治疗方案。"

❖ 向多发脑转移开战

下午大查房开始，我早早起来，安安静静地坐在病床上等待。终于，吴院长在大家的陪同下进了病房，见到我热情地握了手，开玩笑说："很久没见，想我们肺科的同事又来住院了？"我微笑着回应。接着各级医生汇报我的病史，治疗经过和最新出现的症状，我也做了一点补充。"不用担心，好好休息，我们先回办公室讨论，给出治疗方案。"吴院长温和自信的态度真让人心安，这应该就是人格的魅力吧。

下午他们讨论了很久，到了晚上差不多七点钟，陈主任到我的病房，对我说："经过讨论，吴院长最后的治疗方案是：第一，完善全身的复查，包括PET/CT检查，明确是只有脑转移还是全身进展；第二，开颅手术切除颅内两个大转移病灶，改善脑水肿和中线移位；第三，开颅手术后一个月左右，伽马刀治疗两个较小的病灶。""那我的靶向药还吃吗？""继续吃，等颅内肿瘤的基因结果出来再做进一步的决定，转脑外科之前还要做个腰穿。""有颅内的病理组织，还要脑脊液检查吗？""我们要研究对比一下。没什么事我先回办公室忙，还有很多查房记录要完成。""好，都这么晚了，太辛苦了。""习惯了。"

也是，超负荷工作是医生的常态。

陈主任很细致，还把治疗方案手写一份给我。确定了治疗方案，虽然选择什么治疗都可能有缺陷，但确信一定是权衡利弊后最合适的选择，我只需要安心地把自己交给同事，一步一步去完成。做腰穿检查自然没问题，可以给临床提供更多的经验，带来医学的进步。开颅手术我决意要等儿子回来再做，毕竟我很清楚这一次的危险和艰难，很害怕给儿子留下遗憾。

正在聊天，我们肿瘤中心的林书记和护士长她们过来看望我，送来中心和科室的慰问，也看看我有什么需要帮忙的。林书记说："你抗癌的经历很励志，很精彩，面对这么多艰辛磨难，依旧能笑着面对，生活依旧这么美好。你画的画和写的诗都很美，真不简单，不愧为才女。"护士长也说："是啊，真不容易。还一直在带研究生，做科研。有时间给医生和患者讲讲课，站在不同的角度，一定会让大家获益。""可以的，我也准备写本书，分享我抗癌的点点滴滴。因为癌症，我的生活方式发生了很大的变化，作为一个患者，也有很多提高自愈力的方法。我不知道还能活多少年，但这些转变让我更好地活着，让我的生命更有价值，让我沐浴在生命之光中。""太棒了，你把书写出来，不但让患者获益，很多正常人也能获益。"

聊着天，时间过得很快，一夜没睡的我依然神采飞扬，没人觉得我将是迎接生死挑战的患者。

中午时分，常师兄在医院开完会，专门从番禺过来看我，送来了美丽的鲜花。下午还要赶回去上班，真的很感动，也很内疚。我一直好好的，多好，偏偏脑转移了，那么多同学朋友都放心不下，都要抽空来看望我，真是很折腾大家。大家的深厚友情，也陪伴着我，簇拥着我，给我抗癌的力量。

过了一天，离手术的时间又近了，每天都有同学、朋友源源不断地来看我。这天刚刚送走我的研究生同学，肿瘤中心林书记就给我发信息，医院的耿书记要来看望、慰问我。中午快一点的时候，耿书记才忙完工作，带着各个部门的同事到病房看望我。一进病房，耿书记热情地和我握手，说："你住院也不告诉我，我好过来看望你，多亏林书记和我说了。""谢谢您，您工作那么忙，不好意思打扰您。""现在觉得怎么样？""用了药，脑水肿改善了，感觉好很多。""有没有什么困难需要医院解决的？""谢谢，没有什么了，大家对我都非常照顾。""有什么需要帮忙一定要找我。""好的，谢谢耿书记。""听说你准备把抗癌经历写出来？""是的，我觉得把我抗癌的点点滴滴写成书，可以帮助很多的患者，很多患者患癌后会觉得很无助。""这个想法特别好，可以找个人写，你口述，这样你不会太累太辛苦，出版的事我安排。""好，等开颅手术恢复后，我开始动笔。还是我自己写吧，写得慢些，但更真切。""那也行，但要注意休息。"耿书记接着详细向杨主任询问我的治疗方案，叮嘱了一些问题，又交代他们转脑外科要尽量安排好。

耿书记的到来，如同一抹阳光，让我温暖感动。尽管我的病情很严重，毕竟是多发的脑转移，但没有被单位遗忘，没有被社会遗忘，我存在的价值一直在，这给了我生命的力量。

我的价值我创造

❖ 热心的"咨询师"

下午在病房，一直电话不断，除了同学、朋友约时间想来看望我，还有各种的癌症患者咨询。人间真是有太多的意外，面对突然降临的疾病，面对无常，很多人陷入无助恐惧中，不知道如何去面对，如何去接受这个现实，可能对一般人来说，真的很难接受残酷的现实吧。我表姐确诊为口腔鳞癌，一下子好像天都塌下来了，表姐夫只是不断地拼命强调，他们不能接受，如果表姐知道了，会更加崩溃，希望瞒着她，怕她知道就会完全放弃。我只能一直在电话里安慰他们，跟表姐夫说："想瞒住表姐是不可能的，口腔癌一般手术后应该还要放疗的，这过程是很艰辛的，不是其他疾病可以解释的，真不知道有什么办法可以瞒住她。而且，就算可以瞒，我也不主张瞒她。癌症患者更要好好安排自己的每一天，如果到了生命的最后时刻，才发现很多该去做的事没有做，那才叫遗憾。"

好在多发脑转移还没影响我的思维，停了一下，我接着对表姐夫说："如果你怕说不清楚，说不好，让我和表姐说，趁着我还没做开颅手术。手术后情况如何，还能不能表达清楚，能不能熬过来就不知道了。医生没法救心死的人，有些人患了癌症，先把自己吓死了。人生不易，只能选择坚强，只能努力做自己可以掌控的事情。反正我当初确诊中晚期肺癌时，把该交代的事都交代了，然后全力以赴去努力。很多时候，坚持就迈过去了，不坚持就垮了。而且坚持了、努力了，也对得起自己、对得起所有我爱的人和爱我的人。"

终于，表姐还是接受了现实，积极地准备治疗，我也放心了。

或许我的内心真的很强大，虽然我的软肋只要轻轻触碰，也会落泪，但抹干眼泪，我会更顽强地前行，见招拆招，大不了就绕路往前走，所以几乎没有人把我当患者看待，很多肺癌的患者找我咨询和心理疏导，让我去化解他们的负能量。

现在肺癌发病率也真是很高，一个下午竟然有三个肺癌患者找我。一位是大学同学的姐姐，突然被诊断为晚期肺癌脑转移，询问了很多的治疗选择；一位是一名中学老师，才33岁，太太刚刚生了二胎，不幸罹患肺癌中晚期，遭此变故，整个家庭都乱了套，不知如何去面对；还有个汕头老乡，原本是抽烟的，之前无论如何，都说戒不了烟。上天用一场癌症，给他警醒，给他惩罚，遭受小细胞肺癌折磨的他，瞬间就戒烟了。只是，一切似乎都太晚了，现在已经是全身广泛转移，不知道他有没有那么幸运，能在鬼门关晃荡一遭后，又被赦免回人间。在厄运没到前，大家都有侥幸心理，觉得那么多人抽烟也没事，他也不会那么倒霉。只是意外和明天，真不知谁先到来。漠视健康，对身体不爱惜，透支的健康肯定要还的。不能好好活着，没有了命，一切都是零。不管如何，过去的已经过去，现在只能付出百倍的努力，争取最好的结果。

我的博士同学们经过十年的努力，现在都成了各个医院的顶梁柱，大家平时工作都很忙，加班加点是常态，恨不得把一分钟掰成几份用。得知我脑转移，都赶过来看望我。在河南新乡的同学新清，还一定坚持要飞过来陪我。年关已近，春运已经开始，河南还正在下大雪，交通不便，不愿意让她这么奔波，弄不好回去的机票都会买不到。只好和她说在家等我的好消息，等春暖花开时，我一定去河南找她，一起去山里住一段时间。

人生无常，有同学们的爱和支持，内心是满满的幸福，一切都会好起来的。

向儿子和父母坦白新病情

儿子去瑞典交换半年，收获挺大的，跑了不少地方，成长了不少。自学了一个月，雅思考试成绩很好，想申请欧洲、澳洲大部分学校读硕士都应该没问题。懂事的儿子从小到大都没让我操过心，倒是我这个妈妈真的不称职，没照顾好自己，儿子一回来就得接受这么残忍的事实。

"妈妈，我们很快见面了，我帮您买了一件很舒服的上衣，你一定会喜欢的。我今晚去参加学联派对。"

"行李都收拾好了吗？"

"收拾好了。"

"明天这么早的航班如何去机场呢？"

"我约了出租车，没问题的。司机说不用那么早出发，我觉得还是早点，毕竟要办出境手续。"

"注意安全，妈妈去机场接你。"

"好的。"

儿行千里母担忧，自从儿子去了瑞典，我的手机保持着二十四小时畅通无阻。由于时差，经常很晚还和儿子聊天。儿子提前一个多小时到机场，机场还没开门，四周也没人，他只能在凛冽的寒风中边等待边和我通话聊天。

终于开门了，他几分钟就办好离境手续和安检，人少真是方便。儿子到了中转机场就汇报，我也通过软件查看他所到之处。

还很早，我就催着先生去机场，到接机口翘首以待。儿子回家是多么高兴的事，可是我却要让他接受这么残酷艰难的现实，一直想着要如何更好地告诉他。终于看到他推着大大的行李箱走出机场，马上小跑过去，给他一个紧紧的拥抱。儿子欢快地说着他旅途的趣事，一刻也不停，感受着他的快乐，这么美好的时光真不忍心破坏。可是我别无选择，把他送回家我就要直接回医院了，很快就要接受开颅手术了，我必须告诉他实情，让他有思想准备，做最坏的打算。我知道这次多发脑转移转移病灶也很大，病情很凶险，但我相信儿子长大了，可以去接受这个现实，乐观面对。

我尽量平和自己的情绪，用缓缓的语气说："小宝，妈妈必须告诉你一件事，妈妈病情加重，脑转移了。本来这周就要开颅手术的，我坚持要等你回来。"儿子一听，一下子蒙了，发呆了一阵，才说："不是一直好好的吗？怎么突然就脑转移了？是什么时候的事？""半个多月前在家里突然不省人事，好在最后醒过来了，做头颅MR发现头颅有多个转移病灶。一直不告诉你，是怕你担心，影响你回国前去各国旅行的心情。""妈妈，你不要吓我，你一定不能有事，那现在怎么办？""我把你送回家，就要回医院了。不管怎样，你都要积极乐观，开心生活，也要照顾好你的外公外婆，这样妈妈才放心。妈妈也会尽最大的努力，争取最好的结果的，相信妈妈。"虽然不容易，但和儿子说完，觉得自己又可以义无反顾地投入战斗了。

把儿子送回家休息，我赶紧回医院。这时，我的导师林主任到病房看望我："不是一直都很好吗？怎么突然脑转移了？""是我自己大意轻敌了，觉得CEA正常，脑转移的发生率低，一直没去检查，造成这么不可收拾的局面。""真是命途多舛，看你状态还不错，我也放心些。儿子已经回来了？他知道了吗？""今早回来了，刚刚去机场接他，送他回家了。在路上就告诉他了，毕竟他已经长大了，还是让他接受吧。我也是因为要等他回来，才推迟开颅手术。""哎，你也真不容易，还要顾及这么多。脑外科林主任联系好了吗？""安排好了，下周一做完腰穿手术，休息六小时左右转过去。""他手术挺好的，不用担心。""是，人也很好，很热心。肯定最大努力做好。一句话让我特别温暖安心。"又闲聊了一会儿，林主任的关心让我在艰难中不孤单。

　　林主任刚走，少辉也到病房看望我，还专门给我带来家乡的特产。我们一起待过急诊，一起待过心血管科，结下了深厚的友谊。天南海北地闲谈，我似乎忘了自己是患者。他也说："你从来没有病态，你不说，谁也不知道你是患者，包括现在也是。每次见你，都笑得那么开心，从内心透露出来的快乐。""这几年的抗癌生活，虽然经历了一般人难以体会的艰难苦痛，但也确实收获了许多，享受了很多乐趣。人经历了生死，对生活的看法会不一样，知道什么是最重要的，其实很多东西并不是我们需要的。生活越来越简单了，去掉一些多余的东西，清清爽爽的，蛮好。""确实，浮躁的社会，大家都没机会慢下来去好好思考。""生病后一两年，我开始学国画、古筝。国画给我最大的启发是留白，古筝给我的启发是古筝之所以能发出美妙的乐声，是因为乐器中空的存在。人也一样，只有心境空灵，才能容纳万物，达到逍遥洒脱、逍遥自在的境界。"说着话，时间也过得快，已经到了午饭时间，说了一声"保重，坚持，有空再来看你"，他就回去吃午饭了。

　　不敢和爸爸妈妈说我已经脑转移，不忍心让年老的父母担惊受怕。虽然生病是很无奈的事，也不能说就是自己的错，但真的是他们的宝贝女儿不孝，没照顾好自己，让他们担忧焦虑。可这次不同以往，也不能不告诉他们准备做开颅手术。只能避重就轻地说："爸爸妈妈，我脑袋有些病变，需要做手术，定在下周。""那有生命危险吗？"爸爸妈妈异口同声焦急地问。"没事的，我脑外科的师兄林主任亲自给我做，他手术做得很好的，不会有生命危险的。"我停了停，又开玩笑地说，"不过有变傻的危险，如果变傻怎么办？我是靠脑袋工作的。""只要没生命危险，只要平安地活着，变傻也没关系。爸爸妈妈只希望你健康平安地活着。"说着，爸爸妈妈紧紧地抱着我，喃喃地说："宝贝女儿一定要平安，一定要好好的。"

　　父母的爱是无条件的，就算我真的傻了，就算我不好，都是他们的心肝宝贝。如今，他们只是希望我能活着，希望我的生命还在，他们每天还能看到我，还能做最可口的饭菜给我吃，还能和我说说话。泪水悄无声息地滑落，不敢让他们看到我的泪水，更害怕万一某一天我不孝地离去，他们如何去面对锥心之痛。我不能这么残忍，再多的苦再大的艰难，我都要闯过去，一直陪着爸爸妈妈吃饭聊天、散步看风景。他们很想手术那天就去医院陪我，我不想他们看到刚下手术台的我怜惜心痛不已，就对他们说："我下手术台出来，他们会打电话给你们的。我则会直接被送进监护室，家属是不能进去看望的。你们第二天就能到病房看我了。""那好，我们第二天一早就过来，顺便带些炖汤给你喝。"他们显得这么小心，这么听话。或许，他们也知道我的情况很严重，只是怕我担心，他们的泪落在我看不见的地方。

❖ 温暖

到了星期一，早早地起床，吃着简单的早餐，等医生查完房过来给我做腰穿，等着收标本的人也早早到了，和我确定收费的事。有同事上班前到病房看我，知道我准备做腰穿，说："不是开颅手术吗？为什么还要做腰穿取标本？""应该是科研的需要吧，估计是评估脑组织标本和脑脊液的对比结果。没关系了，也算是对医学的发展做点小贡献。下午就转脑外科了。"

帮我做腰穿的医生过来了，我先上了洗手间，然后躺床上，双脚夹着枕头，像胎儿般蜷着，摆好体位方便医生操作。既往，我给患者做了无数次的腰穿，现在，我亲身体会到了患者的感受。穿刺很顺利，很快就做完了。难的是要在床上平躺六小时，不能起来，以免引起头痛。时间过得真的好漫长，好不容易熬过三个多小时，只觉得嘴唇干燥，又不敢喝水，因没办法上洗手间，平躺在床上不动也很累，浑身不自在。渴望睡一觉，让时间过得快些，只是无论如何都睡不着，听着催眠曲也全无效果。就这么慢慢熬着，运输队的人过来催着转科，整个人没力气走，只能麻烦他帮忙推个轮椅过来。人，到了生病、到了身体羸弱的时候，很多平时在意的和希望的，都只能靠边站。

要转脑外科了，坐在轮椅上，被推得飞快，感觉晕乎乎的，说不出的难受。终于到了脑外科病房，护士们很热情地过来接收，我坚持自己艰难地爬上病床。这时候，张护士长下楼来看望我，看看有什么需要帮忙，歉意地说："科里现在真的很忙，很多护士生了二胎，实在抽不出人手术后看护您。""大家有心了，不用的。我儿子回来了，白天可以陪我，晚上我先生可以过来做特护，我们科的护士本来就很忙。""有什么需要帮忙，您随时和我说。"我的主诊医生林主任也过来看我，询问我的情况，安慰我不用太担心，手术完也不一定要去监护室。"听从您安排，我先生也是内科医生，不去监护室，他晚上可以来看护我。"

晚上，大学同学安排一起去大佛寺吃斋，为我祈求好运平安、度过这个大劫难。每天忙得不可开交的龙云，坚持下班后要先到病房看我，接我一起过去。她下班急匆匆赶到病房，只说了句"怎么会……"就说不下去了，只是紧紧抱着我，伤心地哭个不停，我们都是性情中人，根本停不下来，唯有相拥落泪，笼罩着生离死别的气氛。生命是顽强的，生命也是脆弱的，它的陨落有时就在手术台的方寸之间，有时就是一口气、一次呼吸之间，甚至就在眨眼之间。

也不知道时间过了多久，中间有护士过来，看到两个抱头痛哭的人就悄悄退了回去。天已经完全黑了，窗外路灯霓虹灯已经打开，灯火辉煌，开车在路边等候的同学小心地问我们能出发了吗？我们手拉手下了电梯，上车直奔大佛寺。同学们都已经到了，看到哭肿了眼的我们，只能尽量说些轻松一点的话题。龙云还是握紧我一只手，拼命给我夹菜。最后大家还是讨论了手术的各种情况，听说手术时间还没定，大家都有点着急，觉得应该尽早做，毕竟很快过年了。大家聊了很久，既有鼓励，也有出谋划策。结束时，淑琼紧紧地抱着我，忍不住落泪："要受这么多的苦，真的很心痛。不管怎样，

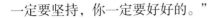

一定要坚持，你一定要好好的。"

人生不易，只能选择坚强，把一般人难以体会的艰难化作美丽的诗篇。有这么多人的关心，虽然比三年多前初诊时艰辛好多，但我相信肯定能闯过去的。

开颅手术的时间已经逼近，很多同事、同学和朋友到病房看望我。这时，麻醉科的王主任也过来探望我，和我聊聊天，也讲一些手术相关的问题。我们曾经一起下乡到汕尾技术扶贫，这次，他是我的麻醉医师，我成为他的患者，人生如戏，变幻莫测。他提出了很多建议，有他坐镇给我麻醉，我们又熟悉，感觉亲切心安。下午飞飞抽空过来看望我，随后阿玲也过来了。每次住院，飞飞和阿玲几乎每天都到病房看看我，说说话，特别的温暖，患难之时见真情，在我遭受如此大的打击时，是她们用爱筑成美丽的彩虹，让我有了力量，永远充满希望和信心。这时，飞飞放下她的袋子，笑着说："妙容，我准备给你剪头发哦。""好的，剪吧。虽然真的喜欢自己的飘飘长发。""明天下午他们还要帮你再刮一次，确保手术前把头发刮得很干净。""你先用剪刀把长发剪下来，我留作纪念吧。""好的。"飞飞熟练地把我一头秀发剪下，削去了三千烦恼丝。或许我前生就是小尼姑，看着光头的自己，竟然有些亲切。正好阿马也过来看我，我们忍不住合影，拍下帅帅的照片，还忍不住发了朋友圈，觉着非常好玩。

晚上，郭老师、师母和师妹刻意要到医院附近的酒楼和我吃饭，送上他们的祝福和鼓励。走到街上，寒风刺骨，这年的冬天真的很冷，特别是风无情地吹过光光的头，我忍不住打起了寒战。平时只道满头秀发是平常，头发带给我的温暖丝毫没有感觉，一朝失去了，才深深体会曾经拥有的幸福。好在很近，很快就到了，进了房间，老师和师母、师妹已经到了，对我嘘寒问暖，鼓励我一定要坚持，勇敢地跨过这个坎，很快会好起来的。吃着美食，闲聊家常，所有的寒意消失殆尽。虽然癌症带给我磨难，但我是幸运的，有这么多关心爱护我的人，我的人生永远不孤独。

明天就要手术了，我倒是心平气和，隔壁床的患者是前天做完手术的，也是肺癌脑转移患者，今天状态已经不错，只是好像定位不好，下床方向没摸准，家人拿给她的东西，没办法定位在什么地方，总是抓不住。这时，管床医生过来查房，顺便和我签手术同意书。对我们，这只是过场，我把生命放心地托付给我的主刀医生，知道林主任会全力以赴。但作为医生，我也清楚，每个个体都是独一无二的，手术也存在各种风险，有些风险是医生没法控制的，不管结果如何，我都会对林主任心存感恩。不懂医的妹妹问医生："术后运动会不会受影响？"医生耐心地解释："因为病灶很大，手术范围广，我们术中会特别注意，但也有可能会影响，真这样就要靠术后康复训练。"我签了字，这次终于签对地方，没有理所当然地签到医生一栏，经历了这么多，我只管把自己全身心交付给同事，此刻，我不再是医生，只是一个普通的患者，用心去体验现代医学的神奇，开颅已不再是深不可测的事。

下午，平方和她先生专门请假，带着小孩一起到病房看望我。病房很小，说了会儿话，她先生就带着小孩到楼下，平方坐下和我聊天，妹妹也在旁边陪着。过了一会儿，帮忙剃光头的师傅过来，贴心的平方帮我搬好凳子，牵着我手，扶我坐下，不忘交代理发师傅动作小心点，不要弄伤。理发师傅的动作熟练麻利，几下就把我头理得精光发亮。回到病房，又说了会儿话，时间也不早了，她准备回去了，"老师，我先回去，过几天再来看你。"说着，紧紧抱着我，眼泪再也不听使唤，哗啦啦地湿了我的衣裳。我也忍不住默默落泪，一种生离死别的气氛把我们狠狠地笼罩着，无处排解，找不到出口。泪水，是此刻情绪最好的归处。

"老师，您一定要好好的，一定要好好的。"妹妹默默地给我们递来纸巾，轻声安慰道："你们不要哭了，姐姐不会有事的，一定会度过这一劫的。姐姐明天做好手术，我就告诉你，别哭。"送走了依依不舍的平方，

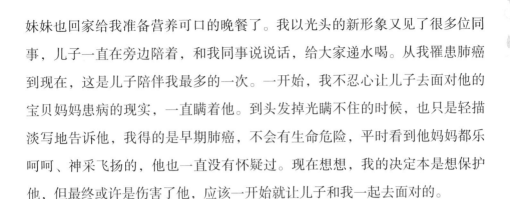

妹妹也回家给我准备营养可口的晚餐了。我以光头的新形象又见了很多位同事，儿子一直在旁边陪着，和我同事说说话，给大家递水喝。从我罹患肺癌到现在，这是儿子陪伴我最多的一次。一开始，我不忍心让儿子去面对他的宝贝妈妈患病的现实，一直瞒着他。到头发掉光瞒不住的时候，也只是轻描淡写地告诉他，我得的是早期肺癌，不会有生命危险，平时看到他妈妈都乐呵呵、神采飞扬的，他也一直没有怀疑过。现在想想，我的决定本是想保护他，但最终或许是伤害了他，应该一开始就让儿子和我一起去面对的。

我无条件地爱着儿子，懂事孝顺的儿子又何尝不是无条件地爱着我？过去的无法改变，现在，也要让已经长大的儿子和我共同去面对人生的挑战。哪怕某一天我不得不离他而去，我积极乐观的态度，我的坚持和努力，我的微笑，我对他的爱，会永远留在他心中，哪怕我的电话已经无法接通，哪怕再也没有妈妈为他准备可口的饭菜，他也会有温暖、有力量积极面对以后的人生。

正在想着心事，儿子给我端上一杯水温正好、茶香四溢的绿茶。"妈妈，你喝喝这茶如何，我刚用矿泉水泡的，医生说今晚八点后就不能喝水了。""好，谢谢宝。我也有些口渴了，说了一天的话。"这时我感觉喉咙很不舒服，声音也有些沙哑。"我今晚陪你吧。""不用了，你休息好，明天陪我，马阿姨说好今晚要过来陪我。其实今晚不用陪的，她想过来陪我，和我说说话。""那好吧，我明天过来。"

这时，电话响起，邓斌和博文说要从海南来看望我，好感动，为了这么多真情待我的人，我没有不好好活着的权利，哪怕历尽千辛万苦。"你们不用过来了，现在这么忙，临近过年，买机票都很麻烦。手术后，恢复得好一些，我去海南找你们，大概四五月吧，司平陪我过去。""那就这样说定了，你一定要好好的，一定要来海南，我们等着你。"这时，很多的同学、朋友和同事给我发来信息，鼓励我，祝我手术顺利。司平说，她会在佛堂替我念经，祈求佛祖保佑我平安顺利。"五月份要一起去海南度假旅游的，你一定不能爽约。"

❖ 坦然接受开颅手术

晚上阿马过来陪我，和她说着话，我发现自己声音沙哑得几乎说不出话，洗漱完，准备早点睡。一晚上的辗转反侧，一点睡意都没有，阿马时不时地问我是不是不舒服。经历过风浪的人，其实不紧张，但就是睡不着，口干，但没法喝水，有些煎熬。就这样眼睁睁等到天亮，早早做好准备，等着运输队的同事推车过来接我上手术室。

再次躺到手术室专用的移动床上，和三年多前肺癌切除术感受完全不同了，千头万绪，理也理不清。进了手术预备室，感到阵阵寒气袭来，我不自觉地把床单裹紧，依然感到很冷。本想让同事给我加床被子，看着大家都忙得脚步匆匆，不好意思麻烦大家，先忍着吧。静静地躺着，脑袋却一刻不停地转动。自己真的不孝，没照顾好自己，让年老的父母担惊受怕。但如果和家人相比，宁愿生病的是我，毕竟我是医生，真的特别怕家里人有些什么不舒服。只要家里人健康平安，再多的艰难苦难，我都心甘情愿地接受，认为是上天最好的安排。想到这，心里突然有了力量，感觉暖和了许多。哪怕是一条艰险的峡谷，我也要勇敢顺利地通过。这时，手术室也准备好了，护士过来接我进去，我还是坚持自己挪到手术床上。经过多次化疗，我的血管已经很难打针，手术室的护士长亲自出马，细心地找了很久，才找到一条好一点的血管，打上针，接上补液。这时，王主任也进来了，温和地说："佘主任，准备给你麻醉了。""好，谢谢你。"

缥缥缈缈中，好像隐隐约约有人在呼唤我，也不知现在身处何方。"佘主任，醒醒，我们来看你了。"肩膀被轻轻拍了一下。我努力睁开双眼，眼前挤满了人。"佘主任，你看看那位是谁？""蒋文新，我同学呀，肯定认得的。"又疲劳地昏睡过去。睡梦中传来哭声和说话声。我再次努力睁开眼睛，看清是先生坐在床边，淡淡的柠檬味弥漫在空气中。"你醒了，舒服些了吗？"他坐在床边看着我，轻声问。"很口渴，要喝茶。"好像终于醒了过来，开始有各种感觉，有些恶心想呕，但心里还是很开心，终于醒过来，没有永远地睡去。妹妹从外面走进来，看到我醒了，很高兴。"刚刚龙云来看你，哭得很难过。她看你一直在呕吐，很难受的样子，有些受不了。我没叫醒你，一直劝她，告诉她都熬过来了，很快就没事了。"就这么昏昏沉沉一个晚上，做医生的先生一直在身旁陪着，做了守护医生。

终于，天亮了，病房开始活跃起来，护士开始过来抽血，清洁工阿姨在搞卫生。我整个人还是没有恢复过来，有些发蒙。这时，护工阿姨过来准备给我抹身，有点洁癖的我一下清醒了许多，不忘交代要用哪个盆、哪条毛巾，抹了身，人清爽了许多。这时，爸爸妈妈已迫不及待到病房看望我，一人握着我一只手，满满的痛爱怜惜。"爸爸妈妈，你们这么早就过来了？"爸爸妈妈听到我能这么清晰地和他们说话，好像心中的一块巨石终于卸下，如释重负。"我和你妈妈一早就起来了，巴不得能早点过来看你，炖好汤，就等宇航来接我们。你现在觉得如何？"爸爸焦急心痛地问。"我没什么事，刚刚抹了身，舒服多了。"听我这么说，爸爸妈妈也放心了许多。这时妹夫忍不住接着说："我都说大姐姐肯定没事的，在路上我就一直和他们说，一大早他们就一直催我早点去接他们。"他们就这样握着我的手，说着话。

这时，护士们过来早查房："主任，没什么不舒服吧？自己坐起来，动一动看看。"我艰难地挪动一下，准备坐起来，爸爸妈妈赶紧拉着我，想扶我坐起来，被护士制止了，告诉他们，自己可以坐起来，不能帮忙。爸爸妈妈赶紧放手，像做错事的小孩，小心翼翼地看着我，直到我终于坐了起来，终于舒了一口气。这时儿子也过来了，问："妈妈，今天好些了吗？昨天你回到病房后，呕吐得很厉害，吐个不停。""今天感觉好些了，昨天吐得这么厉害吗？我迷迷糊糊都不知道。""妈妈舒服些就好，我真的很担心，也不知道是什么原因。""妈妈很想喝茶，去帮我泡一杯茶吧。""好好，我马上去，妈妈等一下。"儿子见妈妈终于主动想喝茶，格外高兴。爸爸妈妈也高兴地回家给我准备午餐。手术后的我，成了大家的熊猫宝宝，大家都宠着我，受宠的感觉还是很美好的。

坐了一会儿，主管医生给我换了药，我觉得还是比较疲乏，就躺下睡了。中午爸爸妈妈送来了可口的饭菜，每一样都是我平时很喜欢吃的，只是我胃口还是不太好，只是吃了一点儿。有朋友、同学、同事来看我，我也可以微笑着和大家交谈，完全没有障碍，不得不赞叹现代医学的进步。晚上龙云下班又过来看望我，拉着手，看着我，眼泪又掉了下来，"看到你受这么多苦，真的好伤心。妙容怎么能受这么多苦。""都过去了，很快就会好起来的。你看我现在不是好好的吗？至少没变傻，还能认出你，是吧？""这么聪明的脑袋肯定不能变傻呀。"就这样闲聊了一会儿，这时，先生过来了准备晚上陪我，龙云对他说："好好照顾妙容。"

❖ 开颅手术后的"乱码"

一夜睡得安稳，第二天起来，状态好多了。吃完妹妹送过来的早餐，术后第一次打开手机，看到很多同学、朋友的信息。成存说："盯着微信老半天，不知说什么，送你一首歌，醒来就听歌吧。"他每天依旧给我发微信，等着我回复。打开音乐，是我最喜欢的歌曲。回了微信，他心安了许多。

飞飞过来看我，见我能用手机了，特别开心，说："同学们都很担心你，整个手术过程，直到回病房，省医的同学几乎全程直播汇报，让大家放心。""有这么多好同学，真的幸福，所以我得好起来呀，否则太不够义气、太对不起大家了。"就这么有一句没一句地聊着，心里真是开心，最坏的打算已经被爱和坚强赶得无影无踪，烟消云散，屋外暖暖的太阳透过玻璃窗，毫不保留地送来一屋的阳光，洒在同学刚送过来的娇艳玫瑰花上，美丽动人，淡香浮动。活着真好，这世界还有太多的美好，我恋恋不舍。

这时，偶然得知我脑转移、做开颅手术的阿肖，专门从珠海来看望我，医生正好过来换药，整个手术切口从前额直跨到后脑，其间还有分叉的切口，像极了山峰的沟壑。不学医的他，被深深地震惊了，平时看惯我神采飞扬的样子，这是他第一次看到我如此憔悴不堪、弱不禁风，需要被呵护，他紧紧握着我的手，扶着我看我换药，关切地问伤口会不会很痛，提醒换药的医生轻点。这时的我忽然觉得，平时的我习惯了照顾别人，其实我内心深处也渴望被照顾、被呵护的吧。可是，即便生病了，受了这么多磨难，大家看到的仍然只是我的坚强无比、我的微笑，还是我要保护别人，害怕别人受伤害。

这时接到护士长给我的电话，关心地问："佘主任，好些了吗？有什么需要我下去帮忙的吗？""我刚刚发微信给你了，想麻烦你找人帮我拿套衣服下来，微信没收到吗？可能信号不好。""好的，我现在送下来给您。""好的，谢谢。"挂了电话，自然地看看是否信息没发出去，一看，把自己吓了一跳，原来今天发给护士长的，是一串不知所云的文字，根本不知道在说什么，怪不得护士长要打电话问，又看了发给别人的微信，发现也都是一串串乱七八糟的文字，像一锅烧焦的米糊，也不知在说啥。譬如"重要重要会过来，早睡肿，手几手尽笑尽，今天可能可以部分，昨天是昨了吃了，昨天左左昨夜的，昨天疼痛不痛。"原来，我没法写字表达想法，写字的功能错乱了，只能口头表达。大家和我信息聊天，看不懂我的胡言乱语，又不忍心说穿我，只是在反复猜测意思和询问，带着满满的关爱，只要看到我写的文字，哪怕是胡言乱语，也心安了。

手术后发了第一个朋友圈，感恩大家的祝福，减少大家的牵挂。"手术顺利，积极康复中，谢谢大家的祝福。"简单的几个字，都是让妹妹代写，我口述。暂时，做一个傻傻的人，接受细致的呵护，也挺好的。

术后第三天，状态已经很好了，不再让护工阿姨给我抹身。自己的事自己做，抹好身，吃了妹妹送来的美味早餐，我坚持要上自己的科室，到我的办公室泡一杯茶喝。儿子陪着我上楼，贴心地扶着我，帮我开门，给我拉好椅子，扶我坐下。"妈妈，您先坐着，我给您下载了几首您喜欢的乐曲，您先听听音乐，我去给您泡茶。"说完，儿子就去洗杯子，然后用开水把杯子泡一泡，既先热了杯子，又消了毒。随后抓了一把碧绿的茶叶放到透明的玻璃杯里，注入开水，小心翼翼地洗茶，倒出茶水，生怕茶叶也掉出来。洗完茶，再次注入开水，茶叶在杯中慢慢地舒展，翩翩起舞，香气慢慢飘起，弥漫在小小的办公室，优雅清静，茶汤碧绿通透。听着喜爱的乐曲，看着儿子泡茶，悠然自在。"妈妈，茶泡好了，还有些烫，等凉一些再喝。""谢谢乖宝，我先拿着，正好可以暖暖手。你也坐下来歇歇。"我接过玻璃杯，一股暖流涌上心头。轻轻地晃动茶杯，茶叶在杯中时而簇拥而聚，忽而缓慢散开，浮沉不定。缓缓啜饮，清雅淡致的香味在舌间荡漾起来，如兰在舌，沁人心脾。品着茶，和儿子闲聊，生活是如此的闲适美好。

心中默默祈求，还能在这美好的人世间好好地活着，陪着儿子，分享他生活的点点滴滴，这么想着，我感觉自己又满血复活，满满的力量全身涌动。

❖ 回家真好

术后一周，林主任通知我可以出院了，在家继续自己换药，过几天回医院拆线。全靠林主任高超精湛的医术，还有大家对我的细心呵护，才能恢复得这么快、这么好，心中是满满的感恩，世间因爱而美好。

儿子跑上跑下地去办出院手续，又帮我把一些东西放回办公室。外面天气很冷，儿子怕我冻着，特别是光光的头没有了头发的保暖，专门给我准备了暖暖的羊毛帽子，戴上去既暖和又好看。想起儿子小学五年级时，我们一起去丽江游览，他在丽江古镇也给我买了一条好看的围巾，我还一直保留着，冬天围着暖洋洋的，也很好看。当时我们骑马上山，他只能骑着一匹小马跟在我们后头，如今儿子已经长大，贴心而有担当，我很欣慰。妹夫早早地开车在楼下等我，准备接我回家。下了楼，走在路上，脚步有点飘，一周多没下楼，有点不适应。上了车，妹夫把暖气开足，车子开得很慢，看着窗外热闹的街头，闲聊家常，回家真好。

进了小区，快到我们那栋楼时，远远看到爸爸妈妈已经带着小侄子，站在凛冽的寒风中，焦急地翘首以待，等我回家。终于看到我们的车，赶忙迎过来。推开车门下车，爸爸妈妈紧紧抱着我，如释重负地说："大步跨过，过了这运，菩萨保佑。"小侄子也挤过来，大声说："大姑妈，你去哪了？知不知道我好想你，这么多天你都不回家。""大姑妈也想你呀，大姑妈去医院做了个手术，现在可以在家陪你了。""回家陪我玩积木吧。"说完，小侄子紧紧拉着我往家里走。回头发现爸爸妈妈眼眶湿湿的，他们经历了多少的煎熬，如果我不幸撒手而去，他们如何去承受锥心之痛？泪水忍不住悄悄滑落。不想让他们看到我落泪，跟着小侄子小跑着回家。回家脱了帽子，小侄子满脸疑惑地看着我，问："大姑妈，你的头怎么啦？头发都没有了，还用纱布包着。""大姑妈做手术了呀！""痛吗？大姑妈。"说着用他的小手轻轻抚摸我的头。"不痛了。大姑妈陪你玩积木吧，我们今天要建什么？""我们建一个有大花园的酒店吧。大姑妈什么时候陪我去旅游？""好的，你最会建酒店了。过完年我们去珠海旅游，好不好？""好，我们现在就建珠海的酒店。"和小侄子一起玩积木，说说笑笑，真的好开心。

晚饭后，洗漱完，想着用钢笔写写字，抄录《金刚经》，发现平时写字写得还很不错的我，把字写得歪歪扭扭、七零八散的，自己都认不出来了。调整了一下呼吸，努力把心稳住，挥去少少的失落，用心抄完一遍《金刚经》，虽然抄出来的字很多都没法让人看懂。抄完经，坐在被我冷落许久的古筝前，准备弹奏一曲我最喜欢的《高山流水》，发现手完全没法控制，别说弹曲子，连基本的勾抹托都没法弹好，好像有什么力量把我的手捏住，没法自然松开，痉挛扭曲。手的感觉也出了问题，夹着东西都没感觉。该是要好好康复训练了，弹不好没关系，就把弹琴写字作为我的功能锻炼吧。每弹一个音，都要先用力把手撑开，再去拨动琴弦，就这样一个音一个音地拨动琴弦，相信功夫不负有心人，不久的将来一定能弹奏我的《高山流水》。头颅的伤口有些肿胀，但也不痛，不太像感染，每天换药。

过了几天，该回医院拆线了，正好颅内病灶的基因诊断也出来了，有一个新的很少见的突变对现在吃的靶向药物是不敏感的，不知道需不需要换药。儿子陪我回到医院，临近过年，病房也少了很多患者，周主任见我恢复得这么好，特别开心，一定要我拍照，发给我们的博士同学，让大家安心。拆了线，敷了伤口，到肺科去找我的主诊医生。杨主任外出了，陈主任还在忙着审核病历，见到我，很高兴我恢复得很好。他看了我的基因结果，通过信息和吴院长讨论后，决定还是继续原来的治疗，定期复查随访。确实，肿瘤治疗是一个漫长的过程，遇到问题，有时静观其变，不至于惊慌失措，定期随访真的很重要。

❖ 在温情和美景中恢复

生活变得简单闲适，没有任何的压力，生活的目标也很清晰，尽快让大脑的功能和手的灵活性恢复起来。每天看着太阳升起，到外面走走，坚持锻炼，晒晒太阳，随意欣赏路边的花花草草。锻炼后回家，妈妈往往准备了美味的早餐。坐在阳台上，看远处的绿树红花，听着柔和的音乐，边吃妈妈的爱心早餐边品茶，我觉得幸福无比。自从我做了开颅手术，妈妈更是把我捧在手心宠着，给我做各种我喜欢的美食，不再让我做家务，我也乐于享受大家的疼爱。吃完早餐，在小区散散步，和同学、朋友打电话聊聊天，发发微信，因为文字表达还不行，每次打完字就让妹妹或者儿子帮我看看，改正一下，免得又是一串乱七八糟表达不清的文字。有空就练练琴，写写毛笔字，画画国画，虽然手不灵活，但日复一日地训练，手的灵活性每天都在进步。过了一个多星期，古筝能够弹短小的曲子了，终于又能弹《高山流水》的"高山"部分了，知音难舍。字也写得比较工整，虽然还没写好，也有点味道了。

春节如期而至，爸爸妈妈忙着准备各种美食，我恢复得很好是他们最大的安慰了。团圆饭，团团圆圆，大家健健康康，围着桌子说说笑笑，就是最大的幸福了。过年先生放假，每天都陪我去大夫山森林公园散步。大夫山空气环境很好，负离子浓度高，可以放松地吸氧洗肺，又山清水秀、花团锦簇，让人心情愉悦。我每天走两三万步，体能也慢慢恢复了。木棉花也盛放了，红艳似火，颇为壮观，我忍不住拍了很多美照。

初中同学趁着假期也相约过来看望我，聚一聚。在我家附近的酒家，吃着美食、品着茶，天南海北地闲聊，述说三十多年同学情，其乐融融，闲适温暖。远在美国的楚文正好回国，和飞飞一起到我家看望我，三个人在阳台对着我种的花草品茶聊天，真的开心。还去了小区的后山，看看我的练功平台，我每天锻炼的地方。晚上楚文就回美国了，我和先生一起送她回市区，可以多聊一会儿，下一次，也不知道什么时候能再见了。

❖ 初尝"紧箍咒"魔力

开颅手术后一个月，复查头颅MR，病情稳定，开颅手术没切除的一个小病灶，林主任说可以伽马刀切除了。因为我们医院没这个设备，只能到别的医院做。办好了转院手续，小许和同事开车到家接我，一路闲聊，很快到医院了。小许帮我拿MR片子，提简单的住院行李，还照顾着我，真的好感动。大学同学刘克已经等着我，陪我去"伽马刀治疗中心"。邓主任仔细看了我的MR片，忍不住夸赞我的开颅手术做得真漂亮，手术边缘切得很平整。我也一直对帮我做开颅手术的林主任无限感激，是他精湛的技术和亲切热心，让我的治疗效果这么好。刘克又陪我到脑外科签入院证，到入院处办入院，有同学陪着真好。

办好了入院手续，住的是六人的大房间，男女混房，只能靠床帘隔开，给自己一些私隐性。房间里各种嘈杂，看电视的老人家把声音开得很大，用手机看电影的陪护也不甘落后，音量开得震耳欲聋，陪护又在大声地聊天。住院真不容易，特别是遇到这些只顾自己、不考虑别人的人。护士过来简单问了病史，帮我抽了血。小许坐在床边陪我轻声聊天，等运输队的人过来带我去完成术前的各种常规检查。做心电图和胸片都等了很长时间，求医是要有足够耐心的，我和小许坐下来安静地等。患者太多了，医生已经是一刻不停地埋头干活，不停地有人把检查单送过来，作为同行我特别能理解他们的辛苦。

第二天早早起床，洗漱完，吃了早餐，等着运输队的人接我去"伽马刀治疗中心"。到了中心，发现已经有很多患者在排队了，先生怕我着急，坐旁边陪我聊天。轮到我进治疗室，医生熟练地给我的头颅皮肤消毒，麻醉，安装立体固定框架，测量头形，我的手术伤口一直没长好，他们安装固定框架时也尽量避开伤口。安装时有些疼痛，但对我来说，真不算什么了，毕竟是经历过磨难的人。整个头囚禁在固定框架中，视野就不太开阔，走起路来要特别小心谨慎，怕不小心摔跤，又怕不小心撞到固定框架，先生扶着我，小心翼翼走到MR室门口，坐着等注射增强针，MR定位，刘克也过来陪我。做完定位，医生定了治疗方案，确定了照射位置，我进入伽马刀治疗室，躺到治疗床上，知道我先生和刘克他们隔着防辐射玻璃窗在外面陪着我，很心安，只管闭目养神，默念《心经》，不管机器运行发出的噪声。

终于做完了，他们关心地问我有没有不适。护士帮我卸下固定框架，用弹力绷带把我的头紧紧地缠绕，压迫止血，感觉像孙悟空被唐僧施了紧箍咒。回到病房，阿马过来陪我，先生回医院上班。我的头越来越痛，头痛欲裂，就像唐僧的紧箍咒在不停地念，纵有万般本事的悟空也痛得直打滚，何况是我？很想把弹力绷带松一松，只是作为医生的我很清楚不压迫止血的严重后果，阿马坐在旁边也束手无策，想用香薰油帮我缓解一下。真不知道，人生，真的一定要坚持吗？一路走来，各种的辛苦磨难，以后的道路还很漫长，不知道还有多少苦难会突然冒出。只是，那么多的责任和义务，那么多的爱，我有什么权利放弃？生命很可贵，世界还有很多美好的东西，爸爸、妈妈和儿子还等着我，哪怕命运是一场狂风暴雨，也一定要突围而出，不辜负所有的爱。我赶紧调整自己有些波动的情绪，不能被紧箍咒打败，勇敢前行。儿子看到我戴着固定框架样子的手机信息，既心痛又担心，想着他妈妈受这样的苦，趁着中午休息，从老远的学校赶来病房看看我才放心。和儿子聊聊天，我心情好了许多，头痛好像也没那么剧烈了。有爱的充电，我又满血复活，能微笑面对，勇敢战斗了。

晚上，先生下班到病房陪我，龙云也打电话问我情况，她本来要过来陪我的，但有重要的会议走不开。何老师也给我电话，问我治疗情况，还说："明天早上我炖好汤送过来给你。""不用了，何老师，我明天就出院了。""那我一早送过来，陪你一起办出院手续。""那么远，不想您跑得那么辛苦。""没事，我有时间，等着我，明早见。"也不好再拒绝老师，我真的很幸运，感恩上天的厚爱，有这么多人对我好。更晚一些，头痛基本消失了，弹力绷带也可以稍稍松一些了，折腾了一天，也有些累了，美美地睡了一觉。

睡得好，第二天起床顿觉神清气爽，昨天那小小的情绪波动也消失无踪。刚忙完准备吃早餐，何老师已经到了病房，边问我感觉如何边拿出保温瓶，倒出一碗热乎乎的汤。隔壁床的陪护闻到香味，忍不住对何老师说："阿姨，你做的什么汤这么香，这么早做好送过来，要很早就起来煮吧？""是啊，我学生今天就要出院了，我五点多就起来炖汤了。"隔壁床的陪护眼里是满满的惊奇，有对学生这么好的老师。"你是老师啊，对你学生这么好。还以为你是她妈妈。""她是我最爱的学生，她住院了，给她送点汤过来，补充一下营养。""妙容，汤应该可以喝了，赶紧喝吧。要不待会儿凉了就不好喝了。"接过何老师递过来的汤，喝下一口，一股暖流在心中流淌，被人宠爱真的很幸福。师恩未报，此刻的我，努力恢复健康，好好活着，就是老师最大的期盼，也是我能做的最好回报了。何老师看着医生给我拆弹力绷带，陪我去办各种出院手续，一直等到我妹妹和妹夫过来接我才离开。回到家，妈妈已经做好午餐等着我，一看到宝贝女儿回家，抱着我亲了又亲。我每次的治疗，虽然不忍心让爸爸妈妈看到所有我受的苦，但他们内心依旧遭受着无尽的担忧害怕，历尽煎熬，只是不想让我知道。家，永远是最温暖的港湾，子女健康快乐，就是父母最大的心愿。

不辜负春天的美好，让生活充满诗意，把世界活出深情。周末，我放飞心情，到植物园快走锻炼，吸氧洗肺，在暖暖的阳光下闲逛，满园的鲜花盛放，花香扑鼻。闲聊中误入茶花园，好大的茶花林。各式各样的茶花争奇斗艳，千姿百态。我最爱那一大片粉色的茶花，有的含苞待放，娇滴滴含羞观望；有的刚刚绽放，露出美丽的身姿；有的已经完全盛开了，宣告着春天的气息。一阵风吹过，山茶花翩翩起舞，送来阵阵清香，引来几只蜜蜂和蝴蝶在花中穿行飞舞，玩得不亦乐乎，不肯离去。不舍离去的又何止蜜蜂、蝴蝶，还有被美景陶醉的我。一切都这么美好，这么生机勃勃，心中满满的喜悦和诗情："茶花枝头春意闹，踏尽红尘风光好。人生苦短莫辜负，且做闲人轻一笑。"

一波未平，一波又起

又要复查胸部CT了，心里有些忐忑不安，不知道复查结果会如何。每次复查对一个癌症患者来说，都像经历一次医生的审判，都是心灵的考验。躺到熟悉的检查床上，听着机器高速运转的噪声，机械地配合着吸气、呼气，比以往更担忧不安，毕竟是在服药过程中出现复发脑转移，颅内病灶的基因检测对现在吃的药也不敏感，由于开颅手术，也将近一周没吃药，肺部CT几个月没复查，不知道情况如何。

终于做完，看到飞飞进来扶我起来，急迫地问她："怎么样？没什么事吧？"语气中带着少有的不自信。"我还没看啊，他们在做我很难看到的。""那我跟你上办公室看吧。""现在不行，你先回去吧，我还有事要忙，我先去忙了，你找护士拔了针就回去吧。"飞飞说完就赶忙出去了，留下发呆的我。我很想回自己科室看片，但不知道片子什么时候会上传，更重要的是我已隐隐感到事情不妙，好像也没必要去看片子了。拔了针，一个人走在熟悉的马路上，漫无目的地徘徊。抬头，看到马路对面，是我的母校中山医科大学，曾经的我，在校园里埋头苦读，朝气蓬勃地为做一名出色的医生而努力；回头上望，是我努力工作二十多年的地方，付出了许多的艰辛，也收获了更多的成就和喜悦，特别是看到很多白血病患者能够战胜癌症，康复后恢复正常的生活，保全了一个个完整的家，那份快乐是一般人没办法体会的。只是，曾经为之奋斗的生活或许已经回不去了，虽然生活本就不可能日复一日地重复，但我多么希望能重新战斗在临床一线，让更多的患者获得重生，不浪费我满腹的专业知识，也不知有多少次梦回诊室和病房查房。我多么希望能带出更多的学生，培养医学的后备人才；我也多么希望能在白血病的研究上做出一些贡献。或许曾经的生活真的回不去了，我只能把握今天，活好今天，昨天的太阳晒不干明天的衣裳，勇敢往前走，重新去创造人生的精彩。

CT报告出来，正如我担心的，右肺下叶真的出现一个新的转移病灶，虽然很小。我的同学知道了复查结果，非常担心焦急，希望能尽快把病灶去除。经历过这么多艰难的我，却已经心态平和，处事不惊，希望以不变应万变，先观察。这是一场漫长的战争，不能乱了军心，有时稳住病情、按时随访就是最好的治疗，最主要还是要听从专业的意见。一周后，我的主诊医生吴院长和杨主任给出了治疗方案，继续原来的治疗，两个月后复查胸部CT，若右肺结节继续增大，行介入消融，改用新一代的靶向药。有了明确的方案，我只管按要求去做，生活又恢复了正常的节奏。纵然前路遍地荆棘，我依然热爱着生活，微笑把握当下，构建好自己的能量场，逢山开路，遇水架桥，把每天的生活过好。有些事情，不是看到了希望才去坚持，而是坚持了才会看到希望。在坎坷的路上学会坚强，生命没有时间留给遗憾，若没到终点，就微笑着前行。

虽然开颅手术的伤口还没长好，还经常渗血，留有瘢痕的脑袋也有些难看吓人，我还是开始去上国画课和古筝课了，上课时用简单的帽子裹着头，不是怕自己不漂亮，而是怕吓着别人，让大家不适。学画画还好，自己随意地画和写，老师时不时在旁边指出用笔不好的地方，自己改正就是了。学古筝有些尴尬，第一是我因为生病少上了很多课，很多内容跟不上，再加上我手的灵活性还不好，右手经常会有僵硬的感觉，时不时不受控制，大脑思维也有一点点慢，上的是集体课，老师没办法照顾我的学习进度，也不清楚我的情况，只是经常提醒我要跟上。每次上课都觉得很受打击，曾想着放弃，但古筝是我喜欢的，既然开始，也没理由不坚持，按着自己的节奏慢慢走就是。

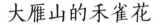

大雁山的禾雀花

每天早晨醒来，快乐的一天开始。当下的生活过好，就是我们的幸福。顺利就去享受，不顺利也怡然自得。到外面晒晒太阳，看看大自然的美景，兴致来了，也胡乱写首诗，增添情趣。或许不变的是奋斗的决心，改变的只是奋斗的方向。

鹤山的朋友阿华告诉我，大雁山的禾雀花盛放，开得鲜艳动人，邀我一起去赏花。既然好朋友热情邀请，那就去吧，不辜负春天的花讯和美好。先生开车陪我过去，一路畅通无阻，阳光暖暖的，悠闲地坐在车里，只管目不暇接地欣赏窗外极美的景色。很快就到了，远远看到阿华已经和她哥哥在等我，赶紧下车，互相紧紧地拥抱在一起，千言万语就融化在这一抱中。"我们先进去吧，边走边聊。"阿华的哥哥说着领我们往山上走。"你现在感觉如何？你真的很坚强，很勇敢，换作是我，真的没办法去面对。"阿华一直牵着我手说。"人生就是这样，遇到事情，只能勇敢去面对，只能选择坚强，争取最好的结果。努力了，就有成功的希望，自己放弃了，就连机会都没有。""虽说是这样，但很多人真的做不到，真的很佩服你。你愿意出来，也很了不起，很多人都不愿意出门，不敢面对自己的伤口，觉得羞耻丢人。但你坦坦荡荡的，依然充满自信和快乐，从心底散发出来的笑容，完全没有历尽磨难的痕迹。""因为人生不易，才更珍惜每一天每一刻。"

就这样聊着天，山峰很陡，倒也不觉得累，阿华也惊奇于我体力的恢复。不管经历了什么，不管何时何地，我都会把自己能做的做到极致。"听说有个肺癌患者，也是每天都来爬大雁山，很多年过去了，现在还很好。想想，个人的努力真的很重要。""确实如此，你当年患淋巴瘤，后来又复发，也经历了很多艰辛，也是靠你坚强的意志闯过来了。""那时候如果不是你和家人，我可能就放弃了，转眼十年过去了。""你现在真的很好。有时，经历了生死，会更珍惜生活。""是呀，现在的心态平和了很多，不再纠结。"恍然抬头，只见满山的禾雀花盛放，一圈圈一簇簇的花穗围绕着藤蔓，吊挂成串，串串下垂，如万鸟栖枝，风情万种，颇为壮观。这里的禾雀花品种也多，除了最常见的绿色，还有粉色、红色和紫色等，各具风姿。由衷的快乐从内心深处洋溢而出，这就是禾雀花的花语。禾雀花虽花美如此，但只能在三到四月绽放，带给人们无限的遐想和快乐。陶醉在花的海洋，看着酷似"百雀朝枝"的美景，诗情画意不禁脱口而出："三月烟雨禾雀花，酷似奇鸟聚老藤。羁绊挣脱翩翩舞，春恩未报不归尘。"

朋友相聚，鲜花美景做伴，已经非常欢乐。我们中午一起在农庄品尝无骨鱼，厨师的精湛刀工令人惊叹。普普通通的大头鱼，能取出一片片鱼片，没有半点鱼骨，涂上蛋清，鱼鲜嫩柔滑，真是人间美味。我们随意地聊天，坦然享受简单的生活，感受没有遮掩的真正快乐，感恩人世间的温情，幡然醒悟，坎坷的人生路上，时时处处有幸福的甘泉。

开颅手术的伤口一直没长好，还时不时渗血，每次外出旅游，如果住酒店都要带上厚厚的枕巾，怕弄脏酒店的枕巾。但手的灵活性一天天变好，写字弹琴都基本能做了，除了每天上山锻炼，有空到处走走，欣赏大自然的美景，我也开始做一些工作，写写书，希望把自己的经历分享给大家，让大家得到启示，回报社会。周末，先生又陪我去看海，欣赏青山碧水绕云天的美景，开阔舒畅，心情无限好。第二天，虽然大雨大风，我们还是坐游艇出海。朋友开玩笑说："风大雨大，小心喂鲨鱼。"我忍不住打趣道："鲨鱼被我吓跑了。""有道理，你的钢铁意志把它吓跑了，好好享受大自然的美景吧。"

母亲节礼物

母亲节，宝贝儿子陪我去大夫山游玩、快走，美丽的大自然也充满温情，我们有说不完的话，也忍不住拍了很多美照，拍照时高大的儿子搭着我的肩膀，我就小鸟依人似的靠着他的胸口。儿子已经长大，可以保护我了，心里很是安慰。"妈妈，华工母亲节告白，我投了稿，获奖了，在华工的官网发表出来了，学校还会寄一张贺卡给妈妈，到时记得收。""谢谢小宝，好开心，给我看看，写了什么。""写妈妈是坏坏猪呗。""那也要看。"儿子打开微信，我们一起坐着看儿子的母亲节深情告白："您提起儿子总是非常开心，觉得儿子是最优秀的。无论儿子是最风光的时刻，抑或是最低沉的日子，您总是给予我最大的支持和鼓励。儿子知道，在这世界上，家是最温暖的地方，父母对我的爱永远是最无私最纯粹的。我也知道，这几年妈妈确实非常不容易，受了很多苦，我很心痛、很担心。儿子希望妈妈能开开心心、健健康康的，也希望自己能有更多的时间陪伴妈妈，多跟您聊聊天说说话，享受种种幸福的时刻。在即将到来的母亲节，希望妈妈母亲节快乐，儿子永远爱您！"儿子给我一个大大的拥抱："妈妈节日快乐！"

清风拂过，缕缕阳光洒在平静的湖面，一股暖流在我身上流动。"妈妈，保送研究生推荐开始了，我还是想保送在华工读研，我在卓越班第二名，保送读研究生没任何问题的。""你不是一直想去国外读研吗？雅思也考了，成绩这么好，在华工的成绩也特别好，可以申请很好的学校，也有机会申请奖学金。""不了，我还是留在广州吧，这样有时间，就可以回家陪陪妈妈。""出去读书，开拓一下视野，也挺好的。你不用担心妈妈，我会照顾好自己的。""有时我有些恨自己，生自己的气，在妈妈最艰难的时候，我都没能好好陪妈妈，照顾妈妈。这一次，我决定了，就留在广州，留在华工。""妈妈尊重你的决定，小宝永远是个懂事的孩子，懂事得让妈妈心痛。""你是我的宝贝妈妈，一定要好好的。我报了名保送研究生，正好这学期有一位给我们上课的老师，我挺喜欢的，她的研究我也有兴趣。我有一次演讲也给她留下深刻的印象，她也很喜欢我做她学生。""那很好呀，找到一位喜欢的导师很重要。""是，报了保研，就不能出国了，占用了名额。"儿子单纯实在，让我欣慰。

一大早，我回医院复查头颅MR，每次都有些忐忑不安，真不知道将有什么结果等待着我，就像妖怪躲在暗处，一有机会就出来兴风作浪，我必须随时准备战斗，希望用我的强大自愈力，把妖怪彻底降服。

走进MR室，躺在检查床上，虽然塞着棉球，戴着耳机，机器的轰鸣声还是如雷贯耳，有时像有节奏地敲打地面的声音。感觉时间如此漫长，渴望赶紧逃离这压抑的空间。终于做完，跟着飞飞上办公室，我的担心成了现实，头颅又有两个新的转移病灶，病魔就这样张牙舞爪向我宣战，不放过我，离上一次伽马刀治疗才两个月，我才刚刚缓过气，又得披挂上阵迎接新的挑战。"好吧，谁怕谁？兵来将挡，水来土掩，车到山前必有路，船到桥头自然直。"还有太多的责任要承担，决不退缩。"水穷之处待云起，危崖旁侧觅坦途"，如果事与愿违，那一定是另有安排。明天不可知，只管过好今天，享受生命，理解生命，勇敢地迈过那个坎，待回首，何尝不是命运的另一种馈赠。

我的主诊医生看了结果，给出诊疗意见：先观察，两个月后再复查头颅MR。接纳它，原谅它，包容它，勇敢地面对，以不变应万变，有时就是最好的选择和决定，我只需放心地按自己的节奏一步一步往前走，用坚定的意志，维持自身的平衡，在困境和逆境中，反思过去，理解现实，努力创造生活的乐趣，收获属于自己的快乐，探求生命的价值。

有朋自远方来

越来越喜欢现在的我，淡然接受所有，在各种情况下都能创造快乐。小区突然停电，到处一片漆黑，像小时候的家乡。悠然坐在阳台上，放下所有的现代科技产品，静静地望着朦胧的远山，吹着凉风，闻着淡淡的茉莉花香，一杯清茶，此刻内心空灵，好舒适，很享受。晚上美美地进入梦乡，早上五点，美好的一天开始。下雨没法上山，就在家锻炼。两个多小时的运动，不管晴天雨天，都不会间断，始终相信，所有的坚持和努力不会被辜负。锻炼完，准备好简单的早餐，坐在阳台慢慢地享受。今年的花开得灿烂，阳台的山茶花、紫薇、丁香、茉莉花都各自娇艳，花香飘溢，"种花小白"满心欢喜，有小小的成就感。

好朋友说："只要心里的花开得灿烂，哪里的花都是美好的。"特别有同感，不管天气怎样，给自己的世界一片晴朗；不管季节变换，让自己的内心鸟语花香。雨还在哗哗地下，远山一片迷离，如仙如幻。如此美景，就随意写诗一首来唱和吧："夏雨骤急山空蒙，洗尽凡间净无尘。含露山茶应秀色，云迷树绿清气生。"

吃完早餐，打开柔和的音乐，坐在地板上看书，等朋友的到来。好朋友成存要从远方来看望我，心情无比舒畅，感恩感动，他对我的牵挂和爱护使我每天都是满满的幸福，天地仿佛也受感应，雨后天边挂起彩虹，神奇的云彩如诗如画，久违的风景。

迎来了朋友，请他欣赏我的阳台小花园，在家吃了饭，相约第二天一起到三水游览。第二天早早起床，和先生一起去接他，向三水森林公园出发，一路天南海北地畅谈，欢声笑语不断。到了森林公园，童童已经在等我们，上次我们一起游海南，住成存家，他们也已经熟络了。童童首先领我们走到

"无情谷"，谷内绿树成荫，林间小路迂回曲折，环境幽静，空气中充满负离子，是吸氧洗肺放松身心的好地方。"无情谷"这名字也起得有诗意，不知是不是根据刘禹锡"东边日出西边雨，道是无晴却有晴"而得名。在"有晴"的美景中，轻声细语地聊天，留下我们欢乐的身影。走出无情谷，开始环湖游。湖的四周绿树环抱，湖面波光粼粼，湖光山色相辉映，清澈纯净的湖水倒映出岸上的万种风情。湖边有小孩子的小乐园，孩子们的欢笑声不绝于耳，大人们在湖边锻炼，跑步、快走，挥汗如雨。走着走着，远远望到以山为背景的大卧佛，右手托着脸，慈悲地感受众生祈愿，大佛前是荷花池。相传当年六祖慧能深夜经过此地，看到灵光闪烁，隐约可见横卧的大石块就是卧佛，卧佛以此为灵感而建造。

中午享受完美味的农家菜，回酒店午睡，准备晚上去河边吃河鲜。为了更好地享受晚餐的美味，下午起床不忘在公园里再绕湖走一圈，再向三江汇合的河边出发。车开了很久，路也不太好走，如果自己来，很难找到这些吃饭的地方，有养在深闺人未识的味道。餐厅就在河边，落日的余晖洒在餐桌上，冲一杯淡淡的清茶，悠悠茶香在夕阳下飘散。错落有致的莽莽山峦，多彩的云影、霞光满天烘托着一轮红日，美得心醉。忍不住到河堤漫步，微微和风拂面而过，霞光给每个人都戴上金色的面纱，渡轮在河面缓缓驶过，荡起金色的浪花，谁说"夕阳无限好，只是近黄昏"，此刻真切的美好，真切的愉悦，不可辜负。哪怕夕阳西下，要消逝的一切美好我们无法阻止，但太阳总会东升再现，美好的事物总会重现，人生本来就是一个不断得失的过程，有失就有得。何况夕阳归去一轮明月也会悄然而至，月光的温柔又何尝不是美好呢？只要心安美好，每时每地都美好。朋友过来叫开饭了，吃惯海鲜的成存，吃吃河鲜是另一种风味，吃得兴奋，吃得不亦乐乎。

第二天一早，我和童童一起送成存去机场大巴站。在大巴站，我们轻拥告别，一股离愁别绪从心中泛起，不知道在此一别，是不是会成为永远，或许不再有机会相见，就这样看着成存，走上大巴，挥手依依告别。坐上童童的车，就这样安静地坐着，我努力调整着自己的情绪。或许，在内心深处，我对这么快脑部又出现两个转移病灶还是有些担心的，文献"肺癌脑转移生存期小于半年"也挥之不去，这世界如此美好，我是多么的眷恋不舍。只是，有多少的无奈其实是无法逃避的，只能且行且珍惜，把自己能做的做到最好，剩下的就听天由命吧。每个人只来这世间一回，何不开开心心地活，把不开心的抛在脑后，难过的就让它随风而去。哪怕是无可奈何花落去，春来百花又盛开，旧时的燕子还会归来。经历了这么多风雨，走过的岁月，留下的故事，随风的记忆，期盼的希望，一切的一切，都随缘吧，冥冥中自有安排。

降服作浪的妖怪

两个月很快过去，又到回医院复查头颅MR的时间了，心里七上八下的，有一种不太好的预感，但不管结果如何，都只能勇敢地面对了。结果印证了我的预感，两个病灶都大了很多，仅仅两个月，敌军就能壮大至此，再不能观望，必须全力进攻了。林主任看了片子，很快给我电话："还是尽快去做伽马刀吧，不要耽误了。"杨主任也说："转移灶继续进展，还是去做伽马刀切除。"第二次伽马刀治疗，我已经熟门熟路，提前约好时间，把资料准备好，不再需要住院。先生和大学同学刘克一直陪着我，感觉特别心安，机器吱吱地响，我一直轻闭双眼，静静地躺在治疗床上，内心一片空白。

终于做完，护士熟练地帮我拆去金属架，赞叹地说："你同学对你真好，全程陪你。""是呀，有同学真好。"他们陪我到观察间，躺到床上观察几小时，没事就可以离开了。我们一起坐着聊天，刘克突然说："我们有位同学怀疑脑血管意外住进重症监护室，谁知查出来是肾癌脑转移，我准备去看他，人生无常，没多久前还一起喝酒。""是呀，明天和意外永远不知道谁先到来。所以大家都要多注意身体，除了生命，都是小事。替我问候他，鼓励他，等我稳定些再去看望他。"

这时，电话响起，一看是我导师林主任的电话，赶紧接通。"你最近情况如何？""正在医院伽马刀治疗，颅内新出现的两个转移病灶增大了。""看你最近没发朋友圈，有些担心，多保重。""谢谢老师，准备完成治疗后再和您说呢。"内心是满满的温暖和感动，有人牵挂真好。头痛又开始发作，有些炸裂的感觉，很想扯下裹得紧紧的弹力绷带，但这次毕竟已经有经验，这种痛是可预期的，等待着慢慢消去。

第二次伽马刀治疗后两个月复查，头颅MR检查效果很好，胸部CT检查右肺的小病灶也毫无变化，非常稳定，大家都很开心。每次我复查，博文他们比我还忐忑，拼命追着飞飞问结果，检查时间稍久一点，他们就特别担心。有友如斯，夫复何求，有浓浓的牵挂，是多么幸福的事。感恩生命中的遇见，我们都要健康平安。大家的友情让我深深地懂得：只要我还存在，只要我好好的，大家就心安，这就是最好的，我不一定要做什么。我们都要好好的，每天开心快乐。

病后的人生感悟

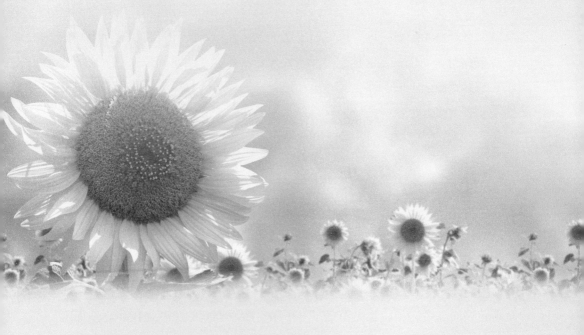

生存曲线

还能活多久

很多患者经常会咨询我癌症相关的问题，其中患者和家属最关心的是"得这个病究竟还能活多久"。对此我特别能理解，癌症患者，原本感觉生命似乎是无穷尽的，永远都会有明天，蓦然发现死亡如此接近，或许一不留意就没有了明天。我只能告诉他们，医学上只能给予统计资料，这个癌症的中位生存期和五年生存率是多少，统计资料是信息，不是判决书，人体是非常复杂的，癌症是一种使人非常困惑的疾病，哪怕是最有名的专家，也不能精确预测癌症的发展过程，也难以厘清身体抵抗力和疾病变化的联系，但医生、患者和家属完美配合，缺一不可，才能创造更好的效果。

我得知自己生病后，也一样焦虑、彷徨。但我有专业的抗癌知识，也更能客观地、理智地配合医生治疗。

因为我的癌胚抗原（CEA）是正常的，首先查看CEA和肺癌预后的关系，令人高兴的是CEA正常的患者脑转移发生概率低，这是得病后最令人高兴的结果了，作为依靠大脑的聪明才智工作的人来说，这太重要了，更何况有脑转移的患者，预后就更不好了。可是，随后查到的文献又让我心里郁闷沉重起来，c-MET阳性是肺癌预后不好的因素，阳性患者五年生存率明显降低，心里充满了无奈，病理和基因的结果出来整体对我都不利，这一切不知道如何去诉说解压，对父母和儿子我连自己得病都没勇气告诉他们，更别说和他们讨论我的情况；弟弟妹妹不是学医的，而且也不想他们承受更大的压力了；想和同样是医生的先生说说，他只会让我别胡思乱想，就不该看文献，看什么文献，给自己添堵；即便我有这么多关心爱护我的家人和好朋友，但在某一刻依然是孤独的，在漫长的抗癌路上真的免不了独自前行，独自去承受所有的苦和悲，只把最好、最精彩部分呈现给大家，或许一个人的痛好过让别人陪着痛吧。

对生命的思考

当然，我也知道，或许我再也没法回到我喜欢的工作岗位了，大家预计我的生存时间是一年左右，目标是能坚持到儿子高考结束。但既然五年生存率不是零，还有百分之十的机会，何不拼尽全力，做最好的打算呢？而且，现在看到的生存曲线，是既往很长时间接受原先治疗方案的患者统计结果，如今，肿瘤的治疗方法日新月异，靶向药、免疫治疗等新的治疗手段不断涌现，患者的预后应该会随着常规治疗手段的进步而改善；再加上增强个人抵抗力，增强疗效的影响，生存曲线也会改善。当需要和死亡搏斗时，我们尽可把常规治疗交给专业医生，把自己能做的加强抵抗力增强疗效做到极致，照顾好自己的身体和情绪，相信自己的自愈能力，调动生命机能来对抗癌症，再加上一点点的运气，就有机会让自己处于生存数据分布曲线那根长长的尾巴里，一直延伸到时间坐标很远的地方，即使患癌也可以把生活变得更好，活得更久。

癌症提醒了我们生命的短暂，还原生命真实的味道。面对癌症，想做的事要及时去做，尽情地享受生活，不再把对生命本质的追求推迟到明天，任凭生命悄悄从指尖溜走。人生在世，多一份对待生命的释然，常保持一个悠然的心境。凡事皆用平常心去面对，做人无须勉强，让一切随性而来，尽兴而去，淡定悠然，随心，随性，随缘。对待生命，对待疾病，对待生死，都能坦然面对。医生、患者和家属都能够用智慧权衡利弊，争取最好的结局。

生命永远是第一的，曾经有人问："癌症患者，如果用一百万元买十个月寿命，买不买？"其实买与不买都没有错。如果家庭有经济实力拿出一百万元，而不是倾其所有最后又可能人财两空，不让活着的人背负着艰难，而且能让患者活得有尊严，自然要买的。毕竟赢得了时间，就有可能赢得机会，最终走向重生。记得有个患者家属说过一句话："命都随时可能没了，还有什么可畏惧的。"这个家属完全没有医学知识，但在他父亲肺癌晚期对所有药物都耐药，患者已经奄奄一息时，决定最后一搏，他自己去香港买一种新药，一针十多万元，想办法找人给他父亲打针。这自然是很无奈的选择，但凡有一点办法，也不会去冒这个险，生命没有回头路。但既然已经别无选择，必须冒险才有一线生机，没办法，等死还不如拼命，试一试也许还真的就有效了。或许是他儿子的孝心感动了上天，药对患者还真有效，病情一天天地好转。当然，如果生命已经走到尽头，那就微笑着离开，不被传统生死观念"好死不如赖活着"所左右。用个人的修为和境界，有尊严地走完生命最后的旅程。

所有的成功都不是天上掉下来的馅饼，更何况是面对狡猾的敌人——癌症。综合一切有效的方法，包括科学的治疗和利用自身的能力，活得更久，活得更好，则人生无憾。

温暖的故事

九叔的智慧和传奇

胸腔镜手术后，需要恢复两周左右才能放化疗，办好了出院，先生给喜欢大自然的我安排了出游。出游的第一站是顺德，有美食有美景的地方。顺德做鱼真是做到极致，任何鱼都爱吃的我，真是没任何抵抗力。吃完晚饭，感觉有些不妥又不知道具体是什么事的阿星，决意要送我们到已经订好的酒店。先生去办入住时，阿星小心地问我："佘医生，您没什么事吧？刚看微信正想打电话给您呢。""我得了肺癌，而且是晚期。"虽然我的语气有些轻描淡写，他还是一下子被惊吓到了，眼眶一下子就湿润了，硬忍着没让眼泪掉下来。过了许久，他才说："上天真是不公平啊，您那么好，救了那么多患者，为什么会得病？您一定要好好的，一定要相信自己，您给患者创造了那么多奇迹，一定也要给自己创造奇迹。"停了一下，他又说："那时候我爸爸病情那么重，一只脚已经踏入阎王殿了，您都能把他救过来，他一直健康地活着，您自己更加是可以的。""是，我一定会尽最大的努力，争取最好的结果。"

阿星湿润的眼眶真的让我感动，让我深深体验到人间的真情。我只是尽我作为一名医生的本分和职责，认真去给患者争取最合适的治疗，而患者和家属对我这么好，不是亲人，胜似亲人，再苦再累我也对自己成为医生无怨无悔。

阿星的父亲九叔是我十多年前医治的患者了，诊断为急性淋巴细胞白血病时，他已六十多岁，预后非常不好的类型，中位生存期也就是一年左右，五年生存率微乎其微。但是，他能完全治愈，健康快乐地生活，也是情理中事。九叔虽然没有读什么书，但是非常的质朴单纯温和，也没有过多的想法，一心听从子女的意见安排，对我做出的每一个治疗决定也从没有一丝一毫的怀疑，他常常对我说："我没什么文化，该怎么治病更是不懂，就麻烦你帮我做主吧，活一天赚一天。" 每一次他来住院，家人总是前呼后拥地陪着，子女负责办入院手续，太太负责整理行李和桌子，和谐温馨的家庭氛围，发自内心的欢笑，让我们本是拥挤又承载很多痛苦的病房洒满阳光，给所有患者带去欢乐，简陋的病房胜似度假的五星级酒店。

那真是一个非常有爱的家庭，正是家人的陪伴、扶持，患者充分体会到被尊重、理解、体谅、悯爱和关怀，让他消除了孤独感，觉得再艰辛的日子，家人都坚定地和他站在一起，满怀信心地共同与癌症搏斗。而我作为他的主诊医生，每一次他入院的当天，不管多忙，都会去病房看看他，了解一下他的病情，闲聊一下家常，就像亲人一般，相信我的体贴关心和爱护能给他战胜疾病的力量。

不住院化疗时，他每天都早早地起来，用他的话说，就是"每天看到太阳升起，哈哈，我又赚了一天"。吃完早饭，就去田地里忙他的农活，一忙就是整个上午，他种了各种各样的瓜果蔬菜，全身心地亲近大自然，拥抱大自然，沉醉于收获的快乐，周而复始，每天都重复着这样简单的生活和快乐，享受着当下的时光。

如果正好来广州，他也像走亲戚一样，不忘给我带上他种的瓜果蔬菜，每次我都快乐地收下他的纯天然绿色蔬果，也不忘夸他种的蔬菜水果好吃，听我夸赞他，他就乐滋滋的，能感受到他发自内心的喜乐。每天在田间劳作，呼吸着新鲜的空气，他不但有非常阳光的生活态度，而且通过种地这个特殊的运动积极改变了体质，促进了血液循环，带动了氧气和营养，增加了细胞活力，增强了人体的免疫力。所以，九叔知道我患病后，专门来看望我，对我说："你一定行的，来我们家住，每天跟我去种菜吧，这里的空气好。""好呀，反正我短时间内也不能上班，正好过来跟九叔学种菜，我在农村长大，到田里干活很有亲切感。"

正是九叔乐观的态度、主动积极的治疗、战胜癌症的坚定信心，促使体内的各种生理功能处于平衡协调的良好状态，创造出生命的奇迹。真的非常感激他，他创造的奇迹也成就了我，成为我鼓励其他患者的榜样，发挥榜样的力量，让大家能积极乐观、有智慧地面对癌症的挑战。

或许人与人之间真的是有缘分的，他只用三年就完全治愈，但我们的相处已经完全超越医患关系，成为了最好的"亲人"。每一年我们两大家子逢年过节都会聚会，平时有空也常走动走动，其乐融融。

其实，真正的医患关系不就应该如此吗？大家互相理解，互相信任，互相尊重，肩并肩与癌症战斗，成就彼此。作为医护人员，要多为患者着想，在给患者选择最合适的治疗方案、消除患者躯体上的痛苦时，也根据患者的精神状态和体质、体能条件，给予心理上的疏导和安抚，进行及时有效的鼓励，如亲人般关心爱护体贴患者。患者首先是作为一个有血有肉、有情感需求的个体存在，千万不能只见病不见人，人文关怀异常重要，哪怕不能治愈患者，至少指导家属帮助患者在活着的每一天都有很好的生活质量。而作为患者，也要尊重医生的辛勤付出，不同的医生在给患者治疗时的选择可能有些许不同，这是医学的性质所决定的，但一定要相信，医生都希望自己的患者能够治愈，能够康复，没有哪个医生希望自己的患者医治不好。选择了医院选择了医生后，请给选择的医生充分的信任，人体是非常复杂的，还存在很多未知的东西，只有患者给医生信任和安全感，医生才可能全身心地投入，急患者之所急，在需要时心甘情愿替患者去冒险，达到双赢。反之，如果患者尖酸刻薄，连好好说话好好沟通都做不到，带着疑问和怀疑的情绪，时时处处事事想着挑剔医生的错，貌似占尽便宜，以为一切都能完美地如己所愿，但请相信，医生只能对你敬而远之，怕了；只能处处按部就班，不求有功，只愿没错，不要背后中枪就好，其实最后真正谁吃亏再清楚不过了。所以，善待医生才是最好的善待自己。

从身处云端到平凡生活的童童

童童的人生真是多灾多难，作为一个弱女子经历这么多，真的好艰难，以至于在将近十年后，在我鼓励她把故事写出来，激励很多白血病患者，给他们以信心时，她都没办法去触碰内心深处的痛，一提起笔就头疼。想想也是，她心中的痛苦原本已经沉淀下来，尘封在记忆的最深处，现在去回忆，就像硬生生揭开还没长好的伤疤，于心不忍，我也就打消了这个念头。

她是因为月经明显增多，流血不止，全身皮下出血而找我就医，被残酷地诊断为急性白血病。在此之前，她是一位生活舒适的少奶奶，衣食无忧，属于先生负责开公司赚钱养家，她只需负责貌美如花的人。有两个可爱的儿子，生活很美满自在，几乎不需要操心任何事情。每天睡到自然醒，醒来也十点多了，然后约上三五个闺密，喝早茶，随意地闲聊，打发休闲的时光，顺便把午饭也一起解决了。喝完茶，和朋友一起做做美容，染染头发，换换发型，或者打打麻将，过着优哉游哉的生活。而突然被宣判得了白血病，美好的生活戛然而止，每一分每一秒都不知道下一分下一秒会不会是生命的尽头，死亡的恐惧充满她的空间，加上她住的病房正好有患者不幸永远地走了，更增加了她的焦虑恐惧，她完全没有了自己的思维。

　　幸运的是，她有一位对她宠爱有加又理智明理的先生，他放下了自己所有的事情，让家人照看还很小的孩子，每天二十四小时都陪伴在她的身旁，陪她聊天，安慰她，鼓励她，帮她解除心理压力，让她觉得天塌下来还有人替她顶着。他还想着法子给她找可口的饭菜，体贴关心她。"疾风知劲草，患难见真情"就是这样的吧，我也被他的深情感动。患者治疗前，我找家属进行化疗前常规谈话，把整个治疗过程、治疗的风险及作为患者家属需要做什么注意什么都详细向他介绍，他给了我们最大的信任，告诉我："我没读过多少书，对医学更是一窍不通，我们听从医生的所有安排，好好配合医生。有不少朋友告诉我们各种所谓的土方、偏方，我肯定不会这么傻去听信这些的，绝不可能拿家人的生命开玩笑。尽力了，都救不了，就只能认命了。"

　　他温和理智的态度，他的质朴和信任，一下拉近了人与人之间的距离，信任和尊重绝对是让医生加倍重视你的最好办法。其实人与人之间的相处不就是这样吗？医生也是人，不是神仙，选择了从医，绝大部分医生都愿意去加倍地付出，救患者于苦难，所有的医生都希望自己的患者能好，他们的付出希望能获得的，就是患者的善意和尊重，能有成就感。其实大部分人是把医生作为一份事业来拼的，而不是一份普通的职业。所以，罹患癌症就诊时，首先要选择你所信任的医院、你所信任的医生，在选择没确定前，可以去了解，去比较，去感受，一旦选择了，就不要再纠结，这是非常关键的一步，所谓用人不疑、疑人不用。毕竟，医生和患者本就是同一战壕的战友，共同面对凶险的敌人——癌症，只有同心协力，才可能共同去冒险，才可能打胜仗。如果医生一边在冲锋杀敌，一边还要担心背后挨枪，最终只能让医生步步为营。其实医学本身就有很多的不可知，抗癌治疗过程本身就有很大的副作用和风险，每一种治疗的选择都有利也有弊，医生只能权衡利弊，给患者选择一个最合适的治疗方案。譬如急性白血病治疗过程中，患者可能会因为骨髓抑制引起严重感染、严重内脏出血而丧失生命。但不治疗，患者的中位生存期是两个月，没有生存的机会，所以不能抗拒治疗，当然医生也要密切观察，及早发现及时处理各种副作用，虽然有些尽力了也不能如愿。即便是同样的疾病、同样的治疗方法，治疗效果可能也会完全不同，我们一直所说的个体化治疗，也是根据患者的整体情况，对治疗方案有所调整。

正如我们所预期的，她的治疗过程中经历了各种副作用：呕得天翻地覆、重度粒细胞缺乏、严重的败血症、血小板正常值最低是10万，她降到1000～2000，出现严重的出血等症状。幸运的是她勇敢地闯过所有的难关，一个疗程化疗获得了完全缓解，乘胜追击再化疗一个疗程就顺利出院了。出院时我把联系方式给了她，告诉她有事情可以给我打电话。后面的整个治疗也比较顺利，每次都是她先生陪她来住院，戴了假发的她已经完全不像患者了，每次只住院几天，化疗结束当天就出院。粒细胞缺乏引起感染时电话指导当地医生用药，血小板低时在我们医院门诊输输血小板，也都顺利过关了。

可是，人生太无常，当一切都慢慢变好的时候，厄运再次毫无知觉地降临她身上。她先生因为车祸撒手人寰，连最后一面都没机会见，她赖以生存的靠山轰然倒下。她先生出事后，第一次由她妹妹和哥哥陪着回医院复查化疗，一见到我，就抱着我痛哭，在众多的患者面前，泪如雨下……彼时彼刻，任何的安慰任何的语言都是如此的无力，只是紧紧拥抱着，轻轻拍着她的肩膀，她慢慢地稍微平静下来，哭着对我说："我现在只能全靠你了，希望至少多活几年，陪着小孩长大一些，否则小孩太可怜了。"或许，在经受了这样的沉重打击后，儿子是她好好生存下去的最大动力。"一切都会慢慢好起来的，我们会一直陪着你，我的手机二十四小时为你开通，你随时可以打电话给我。好好治疗，很快会痊愈的。"我充满自信和承诺的话，多少给她带来一些安慰。

在以后的日子，兄弟姐妹的亲情真的特别重要，她的哥哥放下了工作，专门从清远到三水陪她，陪她在三水开了家小超市，让她有点事做，不至于太闲被心事困扰，也可以有人经常在她店里聚聚，玩玩牌，聊聊天；她妹妹也一有空就往三水跑，陪她出去吃饭，不至于总闷在家里。她先生生前的同学、朋友也对她很好，细心地照顾着他们，送她回医院输血小板等。在我内心深处，也早已把她当好朋友，有什么事都尽量地帮她，她时不时情绪不稳定，我就积极地打电话陪她聊聊天，做她的心理辅导。真应了好人一生平安，她的善良也许感动了上天，她终于彻底治愈了白血病，经历了艰难困苦获得了新生。

淋巴瘤患者燕华的康复心旅

患癌后第一个春节，我大年初三继续探亲访友，路过鹤山和燕华欢聚。她是我曾经的患者，现在的朋友。看到燕华现在这么好，真的很高兴，这是对医生最好的回报。

她是淋巴瘤患者，治疗过程也受了很多苦，经历过复发，经历过内心的焦虑和抑郁，但都走出来了，重返了工作岗位，完全恢复了正常的生活。成功真的来之不易，她在复发时都给予我最大的信任，放心地把生命托付给我，相信科学的治疗，而不是听信各种传言，把个别当一般，把特例当普遍。就这样日复一日、年复一年地坚持下来，靠意志和坚持跨过了癌症这道坎，翻过了癌症这堵墙，恢复了健康，实现了回归社会。她也把她的故事分享给肿瘤患者，希望帮助患者勇敢面对，积极配合治疗。

她对大家说："2009年，我不幸患上淋巴瘤，但我又很幸运得到医生专业、规范的治疗，同时得到家人的悉心照顾和关爱，使我勇敢面对疾病，配合治疗，生命得以延续至今。记得初到医院时，检查后得知自己患了重疾，一时难以接受，为什么是我呢，心里充满恐惧、焦虑、彷徨，一个人躲在医院大堂的一个角落忍不住哭了一场。到了血液科，幸好我遇到一位专业又负责任的主诊医生，我记得，她为了安慰和鼓励我，举了一位阿叔的例子，他如何乐观面对癌症，经过治疗获得康复，现在已经做爷爷了。听到这个例子，我增加了战胜疾病的信心，明白恐惧焦虑的情绪不利于疾病的康复，必须勇敢面对疾病，积极配合医生治疗，才有可能战胜病魔。之后，我将一切交由医生，相信医生会善待每一个患者，内心也轻松多了，不再恐惧和焦虑，积极、勇敢、坦然地接受每一个疗程，虽然过程很辛苦和漫长，但我从没动摇或退缩过，因为我坚信风雨过后会见到彩虹。患病也曾经使自己多了些自卑感和孤独感，感觉自己患病，有些责任不能去承担，或因疾病受人照顾而失去尊严，有点自卑，同时怕别人异样的目光不敢去以前常去的地方而倍感孤独，后来主诊医生对我说：'你也可以过正常人的生活，不须有太多心理负担'，我才逐渐消除顾虑，放松心情，到外面参加力所能及、有益身心的活动。由于病魔的突然来袭，家人也忧心忡忡，尤其是我的妈妈，刚知道这个消息时，每晚都是借助安眠药才能入睡，后来她常和愈后的癌症患者或患者的家属交流，了解如何去照顾患者，心情也逐渐放松，尽心尽力照顾我的每一餐。在我面前，为了不影响我的情绪，从来没有流露半点不安，也做到坦然面对一切，这给了我积极的信念去接受治疗，使我平安顺利地跨越这道坎。转眼十年过去了，这场遭遇使我明白面对疾病要有良好的心态和坚强的意志，积极配合治疗才有可能击退病魔，也令我感悟到，除了健康一切皆是浮云。"

"你不知道我听说你病了，有多么难过伤心，第一时间就想去看望你。可是你们科的同事告诉我不能去影响你，我也不敢去，只能自己伤心。今天见到你太好了，你一定会没事的，你给我们患者创造了这么多奇迹，一定也要给自己创造奇迹。"燕华紧紧拉着我的手，久久没有松开。聊了很久，我们一起泛舟古劳水乡。古劳水乡位于西江岸边，准备下船时，下起了飘飘春雨，烟雨朦胧，如梦如幻，我们泛舟穿梭在纵横交错的水网中，两岸蕉林摇曳，万亩鱼塘水波荡漾，一派南国水乡如诗如画的美景令人陶醉。

我的开颅手术后没多久，阿华又邀我一起去攀登大雁山，转眼之间，我们已相识十年，她全身心的信任和温和的性格，使我们从医患关系变成了好朋友，互相鼓励。十年来，我们都经历了许多，她经历了化疗的种种困苦，经历了复发的打击，也经历过心灵的折磨，我也经历了放化疗的痛苦煎熬、脑转移、开颅手术和伽马刀治疗的折磨，曾和死亡如此亲密地接触，不变的是我们的努力和坚持，积极和乐观。

山坡虽然陡峭，但风景优美，游人不多，幽静清雅，空气清新，负离子丰富，好友相伴，边走边聊，倒也一点都不觉得累，轻轻松松就登上了最高峰一览群山，远望广州，可以看到广州塔。

祝愿我们都健康平安，期待下一个十年，我们携手再登高峰。

来自偏远乡村的温暖

门诊停诊了一个多月，有很多患者一直等不到我出诊，我平时就算休假也只是一两周，老患者因为有我联系方式，就纷纷询问为什么一直挂不上我的号，或许在他们眼中，医生从来都不会生病的吧。其中有个门诊患者，将近八十岁了，家在揭阳很偏远的山村，外院怀疑他是骨髓增生异常综合征，也就是以前说的白血病前期，我帮他排除了这个诊断，只给予最简单的治疗，状态一直非常好。他晕车，年纪大，出来看病非常不方便，正好他有个儿子在广州工作，每次我会告诉他儿子需要在当地做什么检查，然后他儿子拿着结果到门诊替他看病和开药，有需要时患者才自己过来门诊看。他连续几周查不到我的出诊信息，终于忍不住给我打电话，我只好告诉他，我短时间内不出诊了，给他介绍了陆主任，告诉他陆主任很好的，以后可以找他。"我还是想等你出诊再看，你大概什么时候出诊呢？"真不想耽误患者的治疗，只好告诉他，我自己生病了，而且是比较严重的病，目前正在治疗，短时间内没法出门诊了。过了一会儿，他很伤心地问："为什么会这样？到底是什么病？是在你们医院治疗吗？""我患了晚期肺癌，正在我们医院放化疗，所以我把我的患者都推荐给陆主任，也和陆主任说了，你不用担心。""你这么好，对患者无微不至地关心，处处为患者着想，这么好的人怎么能生病？"顿了顿，他又说："你一定会没事，一定会平安度过的。好人有好报，我一定要每天拜观音菩萨，求求救苦救难的观音菩萨保佑你，战胜疾病，永远平安健康。"

患者朴素的几句话，让我非常感动，他只是我一个普通的门诊患者，我们接触也不多，对他我也只是尽了一个医者的本分，他却以如此真挚的感情，在我困难的时刻把温暖送给我。"谢谢你，我一定会努力去战胜疾病，早日回归工作岗位。"

过了几天的一个早晨，天空一片灰暗，下了一夜的雨，还丝毫没有要停的意思，吃了妹妹送的早餐，刚打上化疗针，电话突然响起。"佘主任，你在哪个病区住院？我已经在医院了，现在上来看望你。"接到电话，我感到特别的意外。一个八十多岁的老人家，带着他的妻子，从一个偏僻的山村，兜兜转转转了三趟车，他本身就晕车，还坐了一晚上的夜车，又是冒着雨，该是多么的不易和折磨，就为了能到病房看望我。我让平方赶紧去搬两张椅子，过了一会儿，他们满身疲惫地走进了病房，背着一些当地的土特产，还小心翼翼地拎着一袋鸡蛋。"主任，你瘦了很多，要多吃些东西，这些鸡蛋是我们自己家养的鸡生的，吃起来很香。""谢谢你们，这么远，你们还跑过来，太辛苦了，真不用的，太谢谢你们，有心了。你们吃早餐了吗？我让学生去给你们买些早餐吧，坐一晚上的车也饿了。""不用，不用，我们带了点心。你生病了，而且这么严重，我们无论如何都要来看看你才放心的。看到你虽然瘦了很多，但精神还很好，也安心了。你一定要平安无事，我们都不能没有你。""不会有事的，你们放心，谢谢你们来看望我，我真的好感动，也更有信心去战胜疾病，早日好起来。"随后我也问了他最近的情况，交代了注意事项，时间就在交谈中很快过去了。"你们待会儿还去儿子家吗？""去一下，晚上就回揭阳了。""辛苦了，那赶紧回去歇歇，路上注意安全。""没事，我们现在走了，你好好保重身体。这个小红包你收下，我们的一份心意，保你健康平安。""你们送的特产我都收下，红包我就心领了，你们生活不容易，看到你们我就很高兴了。""你一定要收下，收下我们才安心开心，我们希望这个红包大吉大利，能给你带来好意头，你这么好，菩萨保佑你。"说完把红包放到我床上。这样的深情厚谊我继续拒绝，反而是伤了他们的心，伤了他们的情。收下，努力地战胜疾病，用爱去回报他们，回报这个温暖的社会。"好的，我收下，谢谢你们。"他们脸上满是暖暖的微笑，像透过阴冷的天，投射过来的一缕阳光，洒满整个病房，温暖如春。

平方把他们送到了楼下，此情此景，对学生也是最好的体验和教育吧。

夫妻同心，其利断金

"你的毕业论文写得怎样了，实验都完成了吧？你现在要准备毕业论文，时间比较紧，让你师妹来陪我就行了。""老师，你不用担心，我实验都完成了，晚上有空就写毕业论文，没问题的。老师生病了，我不但要管好自己，也要把师妹们都管好，不让老师操心。"简单的一句话，正好击中我内心的触点，让我感动不已，未来不管如何，她是我最好、最爱的学生。

正和平方说着话，老黄着急地敲开病房门："佘主任，为什么会这样？

我一听到消息，整个心一下就揪紧了，真的不敢相信，立马就赶过来了，一定要来看望你。""你坐吧，体检发现的，但已经是中晚期了，今天开始治疗。""有什么需要帮忙一定要告诉我，我一定有办法做到。""谢谢你。""你给患者创造了这么多奇迹，一定也要给自己创造生命的奇迹，相信你一定可以的。想想当初我太太最多只有几个月的生命，各种治疗方法都没效，是你给她选择了一个当时国内还没有的方案，让她获得新生，现在快八年了，她除了每个月要吃三周的药，和正常人没什么区别，现在又可以进厨房煮饭做菜了。""你太太能够治愈，你是最大的功臣。"我微笑着夸他。

其实，这句话还真的不是夸大，是他的爱和睿智救了他太太。他太太患病时，他是一个大公司的老板，面对突如其来的变故，他第一时间选择了先把事业的脚步放慢，回归家庭，全身心地陪伴太太。平时都是他太太在家打理家务，相夫教子，他太太有着潮汕女子的贤惠温柔和知性，他们家本是男主外女主内的典型架构，这时候他每天的工作重心大转换，除了陪太太到医院治疗，就是煮饭、做菜、炖汤，给太太增加营养，他太太住院，从来不用吃饭堂的饭菜。他家住得很远，但他也一定在家做好，然后用各种保温瓶送到病房。我对他说："多吃些深海鱼、菇类和鸡蛋，多喝些绿茶对治病有帮助。"他就会想着法子，尽量找到最好的食物，比如去汕头买最新鲜的海鱼，到山区买野生的香菇，到杭州买新出的龙井。对于大家常说的所谓补品，比如燕窝、冬虫夏草等，他一定会详细咨询我能不能吃。每次去查房，不是看到他在陪太太聊天，就是看到他在切水果或泡茶，疾病的折磨根本夺不走他们的幸福和快乐。这美好的气氛也感染了所有的医护人员，大家都被他们夫妻俩感动了。

更重要的是他们对所有的医护人员都怀着感恩之心，给予充分的信任和尊重，从不会尖酸刻薄地对待医生护士，认为医护人员就得100%以他们为中心，而是理解所有的患者都需要照顾，理解医护人员的辛苦和付出，其实一句简单的"谢谢"和一个善意的微笑就足够了，他们和大家的关系都特别好，相处得非常轻松。

后来，患者的病情恶化，各种可用的治疗方法都挡不住病情的快速进展。利用休息的时间，我阅读了大量国外最新的文献，终于找到一个可能比较有效的方法，但当时在国内还没应用。我征求他的意见，也很坦然地告诉他，这方法国内没用过，但美国已经使用，也有相关的文章，是目前对他太太可能最有效的方法，但药物要自己想办法买，国内还没有。"我绝对相信你的医术，只要有办法，都一定要搏一搏，肯定不想放弃，我自己想办法去买药。"互相的交流完全没有压力，互相的信任让我们肩并肩地战斗，一起去冒险，只要患者有可能获益。

幸运的是，我们成功了，这个治疗方法对他太太非常有效，很快控制了病情，最后达到治愈，虽然有一些副作用，但都是可控的。

又闲聊了一会儿，老黄看我有些疲惫，就叮嘱我保重身体，有什么需要帮忙的一定要告诉他。

我常常在想，行医二十多年，心里装满了人间的故事，看了无数在疾病和生死面前的人生百态，有温情的爱和陪伴，也有冷漠和无视，这都无关富贵贫穷，每一个故事都扣人心弦。

曾经有个患者，看我的专家门诊时，已经在人生地不熟的医院辗转了五六天，患者的先生把患者扶进诊室时，也带进一股难闻的许久没有洗漱的体味，患者的状况已经非常差，肿瘤负荷很大，血液里几乎都是白血病细胞，脸色苍白，皮肤布满了出血点，被白血病细胞浸润的牙龈肿胀得像一座座小山，整个人奄奄一息。当天下午正好有患者化疗结束出院，我第一时间就安排患者入院。抢救患者真是分秒必争，患者下午四点多办好住院，立刻完成骨髓穿刺和活检等各项检查，遗憾的是，当天晚上，患者就因为白血病侵犯到大脑，形成中枢神经系统白血病而昏迷。经过脱水、戴冰帽等处理，生命体征还算稳定。

第二天上班，我第一时间找血液室的同事发出诊断报告，患者的情况非常差，预后也非常不好，能存活下来的概率非常非常低。我把患者的先生请到办公室，把患者的详细病情告诉了他，希望他做出理智的选择，不至于人财两空。"我现在还有几万元，还要继续给她治疗，如果全部钱都用完了，我就带她回家。"他坚定地说。

我瞬间被他的真情感动，整个谈话过程，不善言语的他只是默默地听，只说了简单但很有分量的一句话，整个形象就变得温暖美好起来。"你既然选择了继续治疗，我一定尽我所能，争取最好的结果。"他没再说话，只是安静地走出办公室。我当天就给患者上了化疗，随后每天都去看患者很多趟，希望奇迹能在她身上出现。她先生每天都穿着一件同样的衣服，也不怎么洗漱，完全不修边幅，或许在他心中，除了他太太的生命，一切都不重要了。见我去看患者，他基本也不说话，只是礼貌地让开位置，问他患者的问题，他也说不太清楚，只是知道他太太还活着，还有希望。

七天化疗结束，肿瘤负荷已经明显减少。第一次化疗最主要的费用是治疗发热、感染和输血小板和红细胞，幸运的是，患者用了比较便宜的抗生素等治疗后，顺利闯过第一次化疗关，复查骨髓已经完全缓解。接着开始了第二疗程的巩固化疗，做腰椎穿刺，注射化疗药物，经过二十多天的治疗，患者终于奇迹般地醒过来了，大家都非常开心。是她先生的不抛弃、不放弃和深情，为妻子创造了一个生命奇迹，非常感人。

患者终于治愈出院，我主动把我的私人电话告诉患者，告诉他们有发热等症状可以随时和我联系，快到下一次化疗时要提前几天打电话预约床位。快到化疗时，她打电话找我预约床位，告诉我那是她邻居的电话，有床位告诉她邻居就可以了。在这个年代，连电话都没有，生活该是如何的拮据，可就是这样，她先生还是为她倾其所有，不离不弃。

第二次入院，她虽然穿着简单朴素，但清清爽爽的，气色也非常好，简直像变了一个人。"你先生呢？没有陪你？""他陪我办好入院，就回开平去打工了。现在帮别人种田，得多做些，多赚些钱给我治病。""你先生很不简单，对你真好。"我由衷地夸赞道。她露出微笑，脸上是满满的幸福感。

经过两年多的维持治疗，患者终于彻底治愈，只需要在当地医院定期复查血常规，不需要治疗了。她先生的爱，给予了她依靠，最终创造了她生命的奇迹，当然也成就了我们医护工作者，这患者能治好是多么开心、多么有成就的事。

家属的爱和陪伴对癌症患者真的非常重要。

为何癌症找上门?

　　胸腔镜手术后第二天,早上十点多,飞飞陪着刚知道消息的龙云来看我,她一进门就哭着向我快步走过来,紧紧地拥抱着我,泪流满面,一句话都说不出来。"别哭啊,弄得大家都伤心落泪。"飞飞含着泪劝我们。"是不是弄错了?诊断错了?你怎么会得癌症?我真的没办法接受。你那么好,那么意气风发,为什么要你受这样的苦?上次在路上偶遇你,是你下班后匆匆赶去中山医科大学做实验。"龙云伤心地说。"没事,真的没事,你看我身体一直很好,手术后恢复也快,而且女性得肺癌大部分是肺腺癌,30%EGFR阳性,可以用易瑞沙等靶向药,效果也很好的",我赶紧安慰她,不忍心性情中人的好朋友这么伤心。"嗯,那就好,而且易瑞沙是进了公费医疗和医疗保险的,经济负担也不重。"继续闲聊了一会儿,回想起在中山医科大学的快乐时光,我们一起风花雪月,一起办诗社,一起漫步于唯美的唐诗宋词中,一起去图书馆占位看书,如花年华恍如昨天,一切都那么美好,哪怕最近这十多年大家都为事业而拼搏,忙得连好好睡觉都没时间,更难得有时间聚会品茶谈诗诵词,可是友情依旧,偶尔电话聊天,希望总会有一天一起静下来,一起去享受 "行到水穷处,坐看云起时"的惬意生活,只是现在真的不知道有没有未来。"你一定要好好的,一定要好好的",龙云离开时抱着我说。

　　下午睡醒没事,我第一次很认真地想:我为什么会得癌症?在临床工作这么多年，血液肿瘤的患者面对癌症，很多患者都会无可奈何地发问："这么小概率的事件，为什么偏偏会发生在我身上？我为什么会这么倒霉？我没做过什么坏事呀，上天为什么这么不公平？"然后整个思维就进入一个死循环，我们常说好人一生平安，所以生病了就是不好，就是人生的失败者，就是做了什么错事，上天要惩罚你。

但很多肿瘤患者却是追求上进、善良、有道德有修养的人啊，可是很多杀人抢劫、坏事做尽、穷凶极恶的坏人也不得肿瘤啊。因此又有了六道轮回之说，癌症是前世的恶果，是前世的恶业造成的。现代医学还对很多癌症的具体原因没办法具体阐述，癌症的发病有各种各样的原因，是偶然和必然。那么对癌症赋予意义，多方面去寻找原因就显得自然而然了。

但作为一位血液肿瘤专家，我必须用科学的观点去看待癌症，无论得什么癌症，都有它的原因，有外在的，也有内在的，外在的原因也许无法改变，但自我的、内在的原因，为了对自己的癌症负责，我必须去好好地反思，找出可能的理由，并做出相应的改变，哪怕这些理由单独存在可能不引起癌症。否则它们可能还会继续在自己身上制造癌症，那最积极的治疗可能都没有意义。

从现在开始，癌症会成为我人生的一部分，或许我也可以利用癌症这个机会，改变应该改变或者一直想改变的事，成为更好的自己。

凡事太拼命，不得不停下脚步

致癌的第一个最重要的原因我想应该是工作太拼命，长期地熬夜，以前还为自己熬夜后还能精神抖擞地上班而扬扬得意。我是我们家族中第一个学医的人，当初以优异的成绩考上中山医科大学，争强好胜的我在见习、实习时就已经开始了熬夜的节奏。毕业后分到我们医院，轮转很多科室，经常有人问我是谁的女儿，起初觉得问得很奇怪，后来才明白，我是属于少数完全没有背景的人。我知道在人情社会，对于没有背景又不想附和别人的我，想成功，必须付出更多的努力，接受更大的挑战，但这也正是我所追求的、所欣赏的人生。

不管轮到哪个科室，我都主动做重病患者的管床医生，明知道会忙很多、辛苦很多。我每天仔细观察病情，下班前也把患者都看一遍才放心地离开，遇到有疑问，除了虚心请教上级医生，也自己查找相关的文献。临床轮转时特别忙，除了要花很多时间观察患者，还要做很多的临床操作，像腰椎穿刺、胸腔穿刺和活检、骨髓穿刺和活检等，而且主管医生还经常要跑腿送标本，送患者做检查，更重要的是还要手写大量的文书，所以晚上加班写病历之类也是家常便饭。虽然如此，我还是在三年轮科的时间，看完了整本英文版的《西氏内科学》，既提升专业水平，也提升了专业英文水平。几个轮转科室的主任们因为写书、申请课题等，要我帮忙翻译大量的英文资料，虽然任务很繁重，我也经常熬夜把文献一字一字地翻译手写出来，前辈们让我完成的任务，也实实在在成就了我自己。三年下来，我看英文文献已经完全没有障碍，非常顺畅。文献看多了，本来在大学期间就爱写文章的我，也喜欢上了撰写专业文章。在内分泌科轮转时，主任安排我负责了一个临床试验，我非常珍惜这个学习的机会，每一个病例的随访、抽血检查等都认真对待，试验完成后，我查阅大量的文献，完成了文章的撰写，在中国顶级的杂志发表了我的第一篇文章，收获最大的是杂志社编辑认真负责的态度一直影响着我，为了这篇文章的发表，我和编辑互通了二十多封书信。轮转结束后，回到血液科时，利用下夜班的时间，我认真总结了大量临床病例。在没有电脑的时代，工作量特别大，但功夫不负有心人，一年之内，我用查到的资料写了三篇文章，发表在核心期刊上，而且，写文章也学到了很多的临床知识，提高了临床水平，可以更好地诊断治疗患者。

那时，每个周六下午，医院还请了在日本工作生活将近十年的防疫站主任过来教日语，我自然也不会错过这个机会，学得不亦乐乎。

年轻的我，就这么努力着、拼搏着，虽然很辛苦忙碌，但看着自己每一天都有进步，又是做自己喜欢的事，那份幸福和满足真是梦里都会笑醒。那时候的我，完全冷落了床板这个哑巴，在急诊可以连续48小时值班而毫无倦意，夜，似乎不熬白不熬。但即便时光能够倒流，我应该还是会这么度过自己的青春年华的。

在临床工作多年后，慢慢觉得自己进步的脚步变缓了，更重要的是，看着那么多白血病患者，不管我多么尽心尽力地治疗他们，给他们选择一个最合适的方案，认真地观察患者每一个病情的变化，但他们中的很多人都无奈地永远离开了美好的人世间，不管是多么的依依不舍，我除了替他们伤心，尽量地安慰他们，也是无能为力。治疗方法必须有所突破，才能真正帮助更多的患者，使他们在红尘世界走得更久、更远。

这使得本就热爱校园生活的我回归校园攻读硕士，希望通过有目的的学习有所收获，有所突破。我的导师在选方向时和我说："就选专业研究生吧，这样对你来说完全没有压力，只有几次临床考试，不需要做科研实验，对你来说很简单。"我很诚恳地对他说："我想攻读学术型硕士学位，我重回校园读书不是为了拿个学位，而是在大量的临床工作后，我真正知道缺少什么，需要学习什么才能给患者更好的治疗。"导师非常赞同，我也完全沉浸在快乐的研究生学习中，除了必修课，我也选修了很多有帮助的课，每天上课、做实验、去图书馆，不断吸收新的知识，那感觉充实美好。

上完半年的基础课，我回到病房继续上班，感觉在临床医院做科研条件不够好，于是有了去美国做博士后的想法。也许是运气好，也许是无心插柳柳成荫，曾经帮中山医的老师整理数据、我们一起写文章，只是想着老师让帮忙的事一定尽最大的努力做到最好，没想到美国最好的癌症中心正好要招做过相关科研的博士后，我顺理成章地得到这个职位，签证也是出奇顺利。虽然有太多的不舍，我还是义无反顾地踏上了异国他乡的征途。

在癌症中心，有非常好的培训，有非常好的科研条件和氛围，几乎每天都有顶尖的专家在午餐或早餐、晚餐时做报告，吸引我每天都疯狂地吸收新的知识，加班加点地工作。在一年多的时间里，我从一个几乎不接触科研的临床医生，成长为一个既懂科研又懂临床的医生，在一年多时间里完成了5篇原创SCI高分科研论文。

当然，付出的代价就是一年多几乎没有休息过，包括周六、周日和各种节假日，每天都在实验室干活，回国前的两三个月，甚至每天只休息三四个小时，但我是真心喜欢科研带给我的乐趣，享受这个过程。

回国后，我才发现从此上了"贼船"下不来，除了临床忙得不可开交的工作，回家忙完家务，就是写论文、评审基金项目、评审SCI文章、写讲课的PPT，更要命的是，追求完美的我每件事都投入百分之一百的认真，追求做到极致，每一份讲课的PPT，一定是查阅了大量的最新文献，自己亲手完成；每一份标书和每一篇SCI文章的评审，都很详细地查阅相关资料，希望经我评审的项目和文章能公平、公正。印象中，每天晚上，我几乎没有早过两点钟睡觉的。

到后来读博士，因为不是脱产读书，白天还要出门诊、查房、会诊，和患者交流病情，晚上才能去做实验，更是没日没夜。写博士论文时，有两个月几乎每天晚上只睡一两个小时，第二天还神采飞扬地上班。如果不是得了肺癌，这样的日子可能会变本加厉、没完没了地继续下去。

事情永远做不完，或许真的是上天都看不过眼，让我暂时停下来。其实，癌症真的会没来由地产生吗？世上绝对没有"好好的就突然生病"这种事情。发现肺癌前两个多月，我就已经有些气喘，我没重视，完全没意识到我也会生病，起病前一个多月，我持续喉咙痛，时不时有些咳嗽，整个人感觉很累，但因为太忙，居然仍然不去理会，早上出门诊忙到快两点，一上午几乎水都没喝，下班回家累得话都不想说，更不用说做饭，仅仅在回家的路上，经过面包店胡乱买个面包打发自己，节省时间可以在床上躺会儿，下午继续上班。

单位常规的体检也一直拖着没去做，直到单位给出最后期限，不完成体检要全院通报，我才抽空完成检查，检查结果出来已是肺癌中晚期。懂得爱别人，恰恰忘了要爱自己，忘了自己的存在，自然没有敏感度及警觉性，当然也没能做到"防患于未然"。

其实，如果自己有忧患意识，居安思危，一到两年做一次低剂量胸部CT扫描，非常简单，辐射量也很少，即便发现肺癌也是早期，五年生存率90%以上，手术切除后很快就能恢复正常的工作，也不至于一发现就是晚期肺癌、五年生存率10%左右，还要经历放化疗等的艰辛和风险。罹患癌症，真的是自己的无知持续对细胞加压，漠视细胞的委屈和无声的抗议，超过了细胞能容忍的限度，而不是细胞叛逆、违反了主人的命令。穷则生变，呐喊救命无门的细胞也只好应变。

应该承认罹患癌症就是该由自己负责，对自己的行为心生惭愧而努力自我反省，并满心欢喜努力做出改变，尽量善待自己的细胞，让它们不再受委屈。每个人的身体本来就具有抵御癌症的能力，只是受身体的内在环境和外部环境过多有害因素的影响，使身体免疫能力发生障碍，癌症才不可避免地发生。因此，尽力改善身体内外环境，给正常细胞一个良好的生存空间，癌细胞自然没法生长，这是一辈子的功课，偷懒不得。

应该说是癌症"救"了我，让我深深地懂得事情永远做不完，如果真的想多做点，最好的办法就是放慢脚步，让自己活得长一点。当终于学会爱惜自己的身体，不再做那些明知对自己有害的事情，就会发现，人生进入了新的纪元。

每一次蜕变，都意味着摒弃了一个差的自己，朝着更好的方向迈进了一步。唯有自爱，才能将人从一切黑暗中拯救出来，才能保持自律的心。只有爱自己，才能有一个好的身体去打拼事业；只有爱自己，才有底气去呵护和爱惜我珍视的人；只有爱自己，才能在前进的道路上，不断增进我的智慧。

过分自制和独立

精神因素应该也是我罹患肺癌的原因之一，起着非常重要的作用。过分自立，过分自制，从不求助他人，凡事总想靠自己来达成，觉得独立自主是理所当然的事。也许因为是家中长女，也许因为我过于坚强，我经常说的一句话就是："哦，不用麻烦了，谢谢，我自己可以处理的。""我可以自己来，可以自己搞定。"

一生中一遍又一遍地重复说："我能处理，我自己可以搞定。"从小到大，我一直那么乖巧、不会烦人、不抱怨，非常自制，从来不会发脾气，只会默默地去做好每件事。就算别人该做而不做的事，我也会去做。在单位很忙，我踏踏实实地做好每件事，确实是做到了无愧于心。但对于自己有时遭遇的不公平待遇，心中即便有不悦，也不会去表达和发泄，只会加倍努力，让别人不得不认可我。对于不择手段争名夺利的人，却是从心里鄙视他们，带着冷眼地批评。

现在回想起来，真的不该苛求别人的生活方式和生存之道，生命本来就是一场游戏，何必去评定别人的生活怎样才是正确的呢。所谓一种米养百样人，正因为有各式各样的人，各式各样的人生，才让世界五彩缤纷。

单位忙完回家，我又几乎包揽了所有的家务，每天买菜做饭、搞卫生，哪怕有时外出吃饭，我都会煮好晚饭留给家人。作为医生的我，也许是性格使然，多少有些洁癖，希望就算房子很小，也一定要干净整洁，清清爽爽的。因此，就算再忙再累，我也要把家里收拾得整整齐齐、干干净净的，而先生却觉得我一天到晚收拾房间很没必要，偶尔我让他帮忙做做家务，他也是草草应付了事，做完我还得再次收拾，所谓能者多劳，慢慢地我也懒得叫他干活，自己做了省事。更要命的是，我们的人生态度也慢慢发生分歧，我沉迷于不断地努力、不断地学习，他更喜欢应酬和觥筹交错、推杯换盏的热闹，他没法理解我看书、看文献的乐趣，我又没法接受他无所事事、酒局不断的生活。一开始还有一些交流沟通，慢慢变成了冷战，不吵不闹，但就是几乎无话可说。情绪中有五毒：怨、恨、恼、怒、烦。潜意识中是有怨的吧，而怨的危害最大，往往因怨生恨而生病。

其实，回头想想，每个人的生活都不容易，我可以体谅别人的艰辛，唯独没有体谅他的不易、他的压力，我对他的冷落，对他的放弃，又何尝不是他在外借酒消愁的原因。另一方面，我本就心中柔软，希望有人宠爱，有人关心爱护，我心中的爱情是携手攀登人生高峰。不管风吹雨打，道路崎岖，互相牵手浪漫前行，累了，有人能温柔地替我拨好吹乱的飘飘长发，抹去满脸的汗珠，递上一杯暖暖的香茶。只是，在错的时间真遇到这样的爱情，我却没有勇气去接受。种种的压抑，种种的苦恼也自然无法驱散，因此所有的压力都累积在自己身上，又无法也不允许自己依赖他人而获得疏解，这股积聚的压力无处可去，便自然地转化为癌症爆发出来。

不管还能在尘世间度过多少岁月，我都必须借用罹患癌症的困境，获得自我成长的契机，勇敢地承受这一切，专注于眼前的处境，认清目前所能做的事，尽量摆脱过去的习惯，和过去的自己做一个全面的和解，使未来的生活变得简单自然充满生命力。不要再去检视别人的生活，不能再用自己的方式去看待别人，认定应该怎样才是正确的，让自己更加包容，用好奇的心去看着人们不同的生活方式。同时也要暂时放下肩上的沉重使命感，提前做一些原本期望退休后做的感兴趣的事，使生活变得更有趣，更轻松自在。此外，我也有必要对自己仁慈一些，不要太争强好胜，我的生命不一定要和其他人的生命一样美好成功，只需要朝着属于自己的方向前进。

从"心"开始，放下我执

既然我无意识地造成自己的疾病，就必须有意识地努力使自己痊愈，即使不能痊愈，也要珍惜每一天的生活，使活着的每一天都有生活质量，都有价值。作为一个血液肿瘤专家，掌握着更全面的医学知识，接受更科学的治疗，并且要调整生活观念、饮食和情绪，给患者做出榜样，也算是尽一个医生的本心吧。

大家都明白，自我生活态度及情绪等也明显地影响着癌症患者的预后。我自然要好好做一个睿智者，好好把握自我生活态度这个自愈力。凡事从正面思考，用正面态度看待一切事情，让事事变得美好，努力使自己真正放松下来。真正的放松必须从心的放松做起，放下很多现世间的价值观，包括名、利、情，包括人际关系，该舍弃的通通舍去，让生活变得很简单、很朴素；从心里做起，每天都开开心心地欢笑，让身体的正常细胞充满活力。

癌症误区

　　越来越多的同学、朋友知道我患晚期肺癌，他们对我得病深感意外，除了到医院看望我安慰我，给我提供尽可能多的帮助，更有同学、朋友给我推送各种各样的"偏方"，我明白大家是为我好、希望有很多的治疗手段，但想想这是非常滑稽的事。这事情对我触动也很大，我本身作为血液肿瘤专家，尚且在患癌时被灌输各种伪科学理论，完全没有医学背景、对医学一窍不通的人群，突然被诊断罹患癌症，在极度无助的情况下，就有可能相信各种"偏方"，反而不相信经过科学验证的治疗方案，诸如"某某得了癌症，没有手术、没有放化疗，用了什么简单无副作用的手段，就完全治愈了"。这些治疗手段往往还加上一些煽情的手法，听起来很神奇，再加上人更容易相信熟人，自然很容易被套进去。作为一个临床医生，同时又是中晚期癌症患者，我也希望在以后的职业生涯中，除了给患者做诊治，更有必要通过写书、做科普，让更多的患者了解癌症的真相，给大家宣传正确的理念，不至于突然出现问题就异常恐慌，手足无措，病急乱投医，以挽救更多患者的生命，挽救他们的家庭，就算患者最终不能治愈，活着时也能有好的生活质量。

关于癌症化疗的谣言

癌症是伪科学和谣言的重灾区。第一个谣言就是得了癌症千万不要化疗，化疗会死得更快。更有不怀好意的人唯恐天下不乱，宣称化疗药是为药厂和医院创造利益，医生自己得病都不会化疗的。而且，所谓伪科学，肯定有部分内容是真实的，部分案例也是真正存在的，但经人断章取义地编造，对本来就因癌症而恐慌、无助、不知所措的患者极具煽动性。一般这些伪科学都有完整的套路，化疗的药物确实对正常细胞也具有杀伤性，尤其对增长比较快的组织细胞，伪科学会把化疗可能出现的副作用都详尽列出，然后得出不能化疗的结论。

❖ 第一套路："掉头发"

他们会说：化疗会掉头发，严重影响形象，特别是对于女性患者，本来患癌就很艰难，现在连尊严都没有了。但是他们不会告诉大家，有些化疗药物是不会掉头发的，就算很多化疗药物让头发掉了，治疗结束后还会长出头发来，甚至我们有些患者本来是白头发的，新长出来的是一头黑发。而且，和宝贵的生命相比，短暂的光头又算得了什么呢？更何况，现在有很多假发，做得非常的精致、漂亮，真的不需要考虑掉头发的副作用。我认识一个患者，化疗时，头发每天都零零散散地飘落，她干脆潇洒地理了一个光头，戴上假发，新的发型让她显得非常的年轻好看，她原本三十多岁就有白头发的，要不是化疗掉头发，也没想戴假发，这下可好，她完全迷上了假发给她带来的美丽，现在治疗结束，完全治愈五年多了，她依然理着光头，戴假发，随意地换不同的发型，不亦乐乎。

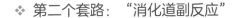

❖ 第二个套路："消化道副反应"

很多化疗确实会引起患者恶心、呕吐、腹泻等，虽然现在已经有止呕药，而且这些止呕药的费用也是绝大部分患者能承受的，但使用止呕药，还是会恶心，有些患者也还是会呕吐，有些还因为止呕药而引起便秘，有些患者也会口腔黏膜糜烂，异常疼痛，影响吞咽进食。但是，化疗只是一个短暂的过程，治疗结束后，患者就能慢慢恢复，可以给患者增加营养。在化疗过程中，医生也会鼓励患者少量多餐，多吃些容易消化的食物，把好好吃饭作为治疗的一部分。我经常在下班前，去病房转一圈，和患者闲聊一两句，看到患者在吃饭就表扬他们一下，鼓励他们尽量多吃点，才能有更好的资本去战胜癌症。很多患者也让我非常佩服，只是因为我告诉他们营养很重要，他们就算吃下去就吐出来，吐完，漱漱口又接着吃。我经常让他们多吃些鸡蛋，对他们说："你们想想，一个鸡蛋，一只小鸡都可以孵出来，什么营养成分都有了，而且有各种煮法，简单方便，也容易吸收消化，可以多吃些。"记得有一位完全康复的白血病患者告诉我："您知道吗？就因为您说鸡蛋营养丰富，我治疗期间每天吃三四个鸡蛋，从煎荷包蛋到蒸水蛋，变着法子吃。"正因为积极乐观，他们最终获得了新生。

❖ 第三个套路："夸大化疗引起肝肾功能、心肺功能损伤"

他们通常会夸大化疗可能引起的肝肾功能、心肺功能损伤，确实，就算是靶向药，也有可能会造成这些内脏功能异常。但是，医生给患者化疗都是非常严谨的。化疗前，医生都会严格地评估患者的肝肾功能是否符合化疗，需不需要调整剂量；也会详细询问患者心脏有没有基础疾病，如冠心病、高血压等，特别是白血病的标准化疗方案，使用会引起心功能损害的蒽环类药物，而且是剂量依赖性，到一定剂量对心功能的影响就会直线上升，所以，我们在治疗前都给患者做心脏彩超评估心功能，每次化疗也会详尽记录患者用了多少蒽环类药物，确保不超过终身限制量，保证患者的安全。有些患者肝功能异常可能是白血病细胞浸润引起，对这些患者会给予标准的化疗，往往化疗起效后，患者的肝功能也恢复正常。如果患者肝脏、肾脏功能很不好，或者心脏有很严重的毛病或者肺的功能不好，真的接受不了化疗，这种情况下，就只能想别的治疗办法，医生也不可能让患者冒如此大的风险。

❖ 第四个套路："骨髓抑制"

伪科学宣扬：化疗会导致白细胞血小板降低，而反复使用升白细胞针，这种拔苗助长的方式可能会促进癌症的复发。而事实是：骨髓功能确实容易受化疗的影响，外周血白细胞和血小板的寿命大概是七天，一旦骨髓的功能受损，不能继续释放白细胞血小板到外周血，就会引起白细胞血小板降低，可能需要输血小板和升白细胞。在化疗结束后，造血功能会逐渐恢复正常。实体肿瘤的患者，大部分骨髓没被侵犯，功能比较好，往往白细胞血小板也只是轻度的下降，有些患者会觉得比较累，也不需要做特殊的处理，只需要定期复查即可。

虽然一部分患者骨髓抑制会比较严重。对于急性白血病的患者，由于骨髓被白血病细胞广泛浸润，很多患者就诊时就已经是严重贫血，血小板低，白细胞可能特别高，但要知道，这些白细胞大部分是白血病细胞，有功能的中性粒细胞非常低，因此，很多患者可能是因为高热、感染，也可能是出血而就诊，这时候，患者往往会担心地问："血小板本来就很低了，化疗岂不是会更低，白血病一定要化疗吗？不化疗能活下去吗？"患者的无奈和担心医生都很理解，但是，急性白血病不化疗，自然生存期大概就两个月，即使不化疗，血色素、血小板、正常中性粒细胞也会越来越低，因为整个骨髓的空间都让白血病细胞占领了，正常的造血细胞完全没有生存空间。就像一个

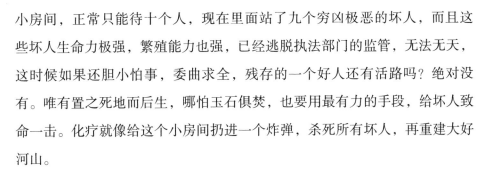

小房间，正常只能待十个人，现在里面站了九个穷凶极恶的坏人，而且这些坏人生命力极强，繁殖能力也强，已经逃脱执法部门的监管，无法无天，这时候如果还胆小怕事，委曲求全，残存的一个好人还有活路吗？绝对没有。唯有置之死地而后生，哪怕玉石俱焚，也要用最有力的手段，给坏人致命一击。化疗就像给这个小房间扔进一个炸弹，杀死所有坏人，再重建大好河山。

化疗过程中有抗感染、输血、输血小板、升白细胞针等对症支持治疗，大部分患者通过一个疗程的化疗，都能获得完全缓解和更多的生存益处。而且升白细胞针用了将近四十年，也没有患者因为用升白细胞针而引起复发的。退一步讲，现在很多正常人，为了亲情或者是行善，无偿捐献骨髓拯救白血病患者，大部分是皮下注射升白细胞针，促进干细胞进入外周血，进行外周血干细胞移植，这么多年，也没有正常供者因为注射升白细胞针而得白血病的。所以，不幸罹患癌症，真的不要听信谣言，一定要接受科学的治疗，获得最大、最多的生存益处。

前段时间发生一件令人痛惜的事，一个"90后"的年轻演员因为听信谣言，原本年轻鲜活的生命，因罹患淋巴瘤，不久就去世了。她因为听信去医院死得更快，化疗太痛苦，而且化疗会使癌症加重，消耗体能，造成感染等谣言，放弃了目前淋巴瘤治疗效果非常不错的正规方法，去找某个农村里面的所谓"治好无数晚期癌症的一个老神医"，用的是一种宣称没有任何副作用的纯天然疗法，用拔火罐和针灸的办法治疗她的淋巴瘤。最后因为拔火罐造成毛细血管破裂，引起严重感染，痛苦不堪，才被送到医院抢救，但一切都太迟了，已经没有什么办法了。最遗憾的是，癌症进展还不是她最后很快离世的直接原因，直接原因是拔火罐和针灸造成的严重感染。

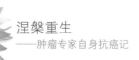

❖ 第五个套路："全面否定化疗的作用"

如果说种种可能的副作用已经让许多患者对化疗胆战心惊，伪科学还会用以偏概全的手段，全面否定化疗的作用，给患者最致命的一击。他们宣称："化疗药没办法完全杀灭癌细胞，肿瘤细胞会耐药，而且化疗会使患者免疫力降低，进一步促进肿瘤细胞扩散，即使暂时有效，患者还是会复发的，肿瘤细胞还是会反弹生长的，对生存时间没多大好处。"那么，既然化疗没有好处，只有坏处，谁还会自找苦吃，接受化疗呢？可事实真是如此吗？绝对不是。

虽然化疗多个疗程后，部分患者可能产生耐药，但化疗还是目前有效的癌症治疗方法之一，很多患者延长了生命甚至痊愈，重新开始精彩的人生。例如急性早幼粒细胞白血病通过化疗，不需要做骨髓移植，90%以上的患者都能治愈。我从医二十多年，救治许许多多急性早幼粒细胞白血病的患者，只有一个患者复发后治疗无效而不幸去世，也有几个患者治愈后复发，最后再次化疗而治愈，十多年过去了，如今还健康地活着。

曾经有个小男孩，患病时才是一个初中生，因为皮肤出血，流鼻血和贫血来看病，经骨髓检查确诊为急性早幼粒细胞白血病。当时患者状态很差，而且家里经济也很困难，家人一看得的是血癌，就准备放弃治疗，自动出院回老家了。那么年轻的生命，而且有很大概率能完全治好的，真不忍心就这么轻易放弃。为此，我和患者家属反复地交流沟通，希望患者家属能尽最大的可能，给患者生存的机会，不要放弃，而且这个类型的白血病治疗费用也低一些。毕竟天下所有的父母都是爱自己小孩的，骨肉之情谁又能放得下呢？选择放弃对他们来说是痛彻心扉的无奈之举。经过劝导，他们终于同意治疗，这时候患者的病情已经很重了，出现了弥漫性血管内凝血，血小板非常的低，不到正常血小板的1%，随时可能内脏大出血，若还有其他死亡率很高的合并症，随时都有生命危险。这种情况医生压力是很大的，毕竟，患者放弃治疗自动出院，医生没责任，少了许多麻烦，但动员患者选择治疗，如果不幸最后人财两空，患者又不能理解，确实有很大的风险，变成吃力不讨好。但面对鲜活的生命，我愿意选择相信人性之善，愿意尽医者的本心，而不是想着保护自己。

幸运的是，患者只是牙龈、鼻子、皮肤出血，没有致命的肺出血和脑出血，经过治疗，完全治愈了。如今，他已经大学毕业，找到一份稳定的工作，结婚生子，这是对医护人员最好的回报。因此，对于急性白血病，首选的、最有效的治疗还是化疗，经过有效的化疗，白血病获得控制，可以缓解症状，减轻痛苦，提高生活质量，延长生命，甚至完全治愈。

化疗在很多实体瘤的治疗中也起着非常重要的作用，比如乳腺癌的患者手术加上化疗，可以很大程度上提高生存率；比如晚期小细胞肺癌患者，化疗可以很好地延长患者生命。对非小细胞的患者，如果有相应的突变基因，也可以考虑有效的、副作用比较小的靶向治疗，但没有基因突变的患者，没办法使用靶向药物，还是要考虑合理的化疗，延长生存期。

医生会用专业的知识，权衡利弊，给患者选择一个最有利的治疗方案。当然，正规医院的医生不可能对患者夸下海口，包治好，只能用客观的态度去评估疾病的情况，给出一个可能对患者来说有点无情的统计数字。曾经有一个急性单核细胞白血病的患者，就诊时已经奄奄一息，整个骨髓基本都是白血病细胞，只残留极少的正常细胞，整个牙龈都被白血病细胞浸润，肿胀明显，高热，全身皮肤出血。入院时正好是周末，但白血病细胞长得很快，几天就能翻倍，为了抢救患者，早一天给患者治疗，我们的同事为她亮起绿灯，周末都加班做骨髓穿刺，血液室的同事无偿加班，拿到骨髓片后马上出报告，我在上午就和患者家属详细交流沟通，给患者上了化疗。

经过一个疗程的化疗，虽然也经历了化疗的副作用，掉头发、恶心呕吐等，但终于达到完全缓解，正常的造血功能也恢复了，患者的状态非常好，和刚入院时简直是判若两人，我们都为她高兴。后来她又顺利化疗一个疗程，高高兴兴出院了。随后患者又回医院巩固化疗了几个疗程，非常顺利，也没有明显的不良反应，每次打完五天针就出院。

半年左右，患者就没再联系床位返院治疗，我以为患者怕来广州不方便，病情又很稳定，回当地医院治疗了。大概又过了半年多，患者又跑回来请求住院治疗，这时患者已经非常危重，疾病复发了，肝功能也不好，还出现胸腔积水。我问患者家属为什么这么久没回医院治疗，也没去当地医院治疗，患者家属说："半年多前别人介绍了一个老军医，说只要吃半年左右他开的中药秘方，就一定能把白血病完全治好，他已经治好很多患者，绝对包治好的。"患者家属停了一下，又说："你也没说一定能治好，只有部分患者能治好，有一些患者只是延长生命。在老军医的说服下，我们就对他深信不疑了。而且开头吃老军医开的药，确实也感觉很好，没有化疗那么辛苦，病情感觉很稳定，直到最近，病情一天不如一天，老军医说不要紧，继续吃药，我们想想还是先回医院看看，迟点再回去吃老军医的药。"

也不清楚所谓的"老军医"给患者和家属灌了什么迷魂汤，到生命的最后一刻依然对他没有一丝一毫的怀疑。其实，患者在完全缓解时，还残留小部分的白血病细胞，我们给患者做巩固化疗，就像打仗，要乘胜追击，把敌人彻底消灭，而不是所谓的见好就收，给敌人以喘息的机会，让敌人再次壮大，而且敌人是在开始治疗后生存下来的细胞，已成为精兵良将。只可惜，患者放弃了乘胜追击的良机，以为感觉状态好是老军医的功劳，（殊不知在病情完全缓解、白血病细胞极少时）不治疗也感觉良好的，那是一开始化疗的功劳。这个患者给我触动很大，也引起我很深的反思，作为医生，除了给患者提供最合适的治疗，我们还需要把患者作为一个独一无二的个体，给予患者完整的身心支持，才能获得最好的治疗效果。

"酸性体质"谣言

另一个很多癌症患者容易上当的谣言可能是"酸性体质",宣称它是患癌的主要原因,所以治疗癌症很重要就是纠正它。酸性体质致癌是一个非常有趣的理论。为了让这个伪科学更有说服力,他们首先搬出一个自称为"美国防癌协会大专家"来演讲,宣扬所谓的健康理念。这些所谓的大专家套路满满,首先宣称:"经过化疗的人97%会在五年内死亡,其实化疗和放疗都是导致癌症加速恶化的原因。医院和医生给患者放化疗只是因为和权利、金钱有关。"既然医学的方法治不了癌症,他们顺理成章地推出真正带有商业目的的措施——改善酸性体质。他们给出的理由是"癌症患者都是酸性体质,而且身体大量失去电子,还原水是最快最好的抗癌方法,既能最快最直接补充电子,又把酸性身体转化成碱性"。

伪科学的套路基本是相似的,先抛出一个科学的观点——"正常的血液pH值都是7.35～7.45",这个没有问题,也是正确的,他们又告诉你"如果得癌症,生命出现了危机,身体就是酸了,想治好癌症,就必须尽快纠正酸性体质"。为了让你对酸性体质坚信不疑,让你眼见为实,告诉你可以用pH值试纸检测唾液或者尿液,这里面悄无声息地偷换了一个概念,血液变成了唾液或者尿液,而且很顺理成章,不用去医院抽血,满足了人们怕麻烦、希望简单的本性。关键是唾液正常pH值是6.6～7.1,尿液正常pH值是4.6～8.0,所以你只要检测,就一定是酸性体质,不幸患癌的患者本来就心灵有些脆弱,很多人也没太多的医学常识,又是所谓美国大专家说的,他们自然就深信不疑。要赶快纠正酸性体质救命,"美国专家"会告诉你唯一方法就是买一台将近3万元的机器,饮用电解还原水。

治癌"秘方"谣言

另一个在网络转发最多的，就是种种什么癌症都能治好的秘方。比如：某某死刑犯人，临死前良心发现，为大家提供了一个秘方，可以治好各种肿瘤患者，例如："红枣大粒八粒，小粒十粒，白花蛇舌草二两，煎服""铁树一叶，半枝莲一两，煎服""每天生吃马蹄或者小麦苗汁"等，不同的所谓秘方，套路都一样，无非就是某某人不幸被诊断为晚期肿瘤，大医院的专家都说没办法治疗了，偏偏运气好，知道了这些偏方，完全治好了，最后加上一点煽情的句子，要行善，把这些秘方传出去。

稍理性的人，看到这些所谓秘方，自然不会上当的，但对于深陷绝境、有一根救命稻草就不愿放过的人，也许就将信将疑，不惜去试试了。有些人更是病急乱投医，轻信"以毒攻毒"偏方，造成严重的副作用，引起不可逆的肝肾功能衰竭等。

"饿死癌细胞"谣言

"饿死癌细胞"也迷惑了不少人，他们认为癌细胞特别爱吃糖，生长得快，只要不吃东西，就能饿死它。这个概念初想好像有道理也靠谱，但有个问题，癌细胞喜欢吃糖，需要能量，难道正常细胞就不需要糖和能量吗？难道没得癌症之前人们不吃东西还能活下来吗？我们的正常细胞也需要糖、蛋白质和脂肪等营养物质，比如我们的脑神经细胞和免疫细胞等，所以通常来说癌细胞还没饿死，已经把人饿死了。当然，人死了，癌细胞也自然全死了。患者的营养支持目前还有待提高，20%到30%的患者最后是被饿死的，不少到达终末期的癌症患者最后都瘦得皮包骨，处于恶病质状态，而在美国，营养支持是非常重要的一个整体治疗环节，很多癌症患者在生命的最后一刻都有良好的营养状态。因此，癌症患者真的更要重视食疗，合理地吃好、吃饱，才有能量去对抗癌症，获得更好的生存质量。

抗癌是一个漫长的过程，需要综合所有力量，才能打败这个狡猾的敌人，这个过程中也会遇到很多真真假假的癌症相关信息，要知道，癌症的凶险往往不给我们回头路，也没有后悔药，所以更需要我们理性思考，不能人云亦云，要听从专业科学的建议，获得最好的生存期和生存质量。

爱和感恩，超越一切苦难

作为一名临床医生，在给患者诊疗的过程中，遇到太多鲜活感人的故事，常常被深深地感动。比如丈夫的担当和朝夕陪伴；妻子无微不至的看护；许多父母的呕心沥血、倾尽所有，恨不得替自己的小孩承受所有的苦痛；子女的孝顺孝心，始终如一的陪伴，希望父母能得到最好的治疗；兄弟姐妹的亲情爱心；不少朋友同事的无私援助。

在我罹患晚期肺癌的艰难时刻，也正是靠着亲人的呵护，靠着所有关心爱护我的人的支持与帮助，才一步一步走出艰难困苦。爱的力量给了我坚强活下来的勇气。为了不辜负这份爱，为了报答这份恩情，我不仅要活下来，还要快乐幸福地活下来。经历了生死考验，我深深体会到，人活着，真的不只是为自己，也是为了爱我和我所爱的人。爱和感恩，创造了我生命的奇迹，创造出我更精彩的人生。

罹患晚期癌症是不幸的，但"祸兮福所倚，福兮祸所伏，塞翁失马焉知非福"，八年的抗癌之旅，让我沉醉在人间最美的温情中，被爱环绕着，每一天的生命都如此有价值，如此快乐幸福心安。这份内心溢出的感恩之情，所有语言都无法表达，都显得苍白。

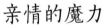

亲情的魔力

我最要感恩的是我的爸爸妈妈，他们给予了我生命，也是这世界上对我最好的人。他们的爱，是最无私、最伟大、最不求回报的无条件的爱。爸爸妈妈一直把我当掌上明珠宠着，一开始，我一直瞒着他们，不知道如何让他们接受我患癌的事实。只想作为长女的我，一定要尽最大的能力保护他们，不让他们看到我治疗过程的种种痛苦和煎熬，不想他们心痛。只是这也剥夺了他们的权利：在这时候能用爱陪伴我，让我有战胜各种困难的勇气，让我知道，不管多么艰难，大家都一起去面对。如果我突然撒手而去，而他们还蒙在鼓里，他们如何去承受？当我不得不告诉他们时，他们一下子蒙了，只是紧紧地抱着我，不断地流泪，他们只祈求宝贝女儿还能好好地活着，对我百般宠爱，每天给我准备各种美食。

❖ 我的心愿

我既往的人生排序中，第一位是父母和儿子，第二位是兄弟姐妹，还以为自己是铁人，完全忽略了自己，从来没想到要好好珍惜自己。记得有一次去九华山，学医的我以前是从不拜佛的，那一次正好有位同学一起，她是虔诚的佛家居士，她指引我既然到了九华山——地藏菩萨的道场，就请一把清香去拜拜菩萨，祈求平安。第一次拜菩萨的我，在庄严的佛殿，情不自禁地说出我内心深处的祈求："菩萨保佑，护佑我的爸爸妈妈、儿子和兄弟姐妹永远健康平安。如果有什么需要承受的，菩萨慈悲，就让我替他们承受。"或许正因为这样，确诊癌症时，我用一颗感恩的心去坦然接受，感恩佛祖如我所愿，希望有一天，能再上九华山，去还愿。

因此，不管治疗过程多么痛苦艰难，我都能承受，不愿意我的爸爸妈妈和儿子面对痛苦，不愿意爱我的人痛苦，也没办法承受他们因为我的离去而伤心难受。为了爱，我的求生欲望很强烈，但很少是因为自己。所以，我的好朋友司平有一次深情地对我说："妙容，你的本性就是这样，永远把大家照顾得很好，自己都是放到最后。这次我希望你能把自己放到第一位，什么都不重要，我们只是希望你能永远健康地活着，能够永远和我们在一起，每天早上给你发的早安问候，能够收到回复，让我心安。等老了，我们能一起去享受人生。"

在多发脑转移开颅手术后一年多，受好朋友的邀请，儿子做伴，我终于再上九华山，入住祇园寺。朋友对佛祖非常虔诚，专门办了一周的法会，每天吃素、听经、诵经、早睡早起、半夜起床参加法事，感受佛教的文化，虔诚、专注、坚持。

天台禅寺又名地藏寺，位于天台峰顶，海拔1306米，横卧于天台、玉屏峰间的凹地上，因地就势，借助高耸的悬崖峭壁，古朴和谐，浑然一体，是九华山最高、离天最近的禅寺。秋风清爽，我和儿子早早出发，决定带着一颗诚心，步行登顶天台禅寺，礼拜菩萨。我们边聊天，边攀登陡峭的台阶，一路奇峰怪石险峻，行路艰辛，气喘吁吁，走走停停、歇歇、看看风景，感受久远的传奇故事"仙人击鼓""大鹏听经"，坚持、努力，一步一步向上攀登，虔诚地登上天台，远望自己走过的路，忍不住为自己欢喜，极目远眺，群山笼罩在阳光中，九十九峰如莲花绽放，佛光普照。进入佛殿，见佛祖慈祥地俯视众生，接纳众生的祈愿和心声。我诚心祈愿家人永远健康平安幸福；祈愿众生健康喜乐，我将不辜负上天的厚爱，用专业知识和人生感悟去帮助有缘人。

浏览化城寺时，我看到一副对联充满人生哲理：天雨虽宽不润无根之草，佛法虽广不度无缘之人。自己好好修行，做个有缘人，上天自然相助。感恩朋友的贴心安排，还了我的心愿，让我体验了别样的人生。

❖ 妈妈的手术

我确诊癌症后三个多月，妈妈的膝关节痛得难以忍受，X线片显示膝关节损害明显，医生建议手术置换膝关节治疗，否则很难缓解症状。这时的我，也已完成了放化疗，恢复很好了，趁着自己还活着，可以安排并陪妈妈手术，把所有手术相关事宜都安排得细致完美，这样，即便我不得不离去也放心些，毕竟我是医生，又是女儿，陪护妈妈既专业又贴心。医院的好朋友替我跑上跑下，陪着办了入院，做了最好的安排，我则陪妈妈做各种术前检查。

妈妈手术的那天，我坐在手术室外面等着，中午买了盒饭，也没心思吃，几乎都倒掉了。就这样看着手术室的人进进出出，希望妈妈手术顺利。时间过得真慢，等了很久，还没出来，心里纠结得慌，就有些坐不住了，一会儿走到手术室门口伸长脖子张望，一会儿又走回等候的椅子坐着。虽然我也清楚妈妈是全麻手术，术后在复苏室要待一段时间的，但确实是关心则乱，根本沉不住气，后来直接站到手术室门口，热切地盼望着妈妈早点平安出来。终于看到妈妈手术的麻醉医生走出来，告诉我妈妈的手术很顺利，出血量很少，没有输血，简单的一句话，价值何止万金？我感恩无限。终于听到护士喊妈妈的家属，看到妈妈出了手术室，一颗悬着的心终于放下来了，回到病房，就这样在床边静静地看着妈妈，陪着妈妈。晚上妹妹过来陪护妈妈，本来想第一个晚上我陪好些，但是妹妹心疼我，坚决不允许，毕竟我经历了放化疗没多久，身体还没完全恢复，她怕我太累，晚上十点多就把我赶回家了。

第二天一早，我去市场买了最新鲜的肉，炖汤，做饭。手术是不小的创伤，一定要给妈妈好好补充营养。广州的夏天，闷热无比，我戴着假发，跑来跑去更是特别热，很不舒服。拎着汤和饭菜赶到医院，我已经是浑身湿透，全身黏糊糊的。到了病房，终于有一丝丝的凉意，管床医生正在耐心地教我妈妈勇敢地站起来，还教了很多躺在床上的肢体功能锻炼动作，作为患者家属的我深感温暖，满怀感激。到了晚上八点多，妈妈的主刀医生傅教授也到病房细心地询问病情，然后亲自扶我妈妈站起来，借助特制的扶椅，指导她一步一步地往前走。傅教授不但有高超的技术，还有温暖的人文关怀、细心地指导和鼓励功能锻炼。因此，妈妈恢复很快、很好，手术后几天就回家继续锻炼了，我们对医护人员的感激却永远留在心中。

休病假不上班，暂时离开临床工作，最大的好处就是可以每天和爸爸妈妈一起，尽享天伦之乐。生活变得简单休闲，每天一起吃饭，有一句无一句地闲聊，一起在小区散步，说说笑笑。给妈妈换药，帮妈妈拆线，陪着妈妈在小区的小道上做功能锻炼，整个身心都特别的放松，妈妈也慢慢康复、行动自如了，我也心安了许多。

❖ 我是爸爸妈妈的宝，他们更是我永远的宝

开颅手术后，身体基本恢复了，我开始上山运动了。重返练功平台，路在脚下，汗如雨下。能上山是多么美妙的事，好好珍惜一切的美好吧。

运动归来，儿子开车来接我，天空好漂亮，通透的蓝天，开阔的视野，有些像在九寨沟看到的纯净蓝天了。回到家，爸爸妈妈在准备早餐，爸爸很会做饼，妈妈很会煎饼，完美组合。在阳台对着美景，吃着他们亲手做的煎饼，喝着淡淡的茶，美味无穷，幸福满满的。有妈的孩子是块宝，不管多大，在爸爸妈妈心中，子女都是心肝宝贝。能陪着爸爸妈妈，哪怕什么事都不做，都很温馨。

又是一年中秋节，我珍惜着每段能陪家人的时光。爸爸妈妈配合默契，喜气洋洋地发挥大厨本色，做出满屋飘香的正宗潮汕卤鹅，鲜美的清远白切鸡。全家团团圆圆围着餐桌，欢声笑语，闲话家常，其乐融融，一切都刚刚

好。爸爸妈妈说："最高兴的事就是宝贝女儿现在终于恢复健康，平安无事了。"一句话，我眼眶瞬间湿润了，给爸爸妈妈一个紧紧的拥抱，给他们送上充满爱的语言："你们的宝贝女儿肯定会一直很好的。"我知道，虽然在家里我一直都笑着去面对疾病和治疗过程中的种种煎熬，但爸爸妈妈内心一直都担心不安，心痛难受。他们只是不想让我担心他们，一直在我面前淡化我的疾病。让年老的父母替我担惊受怕，我是多么的不孝。作为爸爸妈妈永远的宝，好好活着，健康地活着，是我不可推卸的责任。爸爸妈妈不需要我完美，不用我争脸，更不是为了让我给他们养老，只要我健康地活着。

爸爸妈妈更是我永远的宝，我只有健康地活着，才能陪伴他们享受天伦之乐。牵着他们的手，在小区休闲散步；在豪华酒店里，简陋竹舍中，轻言细语，闲聊家常；在蓝天白云下，微风细雨中，悠然漫步，享受大自然的美景；一起品尝简单的美食，有爱的陪伴，哪怕一碗白粥，一碟小萝卜干，都美味无比，甘之如饴。

有一次我到海南游玩，带着浓浓的友情回到广州，开始规律自律的生活。小侄子一周时间没见我，一刻不停地黏着我，滔滔不绝地和我说话。妈妈悄悄地对我说："你爸爸昨天可能眉豆吃多了，有些腹痛，不太舒服，就没精打采，委屈地说'我不舒服，阿容又不在家，要怎么办'，我说他，难道要把阿容从海南叫回来？我看他其实也只是一点点不舒服而已，就没告诉你，也让他别打电话，你难得出去玩，真不想让你担心。"爸爸年纪大了，越来越像小孩子，要人宠着，有时也发点小孩子脾气。"妈妈，你应该告诉我的，我不在家，也可以打电话问问爸爸情况的。"说了这话，眼眶忍不住湿润了，不想让妈妈看到，我赶紧走到阳台，对着远山，泪水已悄然滑落。如果某一天，我不得不离去，爸爸妈妈的身边再也没有我，连打电话的机会都没有，不知道他们如何度过。都是我不好，内心满是愧疚和不舍。《孝经》说："身体发肤，受之父母，不敢毁伤，孝之始也。"可是，我却连"孝之始"都没做到，肆意地透支生命，让自己罹患晚期肺癌。我幡然醒悟，为了爸爸妈妈，都要好好爱护自己，不管未来将遭受怎样的苦，都要尽最大的努力，好好地活着。陪着爸爸妈妈，慢慢享受每一天的美好，尽自己的孝心。

❖ 陪着爸爸妈妈去看海

2015年12月，我的状态一天比一天好，乖弟弟知道我喜欢大海，又张罗着陪我到三亚去看海。说走就走，带上爸爸妈妈，我们一起去享受阳光海滩。飞机准点到了机场，和家人在一起轻声细语说说话，时间过得真快。坐上预约车，看着通透的蓝天、马路两旁高高的椰子树，爸爸妈妈很开心，不断地指点各处风景，目不暇接。没多久，车子拐上一条树木参天、人烟稀少的山路。我们忍不住打开车窗，呼吸着满是负离子的新鲜空气。到了半山半岛酒店，风景迷人，我们住的房间有个很大的阳台，面对大海，蔚蓝的海水波光粼粼，海风飘来，带着海水的咸味，坐在阳台吃午餐，海浪声夹带着孩子们的欢声笑语，简单的饭菜都变成了美味佳肴。如此美景，其实哪都不需要去，就在有海滩有山的酒店里，享受蓝天白云下的休闲时光。

下午时分，突然下起了大雨，一片烟雨蒙蒙。我们坐在阳台听雨，说不出的惬意，正是诗情画意时。"远山起轻雾，近树泛新绿，莺雀枝头闹，空山独弹琴。"

雨来得急，去得也快。风雨后，天更蓝，云更白，花草树木更美，心情格外舒畅。我们一起慢悠悠地走到沙滩，沙子洁白细腻。我们一起坐在沙滩椅上，沐浴着阳光，吹着有咸味的海风，看着一望无际的大海，闲聊着家常。岁月安好，人生最大的幸福莫过于此。做人女儿，为人母亲，必须继续付出百分之百的努力，才能继续健康充满活力地陪着父母，幸福快乐每一天。

第二天一早，不用闹钟，生物钟准点把我叫醒。爸爸妈妈并肩在海边散步，我自己专心地做常规晨练，各自精彩。酒店的自助早餐丰富美味，还有我最爱的各式各样的热带水果，播放的音乐也柔和悠扬，我美美地享用了两个多小时的早餐。穿过开满鲜花的花园小道，蓝蓝的天空没有一丝云彩，青青的草丛落入几只莺雀。这时，美妙的电话铃声响起，传来成存欢快的声音："妙容，我上午查完房，中午开车去三亚找你，你先睡午觉，好好休息。""好的，你中午也休息一下再过来，小心开车。我把酒店位置发给你，到时去酒店门口等你。"以前也时常到海南参加学术会，但每次都来去匆匆，实在太忙，经常是会议一结束就回去。大家都在为事业而奋斗，虽然互相牵挂，却很少见面。转眼一瞬间，大家一别就已经二十多年。这次我身体状况恢复得不错，又是纯粹的休闲游，自然想见见老同学。

在房间休息到快三点，开始等待成存的到来，时间一点点过去，还没有他的电话，想打电话问到哪，又怕影响他开车。等的时间久了，干脆先和爸爸妈妈去海边坐着等，心不在焉地看着风景。二十多年没见，会是怎样的容貌？特别期待。

等待的电话终于响起："我到了，中午下班，吃了午饭就过来，走错了路，来晚了。你在哪？""在酒店的海边。你走过来，我往回走。"远远望见，轻易就认出了彼此，我们加快步伐向对方走去，双手紧紧握在一起。"你没怎么变，就是没原来那么瘦，有了些白发。""你也没怎么变，还是学生时代的模样，"成存开心地说，"开始知道你生病，我好担心，害怕你接受不了，又怕你治疗太辛苦，熬不过来。今天见到你，看到你的笑容，我也放心了。""没事。罹患肺癌后，虽然治疗过程真的很痛苦，一开始治疗效果也不好，很快从ⅢB期进展为Ⅳ期，但都顺利闯过来了。这一年多来，我反倒是每天都在好好享受生活了，梦想中退休要过的诗情画意生活，统统提前享受了。"泡上两杯清茶，悠然坐在阳台上，聊着别后的生活，也回忆着一起在医院实习的美好时光。回忆着在佛山市第一人民医院时，一起去饭堂吃饭，偶尔能买到小小的罗非鱼，特别开心；不管值不值班，晚上都去病房看书，有患者需要处理就积极帮忙，我们认真努力的态度也获得了大家的认可，每次免费宵夜都给我们预留一份。还有护士请我们去她家吃番薯糖水，那股香甜美味还如此清晰，仿佛昨日时光重现。

这时，电话响起，邓斌快乐的声音响起："妙容，今晚我也过来三亚。我已经下了班，准备去高铁站了。不过，我明天一早要回海口上课，就不能陪你了。我过来应该有些晚了，直接去吃饭的地方找你们。""这样奔波太辛苦了，下次我专门去海口找你好了。""我一定要过来见见你的，没事，我在高铁站附近的酒店住一晚，明天最早的高铁，不影响的。""那好，毕业后我也没见过你了，很想见见你。路上小心，晚上见。"同学，朴素而真诚的称呼，却最充满情谊，这无关乎成败得失，是一生一世的情缘，同学的情深让我特别感动。

三亚的同学安排在美丽的海边吃海鲜。温柔的海风，一望无际的大海，友情满满的聚会。虽然久未见面，但我们依然有说不完的话，丝毫不会冷场。大家频频地举杯畅饮，酒精过敏不能饮酒的我，也被欢声笑语所醉，以茶代酒，随意自在地碰杯欢谈，灯光酒杯映照着我们无拘无束的笑脸。我们一起追忆如烟的往事、校园生活的种种美好、同学的种种趣事，重温那充满梦想的花样年华，重温一同走过的日子，温馨如昨。快乐的时光总是跑得这么快，夜已深，原本座无虚席热闹非凡的地方，不知何时突然只剩我们一桌了。在充满情谊的欢聚后，又要依依惜别。互道珍重然后各奔东西，为未来而努力，祝福不同的人生，友情的芬芳将给我们平淡的生活增添一缕和煦的阳光。

虽然昨晚很晚才睡，第二天依然早早地起床。一起去自助餐厅吃早餐，我依然胃口极好，吃了很多，把成存也吓着了。"你这么能吃啊？比我多吃了很多倍。""喜欢的东西就多吃啊，海南的水果我真的抵挡不了其诱惑。现在的日子过得可随性了，不喜欢吃的东西就不吃。肉类基本都不吃了，我从小到大都不太喜欢吃肉，天上飞的山里跑的都不吃，真不知我的前生是不是尼姑呢。""要多吃些蛋白质，增加营养，这样才有打仗的资本。""水里游的和鸡蛋我是吃的，营养不会缺的，只是饮食更清淡了。""那就好，一定要爱护好自己，一定要好好的。""好，一定。""好好的"是他对我最大的期盼，也是我回应他的最好的承诺。

优哉游哉地享受完早餐，我决定陪爸爸妈妈去南山文化旅游区拜拜南山海上观音。成存把我们送到旅游区门口，就要回去上班了。我们依依不舍地告别，不知何时能再会。进入景区，抬头远望，全世界最高的海上观音圣像巍峨壮观。环绕一周，正观音的一体化三尊造像宝相庄严，面相慈悲。三尊观音手中分别持经、持珠、持莲。"持经"观音菩萨是表"心"，以般若启众生智慧；"持珠"观音菩萨表现"众生念佛，佛念众生"同等同体的慈悲精神，体现观音的解脱德，达到大自由、大自在的境界；持莲观音菩萨体现观音的法身德，表现观音的清净和六根圆通。仰望观音圣像，深深感受观音菩萨的大慈大悲，她衣袂飘飘踏海而来，度众生脱离苦厄。一直信奉观音菩萨的妈妈虔诚地拜了观音，祈求全家健康平安。然后到处走走坐坐，我又很耐心地给他们讲讲墙上的"心经"，内心充满了喜悦。中午享受了精致的素食，喜乐的一天就这样慢慢地度过。

随后的几天，我们就在酒店闲适地到处走走，每天笑容如花的我，也洗去了爸爸妈妈心中的烦忧。他们是我最珍惜的人，我不能让他们哭，不会让他们落下眼泪。即使人生有再多的不如意和无奈，我也会笑着去面对和接受，慢慢陪着他们，让他们每天都由心而发地满带欢笑。

❖ 高速路上的彩虹

人生可能就是这样，当觉得明天永远都会到来时，对每天都不会特别在意。可是，当感觉明天随时可能戛然而止时，把每一天都当作人生的最后一天时，对每一寸光阴都特别珍惜，希望剩下的时光我能好好陪陪家人，尽到做女儿的孝心，尽到做母亲的责任。当然，我也希望一有机会就陪着爸爸妈妈到处走走逛逛，看看天下的美景。

2016年，趁着五一假期，一早出门去看海。我提前准备了茶水零食，用微温开水泡绿茶，茶味保持很长时间不变。一上车，快乐的旅游就开始了，就算有些堵车也毫不在乎。以平常之心，品杯中清茶，享惬意时光。闲话家常，得半日之闲。一路欣赏蓝天白云，如诗美景。车在高速公路上奔驰着，突然看到一道美丽的彩虹，好幸运、好神奇。中途经过一个环境简单自然的农庄，品尝了简单地道的美食，其实越简单、越自然才越好。中午在酒店美美睡了一觉，傍晚时分，夕阳西下，海风阵阵，风光无限。悠闲自在地陪父母坐在海边，吹着海风，看着低得似乎触手可及的闲云。蓝天大海，水天一色，彩云满天，美得让人不舍离开。直到一弯月牙升上天空，明亮的月光，满天的星星。

幸福不过如此。

❖ 陪爸爸妈妈的清远美食之旅

经历了这么多，直面了死亡，才更加地珍惜生命，用生命最深处不屈的意志，百折不挠的积极心态，坦然面对一切的一切，美丽、知性、优雅地活着，真实地活着，更加真诚地面对生活，享受生活的每一刻。更加珍惜陪伴家人的时光，快乐地活着，为自己，也为流年中为自己深情守望的人，倾其一生，用微笑换取岁月静好。

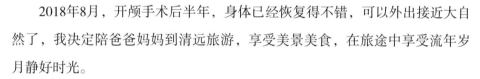

2018年8月，开颅手术后半年，身体已经恢复得不错，可以外出接近大自然了，我决定陪爸爸妈妈到清远旅游，享受美景美食，在旅途中享受流年岁月静好时光。

早上，同样早起的爸爸妈妈和我，到北江边散步、闲聊。夏日的清晨，丝丝凉风迎面吹送，两岸百花盛开，杨柳依依，朝阳才悄悄地探出红红的脑袋，多彩的霞光随意涂抹天空，如诗如画。清远的城市建设令爸爸妈妈赞叹不已，整个格局大气、上档次，江边绿道上下三层并排而建，宽敞舒适，政府真正为老百姓办了好事。小城市的生活，休闲舒适，有人在江边跑步，有人在垂钓，有人在江里游泳，各自精彩。我就这样陪着爸爸妈妈，牵着他们的手，感受着当地的氛围，时不时给他们递上我一早准备好的清茶。走累了，就在江边光滑的石板靠椅坐一坐，闻着花香，远望慢慢驶过的船和水中奋力游动的人。时不时当当摄影师，让爸妈摆好姿势，给他们留下美好的照片，他们开心，我也开心。太阳挂到高空，我们也回到酒店，享受美味的自助早餐。

下午时分，我们和朋友一起往码头出发，准备坐船游览美丽的北江，在船上品尝美味的河鲜，朋友是美食家，已经一早安排了很多新鲜的食材。车子穿过堤坝，走过林间石板路，到了码头，我扶着爸爸妈妈走上轮船，坐在船上看风景。旁边的船刚捞上一条肥美的鱼，朋友走了过去，没多久带着鱼儿回到船上。船开动了，两岸青山碧绿，倒映在烟波荡漾的江上，晚霞满天，落日的余晖很美。和风拂面，无比舒畅，如此美景，让我沉醉，正是"两岸青山天外天，一江碧水往东流"。船往回开时，船家已经给我们准备好丰盛的晚餐，满满一大桌，虽是家常菜，但都美味无比。杂鱼豆腐瓜汤，雪白如奶，鲜美可口，忍不住喝了一碗又一碗；北江的小河虾，美味无比；他们自家养的清远鸡是妈妈的最爱，鸡味十足；刚捞上的鱼蒸得火候刚刚好，鲜嫩美味，正是我喜欢吃的。吹着河风，品尝着美味，闲聊着趣事，道遥自在，简单闲适。人世间太美好，不舍离去，好好活着，带着爱和感恩，就是极致的美好与幸福。

❖ 团团圆圆过春节

2016年2月，年关渐近，我患癌后即将迎来的第二个春节，自己状态很好，逃离死亡线，又赚了一年，心中满满的感激和感动。单位领导同事还关心着我，在这样的阴冷雨天，专门跑到番禺来看望我、鼓励我，送上鲜美的水果和节日的慰问，祝愿我早日康复，让我感到特别的温暖，特别受鼓舞，生病的我没有被遗忘。我也将在逆境中，打开自己的心结，不负众望，争取最大胜利，早日回归工作岗位，回归我用心努力的事业。

儿子放寒假回家了，有儿子在家的日子过得特别有滋有味。懂事的儿子每天陪我上山锻炼，我练功时，他就在山道上跑步；歇息时，他有时会弹些悠扬的吉他曲；有时就不停地谈论他在学校的种种趣事，也谈论他自己的不足以及高考失利对他内心的冲击。大学新生活开始，考学的失利让他更努力，始终相信自己不放弃付出努力就有收获。一个学期下来，他在卓越班成绩名列前茅，良好的基础让他更得心应手，他还参加了学生会和课外的科研等，真为儿子自豪。锻炼完回家，我们一起在阳台吃早餐，儿子还不忘给我煎了一个荷包蛋，一定要我多增加营养。

早餐后，儿子在家自己学英语，我就窝在沙发上看看闲书，品读诗词歌赋，听听轻音乐，或者练练古筝，让自己沉迷在悦耳的古筝声中，所有的烦忧也随琴声飘散。午后，儿子在学习，我则发挥我做点心的天分，变着花样给他做各种满屋飘香、可口诱人的点心，配上一杯淡淡的香茶，一碟精致的水果，度过休闲幸福的午后时光。

上帝为你关上一扇门，必然为你打开一扇窗，世上没有完全的绝境，得失只是一念间。以往的岁月，我哪能闲在家里为儿子做点心？哪能真切地体味简单的幸福？塞翁失马焉知非福，生病对我并不全是坏事，即便给了我许多的艰难，但也提前赠予我很多好事，让我更清晰、更有智慧地思考人生，比以前更容易幸福快乐。

快过年了，该是家里大扫除的时候了，儿子主动帮忙搞卫生。我负责不用爬高爬低的地方。长得高真是好，关键时刻尽显优势，儿子搞卫生都不需搬凳子垫脚，轻轻举手就把家里的门都抹干净了。就算拆洗窗帘、抹窗也就用一张小凳子，一切轻松解决。和儿子一起合作做家务，是非常幸福的事。

新年在喜庆中如期而至，小区热闹非凡，到处干干净净，不甘落后的鲜花也热情地怒放，大家都满面春风，喜气洋洋。我和乖弟弟负责贴上新的春联，祈愿大家健康平安。傍晚时分，爸爸妈妈两位大厨还在厨房忙得不可开交，他们是最佳拍档，配合默契，我们只有打打下手，做些没技术成分的活，抹抹桌子、洗洗菜等。不一会儿，一份份美味佳肴就陆续上了桌，当然有爸爸的拿手好菜潮汕卤鹅、妈妈最拿手的发财就手、清蒸鳜鱼，当然也少不了盐焗鸡和鲜美的虾等，令人垂涎欲滴。全家团团圆圆，围坐在一起，吃着爸爸妈妈精心准备的拿手好菜，品着香茶美酒，细数家常，尽享天伦之乐。碰杯声、欢笑声、祝福声交织成和谐的新年交响乐。

吃完晚饭，全家围坐在一起，吃糖果、剥瓜子，家里的桃花应时而开，一朵朵娇艳欲滴，紫红的蝴蝶兰高雅地舒展，绿叶衬托着一颗颗金黄的橘子，正是一年好时节。到了快十二点，周围便成了烟花爆竹的世界。烟花五彩缤纷，争奇斗艳，把节日的夜空装点成多彩的海洋。很多家庭都燃放一大串的鞭炮，响彻云霄，新的一年热热闹闹地开始了。

大年初一，好朋友做伴，全家到顺德均安休闲游。阳光灿烂，春意盎然，一路通畅，我们很快到达目的地，在清静的森林公园的林荫小道上，慢慢地走，谈天说地，有好朋友、有家人一起，就是最好的风景。中午，不爱吃肉的我，也忍不住陪大家一起，去品尝"舌尖上的中国"推荐的"均安蒸猪"。顺德在美食上真的做到极致，特别简单普通的食材，都能做得如此色香味俱全。晚上我们在湖边散步，周围宁静空灵，弯弯的月牙，满天数不清的星星，像极了儿时的风景。

第二天去江门爬山，和平方相聚在"小鸟天堂"，走了一上午也不累，平方见我身体恢复得这么好很高兴。健康有体力是多么重要，这么简单的道理，曾经的我，却完全不懂，只是为事业而拼命奔跑，累了也不懂停下来歇歇。在病恹恹时，别说走一上午、享受美景和友情，一切都是浮云，只剩下为了活着而克服种种艰辛。其实，任何事情都不值得牺牲健康去追求，罹患晚期肺癌的我，为了和癌症打一场温和的持久战，为了能最后取得胜利，终于学会放慢自己的脚步，改变了生活的方式，拥有把一件简单的事情坚持到底的决心和智慧。

大年初五，儿子主厨，准备全家十二个人聚餐的饭菜，我在边上陪着，和他说说话，需要时也给他提一些建议。我以前工作忙，儿子读小学时，寒暑假他都要准备我们两人的午饭，常常是一肉、一菜、一汤，还常常会加些小点缀。不管多么疲惫，回家吃到儿子精心准备的午餐，所有的辛苦都无影无踪，只有满满的幸福。儿子的学习也一直不需要我操心，小小的房间放着两张大书桌，我在看文献、做讲课PPT、写文章和基金申请书等，他自己做作业和看书。他的人生始终要他自己负责，我也不知道还能陪他走多远。看着他的努力、他的爱心、他的坚持和自律，我也心安了。黑格尔说，世上大概有两种人："一种人毕生致力于拥有，另一种人毕生致力于有所作为。"一心渴望拥有，一旦没有达到目的，就会失落、痛苦和绝望。心无旁骛，专心于事业的追求，就会忘掉许多烦恼，找到许多努力过程中的快乐。默默耕耘的人其实是最有智慧的人。希望未来的他，可以快乐地追求自己喜欢的事业，对社会有贡献、能自食其力。第一次准备一大家子的晚饭，儿子还是有压力的。但我也不想影响他，只是陪着他闲聊，有时帮忙打打下手，经过两个多小时的奋战，终于上了满满一大桌的菜。全家围成一桌，在欢声笑语中享受美味，其乐融融。儿子的第一次"作品"获得一致好评，味道真不错，自然实现了光盘行动。

❖ 罹患癌症的第五个春节

时光荏苒，转眼到了罹患癌症后的第五个春节，还能在世间享受一切的美好，我内心充满了感恩感动。一转眼，多发脑转移开颅手术也已经一年了，这中间经历了许多：手术完的一个多月，整个人性情变了许多而不自知，爸爸妈妈只能默默流泪，和我妹妹说："为什么你姐姐完全变了，以前性格那么温和？"一段时间右手僵硬，思维也不对，不能正常写字，偶尔写字也写得七扭八歪的；发信息也没法表达，写出一串乱七八糟的文字，别人根本不知道我想说啥；手术伤口很长时间反复渗血，愈合得不好，又经历了两次伽马刀手术的折磨，整个脑袋疼痛难忍。很幸运自己依然健康快乐地活着，感恩我的主诊医生，感恩生命中的贵人，感恩他们无条件的帮助、支持和陪伴，用温情融化所有的艰难苦痛。也感谢自己的坚持不放弃，没有人能够抛弃谁，只有自己能够抛弃自己，生命是自己决定的。尽心尽力做好自己，努力无悔，尽心无憾，用微笑换取岁月静好。

或许人生本就如此，只要自己足够坚强、有足够的渴望和足够的耐力，老天爷就会在全是墙的地方给你开一扇门。只要自己不放弃，仍然在奔跑，所经历的一切，幸福也好，痛苦也罢，都将成为生命的一部分，成为力量的来源。

早上起来，春雨绵绵，经过一夜风雨的冲洗，天空美丽通透。我撑着伞，到后山漫步锻炼，人烟稀少，空气清新，鸟语花香，诗情画意，心情舒畅，做喜欢的事，哪管风雨。锻炼了两个多小时，回家吃早餐，闲坐阳台听雨声，好朋友送的鲜花散发着淡淡的清香，几瓶水培绿植生机勃勃；睡莲也款款地舒展绽放，露出灿烂的笑脸，楚楚动人。好朋友说："有鲜花有音乐，有书籍有诗词，有好友有家人，还有一杯清茶，就是人间最美最大的享受，满满的幸福。"有爱的人生，不畏艰难险阻。

在我们老家，大年三十也是拜祭祖先的日子，爸爸妈妈一早就准备了丰盛的酒菜拜祭祖先，我和先生、儿子则去花市采购年橘和鲜花，花城浓浓的年味就在逛花街中。我们捧回了一棵大大的桃花，"春暖桃花径自开，开怀欢笑报喜来"。花在笑，人在笑，一片快乐的海洋，还有各种各样的小盆花，相互映衬，美不胜收。

大年初一，依旧春雨绵绵，全家一起去大夫山森林公园感受节日的气氛。进了大门，南北主干道上，两旁一排排的榕树挂满了灯笼和彩带，喜气洋洋；我们到得早，行人很少，儿子撑着伞，我黏在儿子旁边，边走边聊，突然，我们被中心花园深深吸引了，各种鲜花尽情怒放，桃花、玫瑰花、菊花、海棠、兰花、银柳，红的、紫的、黄的、粉的、橙的，争奇斗艳，浓浓的花香在空中弥散轻飘，还有我们的笑声，一起传递着春天的信息。感恩所有的爱，感恩生活温柔相待，愿此生，遇见更好的自己，更好的山水，更好的人。雨还在飘飘洒洒地下，漫步到山中无人的小径上，满山的绿树露新芽，百花争开放，小鸟齐欢鸣，松鼠俏皮地跃来跃去，远山仙雾缭绕，清静闲适。我们就这样慢慢往山上走，感受大自然的美好。

晚上我们第一次组织了家庭新年音乐会，晚饭后，大家就乐滋滋地准备。儿子买了小灯笼、彩灯和气球，把家里装饰起来，弟媳在准备抽奖的箱子和红包，做主持的小侄子在认真地确认节目单，小侄女准备好了相机，捕捉每个美好精彩的瞬间，我把古筝摆到客厅，调整好位置，准备演奏一曲《小鸟朝凤》，妹妹准备了一曲《渔舟唱晚》，爸爸妈妈准备清唱，儿子准备贡献出他最拿手的吉他曲。每个人瞬间都成了明星，尽情地表演。爸爸妈妈唱歌时，自然而然地成了大合唱，打着节拍伴奏，来一段伴舞，掀起了一个小高潮。当然，最热闹的环节是抽奖，欢笑声不断，爸爸妈妈作为抽奖嘉宾，每次我们都在喊着一等奖，希望把一等奖给喊出来。最后的环节，自然是家庭合照，一家人团团圆圆，健健康康，就是最大的幸福。

好好活着，快乐地活着，是我不可推卸的责任。只有自己健康地活着，内心充满欢喜，才能把欢喜带给别人。内心蕴藏着慈悲，才能把慈悲带给别人。

我和儿子

❖ 依依不舍

2014年八月初的周末，我们一起到珠海度假，让美丽宁静的城市彻底放松我们的心情。周一就要回医院复查了，身为医生的我，内心也有满满的忐忑，不知道结果会如何。既然未来不可知不可控，暂且好好享受当下的美好吧。快乐的时光总是过得太快，两天时间一晃而过，该是送宝贝儿子回学校的时间了。他进入了重要的一年，不管未来我将如何，希望他都能坦然地接受，顺顺利利，开开心心。分开时大家都依依不舍，一种说不出是感动还是别的情绪在心中弥漫，眼泪情不自禁地滑落。一直看着儿子走入校门，慢慢消失在校道的深处，看着校道的目光一直不肯移开，在学校门口站了许久，直到先生忍不住把我拉走，我还是一步一回头。

❖ 有爱的小点心

2015年，宝贝儿子的物理竞赛终于结束了，进入了高三全面迎接高考的状态，每周六下午也可以回家了，周日再回学校晚自习。周末有宝贝儿子陪着，分享他学校生活的点点滴滴，生活充满了乐趣。所以，每个周六的早上，我会逮着先生早些起来，吃完早餐，开车到萝岗的创业公园，在公园散步，等儿子下课接他回家。每一次，我都会早早站在学校门口，等帅气的儿子潇洒地走出校门，和儿子闲聊各种趣事，但基本不谈论我和疾病的事，我清楚地感受到儿子还在逃避这个问题，而我也不愿去打破在一起的美好时光，珍惜和儿子在一起的分分秒秒。有一次突然想，儿子每周回家，为何不给他做些点心、肉干什么的带回学校吃呢？也可以做些蛋挞之类的在家喝下午茶。说干就干，先生马上出去帮我买烤箱、电子秤、电动搅拌器、面粉、坚果等。我本来就很会做菜，有做菜的天分，加上实验室做科研的专业水准，做些点心之类对我来说简直轻而易举。第一次做蛋挞时，好朋友一家子正好过来做客，站在门口就大声说："好香啊。"我给他们冲好茶，蛋挞恰好可以出炉，给他们端出满满一碟蛋挞，酥脆的挞皮和嫩滑的蛋馅，把他们吃得停不了口，啧啧称赞。好朋友的先生是在澳门工作的，夸张地说："澳门那些名牌点心哪比得上你做的，要是你去澳门做点心，那些点心店都得垮掉了。""好呀，那我就去澳门开家点心店好了，不要浪费我的天赋和能力。"我打趣道。有了这次成功的展示，我信心爆满，每周给儿子做不同的美食：浓香有嚼劲的牛肉干，味道别致的猪肉干，黄油飘香入口即化的坚果饼干，有异国风味的酥脆蔓越莓饼。边吃零食边聊天，是儿子紧张学习的放松，我也重新找回制作美食的幸福感。儿子回学校时，我用密封盒装几盒自己做的饼和牛肉干给他带回学校，他会邀请邻座的小伙伴一起分享，大家都被美味吸引，以至于儿子有同学说："我们以后就算忘了嘉兴，也记得嘉兴的妈妈，做的东西太好吃了，哈哈，我们现在最盼望嘉兴从家里回学校了，嘉兴太幸福了。"儿子打电话和我说："好妈妈，我的同学都盼着我从家里回学校，带回来的东西一下就被吃光了，他们都很羡慕我。"语气中充满自豪和小幸福。

❖ **给儿子的家书**

　　我第二次同步放化疗治疗结束前一周，学校组织了高三学生成人礼。我提前一晚给儿子写家书，几千字的家书，融入了一位母亲无限的爱，也有一位母亲满满的愧疚，字字泪下，滴在信笺上，慢慢化开，成了一朵小花。

亲爱的嘉兴，妈妈最爱的宝宝：

　　今天是你成年的日子，是一个非常重要的日子，爸爸妈妈祝贺你！过了今天，你将长大成人了，成为一个真正的男子汉，你将负有更多的责任，要对自己负责，对家庭负责，对社会负责。能够和你一起度过这个重要的时刻，妈妈无比激动、感动，希望未来的日子，妈妈能陪你度过一个个重要的人生时刻，能够继续分享你人生路上的点点滴滴。写到这，不知为什么，妈妈已感动得泪流满面，千言万语竟不知从何说起。

　　时间飞逝，但十八年来生活的每一个细节，妈妈都记忆犹新。一九九七年五月的那个夜晚，或许只是在妈妈肚子里踢踢小脚、翘翘屁股已满足不了你的好奇心，随着一声啼哭，你迫不及待地提前来到这个精彩的世界，让妈妈幸福无比。每次抱着小小的你在怀里，看你幸福满足地吸吮着妈妈的乳汁，两只小手轻轻抱着妈妈，妈妈边抚摸你边想，一定要做一个最好的妈妈，给你最温暖的家。在你十个月时，终于不得不给你断奶了，你饿得呱呱叫，哭得声嘶力竭，就是不肯喝牛奶，妈妈也陪着掉泪，很多次都忍不住想要重新给你喂奶，但总有断奶的一天啊……在你十一个月时，妈妈要做住院总医师，不得不送你回韶关，将近两个月才能去看你一次，还记得奶奶抱你在楼下等妈妈，虽然路灯很暗，看到妈妈，你还是咧开嘴笑着扑过来。可是，第二天中午在你熟睡后，妈妈又不得不哭着偷偷溜回广州，留下睡醒后哭闹不已的你。

在你还在读幼儿园大班时，妈妈丢下年幼的你，远渡重洋去美国学习，虽然妈妈的房间贴满你的照片，但妈妈真的好想你，好想每天都抱抱你，陪着你；知道你扭伤脚，不能走路，只能在地上爬，妈妈心如刀绞；听你说"为什么盈盈、睿睿都有妈妈陪着，我却没有，要借姨姨给我喊一下妈妈"时，妈妈泪流满面；每次打电话，你说"妈妈你马上回来，你已经坐飞机在天上飞"时，妈妈恨不得立马飞回家。妈妈终于学成归来，当妈妈推着行李出来，看到你举着自己写的"欢迎妈妈回来"的标语，穿着脏脏的校服，戴着脏脏的红领巾，背着脏脏的书包，那一刻，妈妈哭了。"对不起，宝宝，妈妈真不应该为了做一个出色的妈妈，在你还那么小的时候，就没好好照顾你。"可是，你一直是一个特别懂事的孩子，懂事得让妈妈心疼。2008年，我们家喜事连连，你以优异的成绩考上二中的尖子班，妈妈获得了博士学位，取得了主任医师的资格，我们一起去了丽江，玩得很开心。那时，妈妈骑着大马，你骑着小马跟在妈妈身后，好幸福。

天有不测风云，今年三月份，妈妈体检发现了肺癌，那一刻，妈妈脑海里一片空白，眼泪哗哗而下，妈妈真的害怕因此离开你，离开了外公外婆，怕你回到家没有妈妈陪你闲聊，给你煮可口的饭菜，怕你在想给妈妈打电话时，却已没有可拨的号码，虽然妈妈知道你是一个坚强勇敢的孩子，依然会幸福快乐地生活下去。也正因此，妈妈勇敢地接受了上天给我的考验和挑战，为了你，为了外公外婆，为了所有的家人，为了所有爱我的人，为了我的患者，妈妈一定要好好的，妈妈也相信，妈妈一定会好好的。谢谢你，宝宝，是你给了妈妈勇气和力量。你是妈妈这辈子最大的成功和骄傲。

在你以后漫长的人生道路上，一定会有成功和失败，会经历各种酸甜苦辣，妈妈作为你的好朋友，给你提几个建议吧。

首先，身体是革命的本钱，不管你做什么事，都要把身体健康放在第一位，要有健康的身体，健壮的体魄，任何事都不值得以牺牲身体为代价。有了健康的身体，才能有成功的事业，幸福的生活。

第二，要学会坚持，这一点妈妈相信你一定能做好。这世界，天上不会掉下馅饼，只有付出十分的努力，才能有十分的收获，只要是你认为对的，只要是你选择的目标，就一定要努力去奋斗。当然，在你努力的过程中，也要时时感受身边的美好事物，学会享受生活，这样，就不仅仅是"吃得苦中苦，方为人上人"，而是快乐地享受奋斗的历程和成果。

第三，一定要乐观自信，一个对自己都没信心的人，别人怎么可能相信他。只有乐观、自信，你才能最大程度地发挥自己的聪明才智，才不会被外界所干扰，才能丢小利而成大事，抓住一切机遇成就自己。

第四，你一直是一个有爱心、懂感恩、宽容的好孩子，这一点将是你以后人生路上的宝贵品质，一定要继续保持。

嘉兴，妈妈的乖宝宝，在你以后漫长的人生道路上，不管你面临着欢乐或痛苦，成功或失败，请记住，家永远是你最温暖的港湾，爸爸妈妈永远是你最有力的后盾，对你的爱永远都是没有任何条件的，我们永远都会在跑道旁为你呐喊加油，受了委屈或是累了、困了，记得回家，让爸爸妈妈替你分担。不管你成功与否，你都是妈妈最爱的宝宝。妈妈只希望你能永远健康、幸福、快乐，做一个对社会有用的人。

一起度过的日子，是我们最美好的回忆，让我们一起去创造更美好的未来。

再一次祝贺你。

爱你的妈妈

2014年11月22日

想到不久的将来，儿子可能再也没有妈妈的陪伴，不能分享他生活的点点滴滴，禁不住泪流满面。

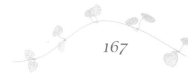

在学校的成人礼上，我被现场的气氛深深地感动，看着阳光、帅气、高大的儿子，希望我的乐观自信能永远陪伴他、鼓舞他，希望他永远健康、平安和快乐，做一个对社会有用的人。成人礼后，学校组织我们攀登苏元山。两个多小时烈日下的登山运动确实很累，特别是我还在放疗中，这次治疗本身就特别辛苦，白细胞已经很低，有些气喘，但还是陪儿子登上了最高峰。我特别享受全家互相鼓励、互相扶持的幸福感觉。

❖ 儿子的选择

2015年高考后，儿子有更多时间在家陪我，帮忙做家务。每天吃完饭，他都把碗洗得干干净净，我则站在旁边陪他说话，其乐融融。洗完衣服，他也主动晾衣服，长得高的他，晾衣服时也不用晾衣杆，手一抬就把衣服挂上了。学习成绩还不错的他，还组队当家教，自己拍宣传视频，忙得不亦乐乎，他认真耐心温和的态度非常受欢迎。儿子一周有几天要出去帮人上课，这时我也继续以美丽的心情开始美好的每一天。

终于等到高考成绩公布的时间，儿子一夜未眠，我也一夜未眠，焦急地查看成绩。成绩一直很好的儿子遭受小小的挫折，有些小小的失落，不知道是不是我患病影响了他高考的发挥。其实，在每一个阶段，努力了就好，幸福快乐比什么都重要，更何况只要实力在，到哪都会发光，暂时的挫折算不了什么。只想对儿子说："高中毕业了，在人生旅途上，只管继续朝着理想快乐地奔跑，继续做一个善良、正直和有责任心的男子汉。你永远是妈妈的骄傲，妈妈永远支持你，给你喝彩。"

该是填志愿的时候了，好男儿志在四方，儿子去哪读书我都会无条件地支持他。但有孝心的儿子还是希望在广州读大学，周末有空可以回家陪陪我，所谓的"父母在，不远游，游必有方"。我自然尊重儿子的选择，他只能在中山大学和华南理工大学之间做选择了。虽然需选择的学校不多，填志愿仍是很费神费心的事，他是否学医我都没意见。能够陪儿子为填志愿纠结，也是一种莫大的幸福，感恩上天对我的眷顾。看儿子按下确认键，最终选择去华南理工大学读工科，我觉得一下子轻松了。就像我当初选择中山医科大学学医，成为我们家族学医第一人，儿子也希望走出一条自己的路，选择学与物理相关的工科，成为我们家学工科第一人。在不久的将来，希望儿子开始新生活，健康快乐地学习，开辟一片新天地。"宝剑锋从磨砺出，梅花香自苦寒来"，坚持不懈努力。我会永远为他呐喊助威，永远支持他，做他坚强的后盾。

❖ 我们快乐精彩的暑假

儿子高中毕业的暑假精彩纷呈：做家教、做家务、考驾照，当然也少不了毕业旅游。和不同的同学结伴游，走了不少省份，看了美丽的风景，更重要的是一大帮同学在一起，尽情地欢笑。当然，儿子也不忘陪他的妈妈休闲游。我们一起去欣赏满天朝霞，满山绿树；一起去享受山里人的快乐时光，静看黑魆魆的远山，虫鸣声声，伸出双手，萤火虫在轻轻飞舞，仿佛记忆中青春岁月的风景。我们也会一大家子出游，上有老下有小，一路欢声笑语不断，感觉这是我人生最充实、最幸福的日子。我们还第一次坐游轮出海游，在游轮上，不喝酒的我第一次调鸡尾酒，竟然很受乖弟弟和儿子捧场。大家一起健身，然后享受休闲的下午茶时间。最难得的是，在海上，完全没信号没网络，只有海浪声和欢笑声，在繁忙的工作后，过过简单的日子，真是难得。

趁着假期，乖弟弟和儿子他们一起陪我换个环境，到香港去逛逛、吃吃，开心自在逍遥游，每一天的简单生活都充满诗情画意。到香港的第二天，弟弟他们去海洋公园玩，我不想去人太多的地方，而且封闭的环境也不适合我，就一早和儿子去海边逛逛，玩玩当时很时髦的Pokemon GO游戏。这游戏是实景游戏，要在实景中抢道具、捉精灵，香港才发行几天。我平时也从不玩游戏，但和儿子配合玩游戏又另当别论了，那是非常开心快乐的事。而且，这游戏还是挺吸引人的，据说有人捉精灵捉到白宫去了，还有人冲到警察局里捉拿特殊的精灵，很有挑战性，很好玩。毕竟这是我初次接触的领域，水平自然不怎么样，但胜在比较虚心，儿子也教得耐心，终于有所收获，我也捉了两只精灵，抢了些道具，胜利的喜悦无可言表，我笑得合不拢嘴，仿佛回到无忧无虑的童年时光。

晚上我们几个人一起到大堂闲坐品茶。浪漫温馨的烛光，迷离梦幻的夜景，温暖柔和的歌声，浅浅细细的低语，精致的港式点心，美食与艺术的完美结合，一片宁静祥和。

❖ 儿子第一次开车的新丰之旅

儿子报到开学啦，祝愿儿子健康快乐，好好学习，不负青春，度过精彩的大学生活。我也会继续努力，让自己更优秀，做儿子的好朋友。儿子军训一周多时，我去看看儿子，在夏天烈日的照射下，儿子已全然像个非洲小黑人。和小黑人吃饭，聊聊他的军训生活，听他畅谈大学生活的趣事，对未来的种种计划和梦想，粗茶淡饭也甘之如饴。

小男生对机械的东西有天然的优势，儿子从小就对车特别感兴趣，高中毕业就去考了驾照。虽然练车的时间不多，但历经一年，轻松顺利地拿到驾照。周末，正好有空闲，就兴奋地想开车送我们去旅游。第一个目的地选择了新丰，这是先生的家乡，也是交通方便风景如画的好地方。高速公路特别顺畅，一路风光无限，美景如画。儿子新手开车，先生坐在副驾驶的位置指导，我就只好退居二线退到后排座。除了听听音乐、品品茶、看看风景，就是负责听儿子的指令，拍下美景。第一次上高速，儿子车开得很淡定、很平稳。

一路上说说笑笑，快乐的时光总是过得快，没过多久，就到了温泉宾馆。房间简简单单，但很干净，窗外是绵延的山脉，绿树葱葱，繁花似锦，鸟儿欢唱。中午到朋友的农家乐用餐，享用真正的走地鸡，美食很诱惑，看儿子吃得津津有味，我也特别开心。晚上我们到小山道散步，满天的星星，处处的虫鸣，和儿子总有聊不完的话。

为了儿子，我也得努力活下去。

第二天起来，自然少不了爬山去。我喜欢登上山峰，吹着山风，看走过的路，遥看远处的风景，有种一览群山小的感觉。儿子参加课外创新活动，有项目要忙着做，也就不管他了。山里空气清新，负离子含量高，山路很陡，非常的原生态，游客也很稀少，偶尔碰到一些登山者。先生在路旁终于找到了两个木杖，权当登山杖，上下泥坡感觉安全许多。爬了四个多小时的山，我汗如雨下，觉得神清气爽。"远听水音韵，近看瀑布云"，美景激发了我的诗情。在大自然的怀抱中享受快乐和幸福，真好。

❖ 人生无常

每个人只要还活着，就要感恩拥有的一切。我们的生命，是一件旷世艺术品，值得我们用心珍惜它、欣赏它。带着感激，全心全意把唯一的一次生命打磨成你喜欢的样子，这是给整个世界最好的回报。人生如此无常，生活有太多的不确定，你永远不知道下一秒会发生什么，也不知道会失去什么。虽然每个人最后都会死，虽然人生有经历不完的甜酸苦辣，有太多放不下的牵挂，也有很多的坎坷和越不过的无奈，但还是要努力地活着。因为一个人的离去，会给留下的人带来无尽的悲伤。

周末儿子回家，突然很伤感地说："我初中的语文老师去世了，怎么会这样？半年前寒假时，我们还在学校相聚，她带上五岁多的儿子，大家无拘无束地闲谈，特别的开心畅快。那时候她很健康很好呀！""是因为什么呢？"我拍拍儿子的肩膀问道。"她得了肺癌，治疗了半年，吃了很多苦，受了很多煎熬，还是走了，留下五岁多的儿子。"儿子说"肺癌"两个字时，声音有些停顿，我知道那是他内心深处最痛的语言。

我罹患肺癌两年多，儿子一直没法接受，也在努力逃避，平时偶尔说起我的病，他都急忙说："不要说，不要说。"我一直在努力让他接受，万一我哪天真的不得不离去，至少他不至于突受打击。这次他老师突遭不幸，对他内心冲击很大。"唉，人生无常，她还这么年轻漂亮，就这样永远离开了人间。"我感叹道。"后天我和几位同学去送老师最后一程。""应该的，愿你们老师一路走好，天堂没有病痛。"儿子和他的初中老师师生情深，一放寒暑假都会相约回到母校，去见见老师。他初中的语文老师是一位高雅美丽的潮汕女子，温和又特别有才气，对学生充满爱心，学生们都很喜欢她。或许真的应了"红颜薄命，天妒英才"。我心里莫名的压抑，起身走到窗前，遥望远方，秋已至，秋风秋凉秋不尽。有温度的治疗固然可以使生命延长，但很多时候终是阻挡不了患者的离去，只是让患者生死两相安。

岁月无惊自然最好，若遇变故、纷乱，也要有一颗处变不惊的心，一份进退自如的从容，别让外界沸扬之声盖过自己灵魂深处的声音。既然我的挑战已无法回避，那就坦然面对，接受挑战，尽最大努力，为了让爸爸妈妈心安，让所有的家人和爱我的朋友同学老师心安。努力了，不一定成功；但放弃了，就一定失败。

依然一早起来去爬山，竟然与彩虹不期而遇，好兴奋，希望美丽的彩虹给我带来好运。你的每一个努力，在不经意间，将收获上天赠予的惊喜。

❖ 华农紫荆花

儿子的大学生活特别忙碌，卓越班的学习压力本身就很大，他还参加了课外的科研活动，加入了学生会的志愿者管理中心部，周末也经常没空回家。周末正好先生有空，就问我："华南农业大学的紫荆花最近开得漂亮，要不要去看看花？""好啊好啊。顺便中午约儿子吃饭，被儿子'接见'一下。"先生知道我想儿子了，给我一个见儿子的理由，他自然清楚我醉翁之意不在酒。说走就走，我也不忘顺便给儿子带点吃的东西，就满心欢喜地出发了，想着很快会见到儿子，脸上忍不住挂满笑容。

到了华农校园，见到了许多为那绚丽的紫荆花而来的游客。远望遍野绚丽的紫荆花，听见花丛中飘出的一串串笑声，我情不自禁融入花的海洋，看满树各色花儿热烈地盛放，像一片片多彩的云霞。紫红的花朵，像一抹灿烂的晚霞；淡紫的花朵，绘出一幅幅写意的水墨画；而那脱俗的纯白花朵，简单纯净圣洁，像一个个脱尘的精灵。真心喜欢这些花儿，喜欢它们的美好和欢快，淡泊随和又生意盎然，恣意挥洒着生命的辉煌。走出梦幻的花海，自然忘不了买点华农酸奶，爸爸妈妈都喜欢喝。然后就直奔目的地，去华工等儿子吃饭了。

儿子还在实验室忙，我们就在实验室旁的西餐厅坐着喝柠檬水，看看校园的美景。终于远远看到儿子走过来，我赶紧起来，笑着迎过去。一见面就"勾肩搭背"聊个不停。两个多小时好像转眼即逝，儿子又赶着回实验室做项目，我也只好依依不舍地回家了。

❖ 儿行千里母牵挂

2017年，儿子的坚持和努力，终于取得一些小小的成绩，获得了国家奖学金，还获得了他们年级唯一公派瑞典交换的资格，不仅不需要交学费，学校还提供签证交通等补助。很快就要出发，虽然也有不舍，但我知道，儿子已经长大，要为理想而奋斗，该是我洒脱放手的时候了。既然儿子选择了，就希望他勇往直前，迎接挑战，快乐学习生活，让梦想一步步成真。我为儿子骄傲，为他加油，为他鼓掌。儿子平时较少煮饭做菜，最近积极学做各种菜。今天他第一次学做烤牛扒，味道真不错。由于儿子选修了瑞典语学习，要提前一个月左右去学校。儿子出发的这天，下着蒙蒙细雨，办好登机后，儿子给我一个拥抱，搭着我的肩，拍了合照，就向安检口走去。我依依不舍地看着他的背影慢慢消失在人群中，眼眶还是不争气地湿润了。儿行千里母牵挂，毕竟这是他第一次独自出国，以前去过很多国家，都是全部有人安排好，一起去游学。这次要转机，到了瑞典也没人接，拿着大件行李要自己去坐公共汽车。我挪威的朋友问要不要到瑞典的机场接他去学校，儿子很自信地说不用，他自己能搞定，不能麻烦人家。

一晚上我都睡得迷迷糊糊，开着手机，时不时看看儿子飞到哪里了。终于儿子给我发来信息，告诉我平安到达阿姆斯特丹机场，"妈妈，我到中转机场了。这里过海关很方便，好像一不留意就入了境，我已经到了转机航班的登机口，还有很多时间，我先到处逛逛，到了瑞典林雪平机场再给你信息。""哈哈，我看手机已经知道你到了阿姆斯特丹，坐那么久的飞机累吗？""不累，我坐的是紧急出口的位置，很宽敞舒服，还和空姐聊天了。""那就好，一路平安。"

飞机平安到达林雪平机场，这个机场虽然是国际机场，但非常小，每天只有一两个航班，下了飞机也没摆渡车，直接在机场步行去拿行李。儿子平安到达，我也放心了，但想着他人生地不熟，还要推着两个大行李箱去坐公共汽车，还是有些放心不下。

到了晚上，宝贝儿子和我视频聊天，我特别高兴。"妈妈，我已经报到，交了住宿费，办好手续，还去旁边的商场买了很多这几天的食品，已经在宿舍了。""宿舍很漂亮，房间外面是一片草地和树林，空气特别好，我在路上还看到双彩虹，太美了。"儿子滔滔不绝地说着，"我最后没坐公共汽车，打车了。""是吗？那也好，那么多行李，打车方便些。""我在机场遇到两个德国人，他们也是去林雪平大学读书的，我们就一起租车到学校，三个人平分，费用就不高了。""太棒了。""现在只有选修瑞典语的要开始上课，其他同学应该要九月份才到，整栋公寓几乎没什么人。""注意安全。""好的，妈妈，放心，我会的。"儿子已长大，把异国他乡的生活过得精彩丰富，我也心安了。

当初为了能有更多的时间陪我，哪怕只是周末陪我一起吃吃饭、聊聊天，宝贝儿子选择留在广州读大学，其实我是支持他去外面走走，学习更多先进的科学技术，但也支持儿子的选择，谢谢儿子为我留在广州读书，这份真情和温暖给予我力量。后来，儿子以优秀的成绩获得保研，留在华工读研究生。儿子一直是我的骄傲，他的坚强和担当也让我感动，希望儿子继续努力，成为更好的自己。抗癌路上，正因为有浓浓的亲情，让我能坦然面对生死，又无比珍爱生命，心安地面对种种挑战，永不放弃，每天都幸福快乐。亲情血浓于水，是不求回报心甘情愿的付出，是无时无刻发自内心的关爱，血浓于水的感情，是来自天性的。当然，还有我的老师、同学和朋友，我们是没有血缘关系的后天亲人，岁月沉淀下来真情，不是亲人，胜似亲人，情如至亲。

血浓于水的亲情

感恩血浓于水的亲情，给我无怨无悔的付出和爱护。我的弟弟妹妹在知道我生病的消息后都哭得泪人似的，一说起他们的大姐姐就泪如雨下。放化疗、开颅手术时，妹妹变着法子给我准备可口的饭菜，做好送到医院，细心地照料陪护我，包揽了我全部的家务，替我把家里整理得干净清爽，又陪我学古筝、学国画。我每天上山锻炼三小时，乖弟弟每天送我上山，再过来接我下山。一开始，走上坡时，走一步停几步，气喘吁吁的，有时还得弟弟把我拉上去。弟弟也时时抽空陪我游山玩水，投入大自然的怀抱，感受大自然的美好，与天地相融，人也心情舒畅。他变着法子让我开心，知道我爱大海，就带上爸爸妈妈，一起去三亚享受阳光和海滩。自从罹患肺癌后，我突然变成了家里的熊猫宝宝，每次回单位，弟弟一定要亲自开车送我，然后等我办完事，再到单位接我回家；弟弟没空时，弟媳也会接送我。一个曾经走南闯北的人，变成事事都不用操心，就这样接受着大家的百般呵护。有兄弟姐妹真是很幸福的事，血浓于水的亲情是无可替代的，是弟弟妹妹陪我度过那段艰苦的日子，让我完全没有后顾之忧，全身心地投入和癌症的抗争中。

❖ 姊妹花

我学了古筝一小段时间，有天妹妹来家里，我和她说："和我一起学古筝吧，很有意思的，古筝的乐曲很有韵味。""我怕学不会，我对音乐没什么感觉。""没事啊，试试呗，说不定你更有天分，只不过被埋没了。现在老师新开了基础班，我帮你报名吧。"妹妹在我极力劝说下，终于答应试试。两姐妹一起学习，真是很幸福快乐的事。妹妹上了两三次课，我悄悄打起了主意，要送她一个专属的古筝。这样，她就没有当逃兵的机会了，而且很想给她一个惊喜。正好我老师能找到专门私人定制的老师，古筝做得极好。我想既然是定制，就自己选择了图案，我选择了木质材料，亲自写一首送给妹妹的诗，让老师把它雕刻在古筝上，也把我们的姐妹情深永远留住。我花了两三天的时间，反复对文字精雕细琢，终于写下这首诗送给妹妹："闲坐疏柳下，抚琴和笛箫；清风萦秋岸，妙曲静江潮。花间依依语，携手步琼瑶；姊妹情深切，仰望月儿高。"妹妹特别喜欢这琴，音质很好，随手一拨，像深谷的幽兰，像叮咚的泉水，整个琴也设计得特别的简洁高雅。大家都笑谈："有姐姐真好。"我觉得有妹妹真好，可以一起做一些有趣的事，生活也变得多姿多彩。

总相信人与人的缘分，相信有些欢喜在不经意间就会飘到你眼前。我一直喜欢国画，想着六十岁前好好工作，尽一个医者的责任。六十岁退休后，可以开始享受梦想的生活。品茶丛林间，吟诗写词、弹琴作画到天涯。这是何等的洒脱飘逸、空灵悠远、淡雅如墨、飘然似仙。妹妹去幼儿园接小侄子，那时沈老师的书法国画工作室刚开张，正在派宣传单，妹妹接过来就急急忙忙塞书包里，没扔垃圾桶。她回家整理书包，随手放桌上。我无意中看到，打电话去询问。"我是零基础，以前从来没接触过画画，可以学吗？"沈老师很热情地说："可以的，你想学书法还是国画？""国画。""想学大写意还是小写意呢？"没学过画画的人，也分不清其区别，老师又很耐心地讲解了一番。"你可以找时间过来试课的。"虽然还未曾见面，但她的温和高雅，已经吸引了我，让我有学国画的冲动，我决定直接报名，约好上课时间，把我妹妹也叫上一起学，圆我们的童年梦。

第一次上课，见到老师的那一刻，我就清楚遇到对的老师了。沈老师人长得漂亮，气质也特别好。斯斯文文的，说话温柔似水。她给我们大概讲解了一下国画的分类、颜料等，就开始讲解兰花的画法。我特别喜欢兰花文雅、空谷幽兰的气节。第一次接触国画，从两株简单的兰花开始零的突破，虽然用笔粗拙，兰花的清雅悠然已经跃然纸上。我相信缘分，遇上性情相投的老师，学习喜欢的国画，一大乐事。本来学习国画、书法、古筝，在人生规划里是退休后做的事，现在提前享受其中的乐趣，不经意间就手握幸福。小时候在农村，哪有机会学画画。学生时代，家里条件不好，我又是特别自律懂事的人，饭堂吃饭都会尽量省，经常只是吃素菜省钱，爸爸妈妈已经很辛苦，不想增加他们的负担。偶尔有时间，只是会走很远的路，去看看免费的画展，对文人墨客的书画崇拜喜欢，每次都在展览厅里流连忘返。朋友说："早应该学画画去啊，画得这么好。你原来是潜伏在身边的国画才女。"其实现在学画画应该是正正好，不但有时间，而且画画是最好的心疗，让人的心可以静下来，提高免疫力，对身体有好处。

❖ 姐弟情深

我每周回一两次科室，检查一下研究生的科研进度，了解她们试验过程中存在的问题，及时给予解决。每次回医院，如果同学有空就会过来接我，没空我就得自己坐车回去。乖弟弟很不放心，怕我一个人走来走去不安全，怕我挤车太累。那时候，乖弟弟常驻成都，是他们公司的大区经理，负责江浙和四川的业务，事业蒸蒸日上，每周最多只能周末从成都飞回广州，周日就飞回去。骨肉情深，对乖弟弟来说，没有什么比他姐姐能得到最好的照顾和陪伴更重要了。他做了一个大胆的决定，放弃事业上这么多年奋斗所获得的一切，向全国总监提出辞职。他们公司的总监特别欣赏弟弟的工作能力和为人处世，也很惊讶弟弟为什么在各方面发展这么好的情况下辞职。"我姐姐病了，患了晚期肺癌，我要回广州照顾我姐姐。"说这话时，弟弟忍不住眼眶含着泪，但语气充满了坚定。"是因为这样啊，你回去照顾姐姐也是对的。你对姐姐真好，让人感动。但公司真的非常需要你，你各方面都这么优秀。你看这样好不好，不要辞职，把你调回华南地区负责，这样你也可以回广州照顾你姐姐。""那好，谢谢你。"这样，乖弟弟经过简单的交接后，回到广州工作。每次我回单位，除非出差，他都坚持要送我，然后接我回家，有乖弟弟陪着，真好。

❖ 走进人间仙境

2014年8月底，第一次放化疗后复查，达到了部分缓解，我感觉状态也恢复得差不多了，就想出去走走，真正融入大自然中。乖弟弟立即申请休年假，陪我到美丽纯净的九寨沟，一切都安排得尽善尽美，只希望美丽的风景带给我开心和快乐，在纯净的空气中恢复身体。即使我反对，不想花费太大，但弟弟为了让我更舒服轻松，还是刻意订了商务舱，让我可以享受更贴心的服务。这还是我第一次坐商务舱，在候机室，可以坐在软绵绵的沙发上，品尝各种美食，喝美味的咖啡，有优雅的空姐安排提前登机。上了飞机，他们贴心地送上一次性拖鞋，端上一杯香浓的茶，有丰盛的早餐给我们选择。我们随意地闲聊，很快就到九寨黄龙机场。飞九黄机场的飞机师真是水平高超，降落时雾很大，感觉飞机就是贴着群峰在飞。

终于到了美丽的童话世界——九寨沟，吹着冷冽的风，看着纯净通透的蓝天，仙雾缭绕的森林群山，真是大自然创造的人间仙境，太美了，人都醉了，只想融入景中。在开车去九寨沟酒店的路上，更是感受到大自然的奇妙。一会儿阳光灿烂，蓝天白云，一会儿乌云密布，倾盆大雨。经过无数的峰回路转，终于在崇山峻岭中，到达了风景如画的酒店。

第二天，欢快的鸟儿把我从甜美的睡梦中叫醒。伸个懒腰，拉开纱帘，富含森林气息的清新空气扑面而来。我穿着羽绒服，泡一杯淡香的绿茶，坐在阳台上，看着婆娑树影、绿意盎然的森林偶尔露点嫩嫩的太阳光的火红，看白雪茫茫的远山，天地无限辽远，宁静平和，尘世的烦忧和喧嚣在不经意间悄然抛尽。乖弟弟怕我太累，决定先在酒店的深林里散步吸氧。吃完早餐，我们在深山里漫步，路边随意可见一丛丛的蘑菇，就这样走走停停，优哉游哉，乖弟弟时不时给我抢拍了很多漂亮的照片，青山白雾蒙蒙，茫茫绿树衬托着飘逸的红衣，留下了快乐的笑脸。

我们充分休息了一天，第三天真正走进美丽的九寨沟。一进景区，我就被童话般美丽的世界迷住了，惊叹大自然的神奇，随手一拍，都是美不胜收的画卷。在充满原始气息的森林中，树木浓密高深，充满神秘的色彩，奇花异草争奇斗艳，浩渺迷离。我们真正实现了用脚步度量世界。顺着幽静的林中小道，看着清澈见底的湖水，日行三十多公里，虽然脚有点酸，但心情舒畅，也不觉得累。加上走路赏景的人特别少，累了可以随意坐在台阶上，喝水闲聊。

　　常言道"九寨归来不看水"，一点都不为过，九寨沟海子的湖水碧蓝澄澈，玲珑剔透，就像多彩的精灵，充满了灵动的水韵。蓝天、白云、远山、近树，倒映湖中。水上水下，虚实难辨。一湖之中鹅黄、黛绿、赤褐、绛红、翠碧等色彩组成不规则的几何图形，相互浸染。不知名的色彩斑斓的野鸭，自由自在在湖泊里戏水。一个个激流的瀑布从密林里狂奔出来，凌空飞落，雄浑壮丽，激溅起无数小水珠，化作迷茫的水雾，如梦如幻。

　　晚上回到酒店，乖弟弟也惊讶于我的耐力。我们在露天餐厅边吃饭边看民族表演，特别有味道。晚上自然要和儿子分享旅途的美景和所见所闻，儿子听说我一天之内走这么多路，有点担心，说："妈，你身体才刚刚恢复。这一下子走这么多路，真的没问题吗？三十多公里我怕都走不了，妈可要注意休息。""傻儿子，你妈是医生，会清楚自己的身体状况的，不用担心。你妈拍的照片是不是很美？""风景好美，妈妈更美，笑得好灿烂。""臭屁屁，这话妈妈爱听。但确实是好开心好放松。"

　　清晨鸟儿的欢唱又把我从甜美的梦乡中唤醒，伸个懒腰，忍不住先去阳台看看大自然的美景。吃完美味的早餐，我们又出发到九寨沟风景区。又走了二十多公里，在阳光灿烂的时间，九寨沟的山水又是另一番景象。不带一丝尘埃，纯净的蓝天，洁白如棉絮的白云，倒映在清澈见底的湖水里，如梦如幻。两天被美景环绕，而且是接近完美的风景，慢慢有些审美疲劳了。如果一直在这些美景中，或许就不会有惊喜，不会惊叹了，一切都当理所当然。就像我们每天握着幸福，每天能健康地工作学习，却不能自知，只当是平常。

　　两天的九寨沟风景区之旅，真的很幸运，把晴天、雨天和半阴半雨天的美景都享受了。去机场的路上，我继续欣赏一路的美景，有乖弟弟真好，不需要我一丝一毫的操心，只需傻傻地跟着他，像个受宠的小公主，就像小时候我带着他。我们快乐地回到广州，尽管没有通透的蓝天白云，还是感到亲切高兴。

和解，携手战斗

同是医生的先生工作很忙，但一有时间就陪我到山清水秀的地方走走，吸氧洗肺，融入大自然。周末有时间，也给我搬回各种水果、坚果，希望对我的康复有帮助。苦难让我们都成长，成为更好的自己，也让我们更好地互相包容，我理解他的压力、生活的不易，尊重他的选择，他也更努力，还时时为不能陪我而内疚，在家时尽量帮忙做家务，只要我开心，喜欢做的事他都特别支持。我们曾经渐行渐远，终于又重新会集，达成和解，携手去战斗，创造人生的精彩。

❖ 飘走的伤感

2014年4月我胸腔镜病灶切除术后出院了，离第一次的放化疗还有两周，先生知道我喜欢大自然，于是安排了顺德、珠海四天游。我们在顺德轻松住了两晚，每天睡醒，就穿着休闲衣服和先生去湖边散步，走累了就坐在湖边的石凳上，欣赏树木的倒影，闻着花香，听着鸟鸣。人生有时真是很奇妙，十多天前我还疲于奔命，每天都有干不完的活。现在，这些活好像天上的乌云，忽然散尽了，没有一丝云彩，只剩下暖暖的太阳，我全身心地投入了大自然，顺应了天道，竟然没有丝毫的伤感，只有当下的自在。当然也不忘和顺德的同学聚会，天南海北地闲聊，同学们鼓励我要坚强，努力去战胜癌症。有位同学，曾经患急性心肌炎命悬一线，在重症监护室抢救了两周才苏醒过来，强烈的求生欲望让她最后痊愈，拥有了更精彩的人生，大家都希望我能以她为榜样。

离开顺德，我们又开车直奔珠海。我对大海一直都有着深厚的感情，喜欢大海的一望无边、海天一色，喜欢海风拂面的清爽，喜欢大浪拍岸的雄壮，体会我最崇拜的东坡居士"乱石穿空，惊涛拍岸，卷起千堆雪"的豪迈。我们住的地方离海边很近，晚上和好朋友一起吃完饭，就到情侣路的海边散步。星夜似水，海风迎面扑来，飘起我柔软的细发，温柔地抚摸我的脸庞。浪花层层，海浪声夹着欢声笑语，此起彼伏。

生活如此美好，我有什么理由不好好珍惜？不管要经受怎样的磨难，努力好好活着，才是对家人负责。

❖ 今生缘

这一天，难得先生周末不需要回医院查房，也不用值班，一早就把我叫醒，我们一起向韶关南岭森林公园出发。作为医生的他，平时工作也很忙，也抽不出时间陪我。南岭森林公园游人不多，酒店周围有不少很有特色的农家乐，食材特别新鲜，做法也简单地道，保证了原汁原味。我们享受完美味的午餐，在鸟语花香中美美地睡了午觉，就向原始森林进发。沿途树木苍天，到处是叫不上名字的树木，还有很多的奇峰异石。虽然山峰很高、登山还是有些累，但有美景做伴，没有一丝灰尘、空气清新，呼吸特别畅快。夜幕降临，我和先生并肩坐在光滑的石头上，看着满天的繁星，倾听着树丛里的虫鸣，有一句没一句地闲聊。如此宁静的夜晚，洗去了我内心深处的所有烦忧。

自从患病以来，我生活最大的改变就是养成了早睡早起的习惯，不论何时何地，早上五点多就自然醒来。我们洗漱完毕，喝了水，准备了两大壶茶，就向中国最美丽天然瀑布群出发。瀑布的数量、规模都很大，在落差近500米的深壑幽谷中跌宕而下，形成近百条大小瀑布，沿途绿树婆娑，山花盛开。因为去得早，一路沿着山径而上，几乎没有游客。瀑布沿着峭立的岩壁飞泻而下，溅起一片片的水花，小水珠落到脸颊上，清新惬意，飞珠溅玉般的美景令人陶醉。走过音韵瀑，潭水清澈见底。坐在台阶上，幻想着在此摆一架古筝，穿着飘飘的长裙，齐腰长发，弹一曲《高山流水》，和大自然唱和，肯定其乐无比。无法抚琴回应天地，那就赋诗一首，不辜负此情此景："独坐幽径上，抚琴和鸟鸣。林深行人稀，碧水过无痕。"

尽情享受着蓝天白云，鸟语花香，香茗筝声。一切似幻似真，如莲花般的心，采得一路的芬芳。感性的我偶尔也有一些说不清的感悟。偶尔有所畏惧，是因为有所牵挂；有泪悄悄落下，是因为内心最柔软之处被触动。千百年的修为，换来今生作为父母子女、兄弟姐妹的缘分，来生或许无缘再相聚，有太多的不舍，不舍负此生。有时也会奢想，愿有来世再续今生缘。因为浓浓的亲情和友情，我才能从容淡定，不是看破红尘，而是看透人生以后依然能够热爱生活。

❖ 圆满山径

先生平时很忙，也难得有完整的周末。但只要有时间，就会陪我去我喜欢的地方，回归大自然，返璞归真，用心去体会禅意生活。2016年4月的一个周末，我们一起到韶关小坑村。入住的酒店依山而建，错落有致，酒店后面是无边无际的原始森林，人烟稀少，可以吸吸氧、洗洗肺，是禅修养生的好地方。在大自然的怀抱中，人真的特别宁静禅定。

暴风雨后的傍晚时分，我们越过一片花海，穿过一片竹林，眼前出现"圆满山径"的路标。这时我有点犹豫要不要走上去，先生拉着我，说："走吧走吧，'圆满山径'，多好的意头。"也是，原始的深山老林不是我的心之所向吗？我一直的梦想，就是退休后能在深山里拥有一间自己的小茅屋，可以自由自在地看书，品茶，吟诗作画；安静地坐在窗前听雨，在晴朗的夜晚数着满天的小星星；在诗词歌赋中梦回盛唐；在日出时种种花草，耕种蔬菜水果……正做着美梦，被先生拉回了现实。只见空山寂寂，并肩走在空无一人的陡峭山路上，只有谷底的流水声，此起彼伏的虫鸣声，不甘寂寞的鸟啼声，心里宁静禅定。

天色渐渐暗下来，不知道走了多少陡峭的山坡，拐了多少的弯道，总以为或许走上前面的拐弯处就能到达山顶、就有下山的路，只是这山路好像永远走不完，宁静的心被打乱，变得有些害怕担忧，害怕在这原始森林中有毒蛇悄无声息地爬出来，害怕有什么东西突然蹦出来，特别想赶快回头跑下山，只是又心有不甘，总想把这"圆满山径"走完，圆圆满满，而且回头也已经很远了。就这样一直不停地纠结，矛盾着、坚持着，没有停下脚步，终于在天还没有完全黑之前，圆满地走完了"圆满山径"。人生就是这样，无论多少坎坷，无论再大的苦，再刺心的痛，再多的累，不轻言放弃，坚持不懈就能到达目的地。

❖ 携手相依

2018年8月的周六，一夜风雨，带来夏天的清凉。早上醒来，雨还在滴滴答答地下。雨天，大夫山森林公园应该人烟稀少，空气纯净清新，别有一番浪漫的情调吧，美景不可辜负，更何况雨中漫步也是我所爱，那就准备好行装向快乐出发吧。走进大夫山，一下神清气爽，风雨洗涤过的树叶绿油油的，没有一点粉尘。一池的荷叶挂满晶莹的雨珠，晶莹剔透，恰似大珠小珠落玉盘。在翠绿的荷叶丛中，朵朵荷花亭亭玉立，像披着轻纱的仙女，迎风翩翩起舞。我最爱粉色的荷花，那通透纯洁的花瓣，娇羞含笑、嫩蕊凝珠、盈盈欲滴、清香阵阵。挥手告别千姿百态的荷花，和先生牵手走在行人稀少的山路上，尽情享受花香草香，聊聊天，看花草树木，无限惬意在心中。走着走着，我突然被眼前的景象迷住了，两只非洲大蜗牛，一步一步向对方挪动，就像一对热恋的情人，最终交融缠绵在一起。我就这么远远悄悄地站着，生恐打扰了它们，只偷偷给它们拍照，留下美好的一刻，并随口赋一首诗相送："林密野径深，闲看蜗牛行。角伸西相随，竟是小痴情。"

走进大自然，处处有惊奇的发现，先生紧紧牵着我，陪着我饶有兴趣地感受动物世界的真情，让我感动。不是每个擦肩而过的人，都会幸运相识，更不是每个相识的人，都会相互牵挂。有缘相遇，人生相知，相信是注定的缘分。和先生从同窗相识到最后走到一起，磕磕碰碰，虽然他一直待我极好，宠着我，包容我，但人生态度的差异让我们曾经渐行渐远，或许是这场致命性的打击，让我重新去思考人生，思考生命的本质，让我美丽转身，超越自我。同样改变的还有我先生，我罹患晚期肺癌对他打击也很大，他承受很大的压力，压力也很难排解，虽然我自律乐观从来不给他压力，但作为医生的他也很清楚晚期肺癌意味着什么，他随时都可能失去我。无法改变的，则顺其自然，只管好好珍惜和我相处的每一段时光，珍惜能为我做的每一件事，想着法子陪我游山玩水，享受大自然的美好。只要周末不回医院查房，他就陪我去森林公园快走爬山，为了跟上我的节奏，原本体能很差、走一两千步就受不了的他，知道锻炼对我康复很重要，只好咬牙跟上我的步伐。功夫不负有心人，我们并肩努力，共同进步，现在他走两三万步都不在话下，今天因为迷路，走了三万多步，也不觉得费劲。

主诊医生和同事的鼓励帮助

感恩主诊医生给我提供合适的治疗，感恩同事给我的帮助支持。吴院长和杨主任、陈主任在我治疗的关键点都做出最合适的决定，包括胸腔镜切除原发病灶，同步放化疗的治疗方案，靶向药物的治疗，多发脑转移时开颅手术切除转移灶和随后的伽马刀治疗，随后再次出现肺部病灶的随访。吴院长自信睿智和温和的态度让我心安，让我看到前路一片光明，这应该就是人格的魅力吧。

杨主任更是在我无奈、郁闷时，在朋友圈给我解压。记得生病之初，看到自己c-MET阳性预后不好，难免郁闷无奈，又不知道如何排解，无聊之下轻描淡写地发了微信，那时的我把发朋友圈等同于写日记，还不太熟悉这个网络。令我感动的是杨主任立即在朋友圈对我说："不用担心，以前没有靶向药时肺癌c-MET阳性确实预后不好，现在有相对应的靶向药，预后好多了。"简简单单的一句话，是多么温暖，多么令我心安。

医生应该是患者最特殊的朋友，能给患者最好的心灵安抚，而不是单纯给患者做出诊断，选择治疗方案。只是，现在医生确实太忙了，都在超负荷地工作，有时真是有心无力。首先，患者是一个人，有情感的需求，最脆弱的时候更需要得到安慰，往往医生一句简单的话、一个简单的动作都会给患者带来意想不到的效果，记得有位患者曾经和我说："在我病危高热、感觉自己快要不行时，您一个人走进病房，轻声细语安慰我说，白血病第一次化疗是很辛苦难受，要增加营养，少量多餐地吃，下次化疗就会好多了。然后又搓了搓听诊器，让听诊器有了温暖，不再是冰冷的金属，很认真细心地给我听心肺。那一刻，我突然觉得自己有救了，时隔一年多，每次想起您给我听心肺，都特别感动。"这对我只是做常规该做的事，只是做得更用心些，患者却深受鼓舞和满怀感恩，当时患者和我这么说，我只是一笑而过。今天，角色转换，对于成为患者的我，杨主任那句简单的话是多么重要，他日重返医生岗位，作为患者的经历会使我更好地换位思考，更清楚患者实实在在的需求，成为一个更出色的好医生。其次，患者才是身体有疾病的人，需要得到诊断治疗。患者的情感需求是实实在在的，医生的超负荷工作也是实实在在的，如何平衡，如何有更好的解决方法，是医生和医院管理者都要思考和解决的问题。

给我做开颅手术的林主任不但医术精湛，还细心关怀，时时给我解惑；放疗科谢主任给我制订方案。感恩医院各级领导和同事对我的鼓励、帮助和支持。在脑转移住院时，耿书记带着各个部门的同事到病房看望我。耿书记的到来，如同一抹阳光，让我温暖感动。崔书记带领同事除了到病房看望我，还专门到家里探望。我们血液科的同事，在人员缺乏的情况下，还专门派两个高年资护士给我做特护，每次住院，科里的主任和护士长都过来探望，嘘寒问暖；肺科的护士也关怀备至，细心护理等，太多的感恩无法一一详述。

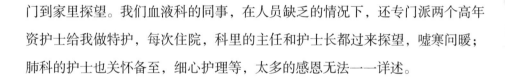

老师父母般的爱

罹患晚期肺癌，感恩各个阶段的老师对我父母般的爱，因为他们的关爱、鼓励、帮助和支持，面对种种艰辛，我都可以笑着去接受，他们给了我战胜疾病的力量。

❖ 病后第一个教师节

郭老师和师母一直对我非常关爱，经常带着邓兰师妹来看望我、鼓励我，希望我调整人生的重心，好好养病，跨过这个坎，争取最大的胜利。罹患肺癌后第一个教师节，郭老师和师母带着师弟师妹们到番禺陪我过节，我特别感动，本该是我去给老师过节的。他们送来的鲜花娇艳无比、香气飘逸、生机勃勃。他们关切地询问我的病况、饮食的调节等。我的学生也过来了，师门祖孙三代共聚一堂，欢声笑语不断。感恩老师、感恩学生的温情陪伴。

❖ 天池之光

自从患病，长春的姜师姐一直关心牵挂着我，特别希望我去长春度假，放松放松。2017年8月，我约上郭老师和师母，还有好朋友，一起浩浩荡荡向长春出发。师姐知道我们去长春，特别高兴，早早到机场接机。走出机场，一眼看到翘首而望的师姐，我们情不自禁拥抱在一起。"你们能来，我太高兴了。看到你现在状况这么好，我也放心了，真是太好了。知道你病了，我的眼泪真没少流。""让师姐担心了，现在终于好了，迟点想回去上班了。""对对，都过去了，都过去了。不过你也先别着急回去上班，先养好身体要紧。我们说些高兴的事，见到你和老师过来好开心。有时间你多和老师一起出来走走。""这次我一问老师我们要不要去长春找师姐，老师一下就答应了，还是师姐号召力强。""那是因为师妹，我以前请了很多次了，老师也不来。哦，我们赶紧先上车，别在路边累着，到车上聊，直接去吃东北菜，吃完饭再陪你们去办入住。""好，听师姐安排。"我们一路上闲聊别后的种种，就像家人一样亲切。

中午在酒店美美睡了一觉，傍晚师姐忙完工作，接我们到市区转转，到当地最有特色的东北菜馆吃晚餐，体验东北菜的豪爽。小菜都有八大碟，衬托着两个大铁锅，师姐恨不得把所有的美食都让我们尝个遍。就这样开怀畅饮，无拘无束地欢笑，一起合照，留下了美好的回忆。

再见，美丽的长春，浓浓友情永留心间，感恩、感动。

再出发，一路美景，让人心旷神怡。看着窗外广阔的原野，通透的蓝天，形态各异的白云，说说笑笑间就到了长白山。我们住在长白山下的精致民宿，晚上到街道走走，挺热闹的。最吸引人的是当地的野生蓝莓，非常好吃，又特别便宜，自然不会错过。

第二天，为了早点上山，我们决定早点起床，免得排队。一早起床，发现雾很大，又下起了雨，估计上长白山顶峰都很危险，而且天池也应该观望不到了。既然来了，就随缘，有机会一览天池美景最好，没机会，就留下再游长白山的理由。正像如茶人生，沉时坦然，浮时淡然。心境平和，人也轻松自在起来。我们坐在登山车里，看窗外烟雨蒙蒙，缥缈梦幻，如诗如画。登上长白山主峰时，却是阳光灿烂，神秘的天池一览无遗。十六座奇异峻峭的山峰临池耸立，深情环抱天池，峦影倒映池中。湖水清澈碧透，一平如镜，深邃幽蓝。感恩上天的眷顾，把如此美景呈现给我们，让人久久不舍离去。好心情也迎来好运气，下到山脚，又是暴雨倾盆，我们在车站避雨，静静地听着哗哗的雨声。真是天公作美，好运连连，雨后天边又出现美丽的彩虹。

或许，人生本就如此，无所谓好坏，只有你对待事情的情绪和态度。否极泰来，以为是最不好的天气，却收获最大的惊喜。罹患晚期肺癌，对我是沉重的打击，但一路走来，却感受了浓浓的亲情和友情，收获了内心的平和喜乐，享受到亲近大自然、回归大自然的乐趣。塞翁失马焉知非福，得与失，全在一念间。

好朋友知道我到长白山游玩，极力建议我争取去一下十五道沟的"望天鹅"景区，那是座巨大的旧火山口，景色空气一流，奇石清溪尽情浏览。既然是独特的美景，又怎能错过？反正我们是自由行，无拘无束，大家商量好改变行程，去美丽惊艳的"望天鹅"景区。早上五点就出发了，郭老师的小孙子非常棒，还不到三岁就很懂事，这么早起也不闹。我们在车上简单吃了提前一天准备的面包，沿途的风景太美，我们没有了早起的睡意。一路上开开玩笑，看看风景，一会儿就到了鸭绿江河畔。小时候很熟悉的歌曲"雄赳赳气昂昂，跨过鸭绿江"在脑海里响起。走在江边，江道很窄，江水很浅，轻易就可以蹚水跨过去。河对岸有些农民骑着自行车走在窄窄的农田道上，有些在干农活，远处可以看到几栋简陋的房子。朝鲜的边防军很密地守在岸边，防止朝鲜人偷渡到中国。想想作为中国人，生活在中国还是幸福的。

"望天鹅"景区虽然不是很出名，但令人惊叹不已。最令我惊叹的是"彩虹瀑"，珍珠般的瀑布，均匀地从巨石飞流而下，落到与之成直角的更大一块巨石上。如同大珠小珠落玉盘，溅起一片水花，飘起缈缈薄雾。阳光一照，幻出七色的彩虹，优雅地系在瀑布的腰间。岩石组成的书墙更是令人叹为观止，书墙非常奇特，犹如古代的书架，上面装满古老的匣装书，充满长白山悠久丰富的文化。最吸引我的是琴弦瀑，那巨石，犹如制琴的匠人精心打磨的音箱，那九根琴弦，优雅地奏出铮铮的优美乐曲。每一道风景，都尽显大自然的鬼斧神工，也让我们对大自然充满了敬畏。玉渊潭和谷底森林公园也是美不胜收，有个木牌写着：真的还想再活500年。大自然这么神奇美好，生活这么精彩有爱，生命如此神奇，如何舍得归去？虽然再活500年只能是美丽的梦想，但好好珍惜生命，好好地活着，为了爱我的人和我爱的人，不辜负人间的美好，却不是梦。

快乐七人行完满结束，很感恩师姐的精心安排，大家融洽相处，每天美景、美食、欢声笑语相伴。

❖ 生命无价

我的硕士生导师林主任是一位有人格魅力的学者，对患者很好，尽一切可能救治患者，但在能用的现代医学手段已经到了尽头时，则希望患者能在剩余的日子有尊严地、自在地活着，能够在家中有爱的陪伴，每一天都过得有价值。这一点，我和老师的观点非常契合，我们的合作也非常愉快。我不幸患癌，林主任也很受打击，有次对我朋友说："2014年太不好，太令人伤心了。"他对我关爱备至，我能深切感受到他的关心和爱护，所以，每次复查，我都第一时间告诉他结果，每次回自己科里，也会到他的办公室坐坐，和他说说话，分享我病后的生活和治疗过程中的一些问题。有次我们聚餐，他说："我原来担心你在家容易胡思乱想，还不如回来上班，大家热热闹闹的，有事情做心情会好些，但又担心你做事情太认真，太投入，追求完美，回来上班会太累。现在看你病休在家，日子过得有滋有味的，特别积极乐观，每次见你都露出心里溢出的微笑，真的很佩服你，我也放心了，还是先好好在家休息吧，毕竟身体健康最重要，不要急着上班。""是呀，现在把生活慢下来，看看闲书，听听音乐，学学画画和古筝，可以静下来，看看简单的一花一草一木，看看天空云彩的变幻，日子好充实，也更快乐了。"他知道我因昂贵的药费而纠结要不要试用靶向药时，对我说："没有什么比生命更重要，既然现在放化疗都无效，还是赶紧试用靶向药吧，不要拖了，我来出半年的药费吧。""谢谢林主任，药费我自己先想办法，总会有办法的。"我自然不会花费老师的退休金，但老师的心意带给我无限的温暖和战胜癌症的信心。在我准备公众号和做直播宣传抗癌科普知识时，林主任也特别支持我，亲自上节目做嘉宾，我们一起分享对癌症的各种看法，癌症治疗过程中需要面对的种种难题，让更多的癌症患者获益。

❖ 杨老师的探望

我开始第一次的放化疗时，打电话告诉中山医科大学的杨老师。她很震惊，觉得难以相信："会不会搞错了，要不要到中山大学附属肿瘤医院再看看病理？""杨老师，虽然我也觉得没有明显症状，但千真万确，已经是中晚期了，我是胸腔镜手术取的病理组织，今天开始放化疗了。""你做手术也不告诉我，现在住在什么病房？"我告诉了杨老师楼层和病房，就赶紧去放疗了。

到了放疗科，已经很多患者在等着，我和平方在人少一点的角落里坐着，安静地等待。正在这时，电话铃声响起，是杨老师的电话："妙容，你现在在哪？我在病房等你。""我在负二楼的放疗室等放疗，不知道还要等多久。""那我先回学校了，待会儿还得开会。我给你拿了些野生灵芝，你让家里人给你煮水喝，提高一下免疫力，应该有帮助的。""好的，谢谢杨老师。""迟点我再来看你，一定要坚强啊。本来想要不要找中山大学肿瘤防治中心教授给你看看的。""不用了，杨老师，相信我们医院给我的就是最合适的治疗了。"杨老师对我有知遇之恩，我学术的成就有她无私的帮助。当初，我作为一个纯粹的临床医生，她依然欣赏我的科研能力和处事态度，绝对信任地把重要的试验数据交给我整理、撰写文章。在美国最著名的癌症中心招博士后时，她给我做了最有力的推荐，而且当时整理数据发表的文章正好和博士后导师的研究方向一致，录取我也就顺理成章。如今，我不小心得了预后不太乐观的癌症，她知道消息后特别的心痛，第一时间来看望我，鼓励我，我心里充满感恩。

在接下来的日子，每年的教师节我依然会去她办公室或者家里坐坐，聊聊天，一起吃吃饭，只是我们已经不再一见面就讨论各种学术问题，回归生活的日常。每次复查的结果，我也一定会第一时间和杨老师分享，她为我病情稳定而喜，也为我病情进展而忧。

❖ 雷老师的开导

患病后的第一个"五一"，全家总动员的珠海之游，本是带着决心，在美好轻松中坦白病情的，但还是没勇气破坏美好的气氛，直到旅游结束，我依旧把病情藏在心中。回到家，晚上接到中学老师雷老师的电话，告诉我她刚从澳洲回来，明天想和莫老师一起来家里看望我。莫老师是雷老师的先生，广州地铁公司的总工程师。在我们高三时，清华大学毕业的他，每天晚上主动来班里辅导我们数理化，雷老师则给住宿的我们煲冬瓜汤等，对我们亲如父母，大家感情很深。远在澳洲带小孙子的她，得知我患了肺癌，瞬间整个心都绷紧了，特别难过，毕竟在很多人心中，癌症特别是晚期癌症还是和死亡画上等号的，她只能感叹上天不公，天妒英才。在她没回来前，就让莫老师先到病房看望我、鼓励我，希望我能创造生命的奇迹。第二天，我早早起床，整理了一下家里，准备好工夫茶，等待老师的到来。我住的地方有些偏远，但雷老师他们还是九点多就到了。"瘦了些，但精神还不错。"雷老师在电梯口看到我，赶紧拉着我的手，然后把不远万里从澳洲带回来的各种营养品放桌上，让我好好补充营养。我们坐沙发上，聊了一会儿我的病情和治疗过程。最后我告诉他们，我的爸爸妈妈还不知道我患病，一直不忍心告诉他们，不想让他们伤心。不过很快就瞒不住了，头发很快会掉光的。雷老师轻轻拍拍我的背，轻声说："唉，真是难为你了，自己受了这么多苦，想到的还总是别人，替别人着想。但是，我其实还是认为应该让你父母知道，不仅你爱他们，他们也更爱你，让他们能为你做些事，这样他们心里会好受些，也不留遗憾，也让他们有一个慢慢接受的过程。""您说得对，我一直只想着自己，只想着作为长女的我，一定要尽我最大的能力保护他们，不想他们看到我受苦，不想他们心痛。""他们在这时候特别希望用爱陪伴你，让你有战胜各种困难的勇气，让你知道，不管多么艰难，大家一起去面对。""或许我真不应该剥夺他们的权利，万一某天我突然撒手而去，而他们还蒙在鼓里，他们如何能够承受？"

　　我声音哽咽地说着，眼泪不自主地滑落，父母是我最放不下的牵挂，虽然我还有弟弟妹妹，但这完全没法取代。我如果真有离开的一天，时间真能治愈他们心灵深处的创伤吗？我不敢去想。雷老师又温柔地轻轻拍着我的背部，细声说："所以你一定要一直好好的，一定要尽最大的努力，战胜癌症。小孩现在高二，那过了暑假就是毕业班了，他知道你得病的消息吗？""还没告诉他。""我们觉得应该告诉他，虽然对他肯定有影响，但家里遭遇的事也可以使他成长，变得更有担当。""我知道，但情感上他对我这么依赖，把我视为偶像和知己，这对他打击也太大了。"此时的我，觉得自己特别不好，特别内疚，也有些恨自己，没把自己照顾好，让爱我的人陷入这么痛苦的境地。"你要相信你儿子，他这么优秀，肯定能乐观地陪着你渡过难关的。"雷老师的话让我下定决心，一定要把患病的事实告诉爸爸妈妈和儿子，哪怕我的生命将不久于人间，也要珍惜分分秒秒，幸福地陪着他们度过。过去每天忙于工作，只能每天和父母、儿子电话聊聊家常，在发现生命随时可能终止的时候，才发现亲情是最重要的，其他的都是浮云，剩下的时光，绝对不能虚度，要陪他们快乐地度过。

　　雷老师总是这么爱护着我，想着我，有时间就到家里看望我，我回医院时，也时不时趁机聚聚，询问我的情况，我每次复查的结果也会告诉她，让她放心。在我多发脑转移时，她知道病情的危险性，第一时间赶到病房看望我，给我分享了很多励志的故事，鼓励我一定要坚持，三年多都成功走过来了，要我继续保持乐观的态度，一定能再次战胜病魔。

❖ 慈母般的何老师

2014年4月，第一次放化疗，每天都很煎熬，一打上化疗针，我就躺床上，头晕恶心，呕吐也是常事。这天，我正窝在床上闭着眼睛，忽然听到一个亲切熟悉的声音："妙容，你感觉如何？很不舒服吗？本来可以早点到的，早上去市场，猪肉店还没开张，等了一会儿。我给你蒸了瘦肉汁，味道和营养都不错，我女婿前段时间正好去四会给我买了些很老的陈皮，我也加了一些，对肺有好处，我给你倒一碗吧。""何老师，您坐吧，这么远，您怎么过来，还背这么多东西？""我坐公共汽车过来的，转车时等了很久都没车，过来又有些塞车，刚刚电梯也等得有些久。"何老师已经快七十岁的人了，曾经因脑血管意外而偏瘫，但通过她坚强的意志力，很艰难地自我锻炼，终于基本恢复了。老师这么辛苦来看我，我心里真的很过意不去。她一早就自己到菜市场买最新鲜的土猪肉，回到家慢慢把肉剁碎，她们家的保姆见了，问她为什么买猪肉的时候不顺便在市场搅碎，何老师说："市场机器搅的没那么卫生，肉质也没那么好，我还是自己慢慢把肉剁碎放心。""那我来吧，您歇歇。"她们家的保姆赶紧想上来帮忙，何老师立马说："不用了，还是我自己来吧。""哎呀，平时您吃的东西都是我去买，全部是我做的，您也从来没有不放心，今天是要做给谁吃的，这么用心，我做都不放心？""我最爱的学生生病了，患了肺癌，真的好心痛啊，现在开始化疗，我这做老师的，别的也帮不了什么，每天给她蒸些瘦肉汁补充一下营养吧。"何老师把对学生的爱和深情都融入这碗小小的汤里。

何老师坐我床边，陪我闲聊家常，告诉我她以往的故事，她当初生病时是多么的艰难，走一步都痛得眼泪直流，但最后终于成功了。她鼓励我一定要坚强努力，永远不要放弃，她坚信我一定可以的。

是的，永不放弃，争取最大成功。遥想当初，我从偏僻的边远小山村来到广州这座大城市，虽然在村里我的成绩永远是第一名，但我们的老师是边干农活边教书，有时在祠堂里上一会儿课，老师就赶着去干农活，老师普通话也不会讲，更别说英语了。我五年级去东方红小学考插班生的时候，数学还能考90分左右，但语文才40多分，作文没写过，英语完全没学过，这是我人生第一次受打击，争强好胜的我流着泪在雨中走回家，想着肯定没机会被录取的。但令我意想不到的是，学校竟然还是接受、收留了我，小小年纪的我，暗下决心一定珍惜机会，加倍努力。

当时家里很穷，平时在乡下总是赤脚走回学校的我，终于有一双拖鞋，还美滋滋的，谁知到学校门口就被拦下了。"不能穿拖鞋上学，不知道吗？"值日生没好气地对着土里土气的我说。我羞涩地低着头，不知所措。正好何老师在门口看到我，问清来由后，让我先进学校上课，温和地告诉我，以后不能穿拖鞋上学。当时其他老师都不愿意接受我，当时正好是学校主任的何老师，兼教最差一个毕业班的数学课，就把我安排进去了。何老师对我特别好，有时候让我去她家复习，还送我学习用品和零食。好在我也没辜负何老师的期望，每天五点钟起来学英语，把买早餐的钱都省下买很多课外书看，到第一次中段考时，我已是全班前三名，毕业时是班级的第一名，创造了"奇迹"。没有何老师给我机会，就没有我以后的成就。

多年以后，何老师谈起当初为何收留我，她说："当时你虽然考得不好，但我一见你，就很喜欢你，被你的韧劲和拼搏精神触动，坚信你一定可以取得好成绩，你考得不好，是因为没有好的教育资源。"如今，我的人生再次遇到挫折挑战，对我恩重如山的老师第一时间用深爱陪伴我，希望所有的艰难使我更强大，创造出生命的奇迹。

这时候，化疗药的强大威力又在起作用，我又是一阵翻江倒海地呕吐，何老师轻轻拍着我的背，充满母亲般的怜爱，感性的我双眼含着泪水。不管我多么努力地希望能喝下老师用心做的汤，却做不到，只好让平方先把汤倒到我的保温瓶里，等晚上好些再喝。何老师临走时对我说，明天还给我送汤过来，尽量喝，能喝多少就多少吧。有爱的力量，癌症不算什么，治疗的副作用也不算什么。有爱的氛围，一切都如此美好，身患癌症，对我是挑战也是天赐良机，除了让我暂时放慢脚步，更是让我深深地感受到人间的真情。

在我患病的第三年时，何老师收到我的消息，得知我病情稳定，平安度过三年，非常高兴。她对我说："三年的牵挂，三年的祝福，我坚信好人必有好报！感恩我最爱的学生终于可以痊愈康复，你一定要快乐健康幸福永伴。""谢谢何老师，一直让您担惊受怕。是您的关爱和鼓励给了我战胜疾病的力量，永远忘不了您，您亲手给我炖的肉汤，汤里载满了温情，您坐公交车颠簸快两小时送到病房，看着我喝下香浓的汤，给我讲您励志的故事。""你是我最爱的学生，你罹患癌症，我很心痛很担心。我想尽最大的努力帮帮你，但我其实也帮不了什么，也只能给你送送汤，陪陪你。""谢谢何老师父母般的爱，这已经是最大的鼓舞帮助了。因为有您，我面对种种的艰辛，也可以笑着去接受。""不经历风雨，难见彩虹。经过这次的人生挑战，把你的文采、音乐等潜质激发出来了。相信你一定会有个更丰富多彩的人生。""是的，把准备退休后才享受的诗意生活提前享受了，确实开心快乐。不过，我准备回去上班了，还是更喜爱我的工作，不想辜负我的知识、经验和能力，我可以帮助救治很多的患者。""回归岗位是好事，但一定要注意休息，保重身体。我更希望你多休息两年，来日方长，你健康，才是大家最想要的，也才能去帮助更多的人。像现在这样，多亲近大自然，弹弹古筝，看看书，画画国画，挺好的。""确实，这三年的生活方式很大程度上救了我一命。其实目前大家也不支持我回去上班，都希望我能顺利度过五年再回去上班。我再考虑考虑。"

在我多发脑转移时，何老师非常担心，依旧给我送有爱的炖汤；在我准备建立公众号，宣传抗癌科普知识时，何老师也特别支持，帮我做宣传，让更多的人获益。

没有血缘的兄弟姐妹

同学朋友是尘世中美好的相遇，是没有血缘的兄弟姐妹，给予我亲人般的鼓励和帮助，陪我笑对人生的挑战，踏上快乐的抗癌之旅。飞飞对我的好，不但用爱筑成美丽的彩虹，让我有了力量，永远充满希望和信心，也感动了所有人。八年来，每次复查，飞飞再忙，也一定陪着我，督促我喝水，陪我聊天，让我心安。每次住院，飞飞几乎每天都到病房看看我，陪我说说话。一有假期，我们就一起游山玩水，云南、海南、山西，宁波、深圳、东莞、清远和新兴，到处留下我们的欢声笑语和纯净的友情。

司平是我人生的知己，我患病对她打击很大，她深情地对我说："妙容，希望这次你能把自己放到第一位，什么都不重要，我们只是希望你能永远健康地活着，能够永远和我们在一起，每天早上给你发的早安问候，能够收到回复，让我心安。等老了，我们能一起去享受人生。"我们相约每年到一个地方旅游，一起去海南，一起去长春、长白山，一起去五台山。

龙云和我都是性情中人，她为我没少落泪。胸腔镜术后她到病房看我就抱着我哭，开颅手术前更是哭成泪人，满是生离死别的情绪。

海南是我最爱的地方，有美丽的风景，更重要的是有浓浓的友情。每次到海南，邓斌、博文和成存都请年假全陪，祥英、光炳和志峰也会过来和我们聚聚，海口、琼海和儋州都留下我们的欢声笑语、深情厚谊，我们在大自然中放飞自己，在友情中享受人间的美好。邓斌的大哥也说："这里的大门永远为你敞开，你随时都可以来这里住，跟我学学画画。"开颅手术时，邓斌和博文还要从海南来看望我。

常师兄也一直关心着我，在我生病时就请人恭抄《般若波罗蜜多心经》送给我，和我的博士同学一起多次探望我、鼓励我。

姜师姐对我情深义重，一直牵挂着我，为我担心落泪。

阿马也一直陪着我，为我落泪，陪我去散心，陪我去旅游。

初中同学永东突闻我身染恶疾，备受打击和煎熬，害怕失去我，拉着我的手说："你一定要好起来，你一定会好起来的，相信大慈大悲的观世音菩萨一定会保佑你渡过这一劫，我每天睡醒就给你恭抄一遍《般若波罗蜜多心经》，我的诚心一定会打动千处祈求千处应的观世音菩萨的。"在我顺利闯过三年时，她喜极而泣。她一直尽最大的努力帮助我，在我用药出现困难时，不惜托了几层关系帮我买药，让我顺利渡过难关。

我的学生平方她们，一直无微不至地照顾我，像女儿般贴心地陪我化疗、放疗，陪我做检查，给我准备动听的音乐。

我与很多患者和家属已经成为朋友、亲人，也令我感动、感恩，鼓舞着我努力地战胜疾病，回报他们，回报这个温暖的社会。

❖ 用爱筑成美丽的彩虹

八年的抗癌之旅，飞飞一直陪伴着我，为我病情稳定而喜，疾病进展而泣，她也是我的"代言人"，大学同学有时不敢直接问我状况，一定先问她，因为整个疾病治疗过程，她都陪在我身旁，她都清楚。

2018年8月，我病情稳定，就是喜事，海南的同学又热情地邀我去度假，开玩笑说："封你做海岛的荣誉岛民，赶紧过来，我们等着你。""那就来场说走就走的旅行吧，我很快就过来。"正好飞飞可以休年假，我们买了机票，带上行装，向美丽的海岛出发。到了海口，邓斌买了水果蔬菜，把我们接到她的小会所。午睡醒来，我们就迫不及待地奔往海边，一到海边，立刻脱掉鞋子，赤脚走在细细柔柔的白色银沙上，沙子暖暖的，沙滩上留下一个个深深的脚印，太阳斜斜地照下来，留下我们牵手并行的长长影子，海风迎面扑来，飘起我的长裙。海南的天空真蓝，悠然自得的云儿淡淡的，自由自在地飘着，大海潮起潮落，风光无限。我爱极了大海的一望无边，从一片金光的海平面望到尽头，天和海在那里融为一体，云和浪在那里汇集。我们在大海的怀抱中放空自己，聆听大海的声音，与大海共鸣；我们开怀欢笑，踏进清净的海水中，和海水尽情地嬉戏，一个浪打来，海水冲到我的脚上，洗去了所有的艰辛和忧愁。

晚上，我们一起在院子里吃火锅，喝些小酒，随意天南海北地闲聊，无拘无束，其乐融融。

第二天，我们坐上高铁去琼海，博文早早地在高铁站等我们。去酒店的路上，博文执意要先到水果店，挑了一堆的水果。"买这么多水果干吗？""品种多点，你吃起来不单调，你不是每天都要吃很多水果吗？今晚我再给你们送个波罗蜜过来，是我们这里最好的波罗蜜，我让他们先切开弄好。""我哪吃得了这么多，拿少点，吃不完浪费了。"我把很多水果放回货架上。这几袋水果，装满了同学的深情厚谊，我特别感动。只因有一次博文来电话，问候我近况，我和他说："挺好的，在吃水果呢。""吃什么水果？""在吃苹果。其实我什么水果都吃，每天上下午都吃一次水果，我觉得多吃水果对我的康复很重要。"博文工作这么忙，但这么小的事，他记住了，我们到琼海，他第一时间去给我买水果。有人在乎，是多么温暖幸福。办好入住，博文又给我们每人送上一个首饰盒，是砗磲做成的挂件，像极了羊脂玉，细腻温润，洁白无瑕，蕴含着一种内敛的神秘之美。"妙容，我专门找人给你做了佛菩萨挂件，愿菩萨保佑你永远健康平安。"无限的感激只浓缩在最简单的一句"谢谢哦"，不爱首饰的我，立马把砗磲坠子挂在胸前，收下这份友谊和祝福。其实，同学们这份深厚的感情就是保佑我的菩萨，是我努力创造生命奇迹的动力，让我能坦然面对种种的磨难。

傍晚时分，我们一起漫步在万泉河畔，看夕阳西下，天空燃烧着一片橘红色的晚霞，霞光映照在江面上，波光粼粼，仿佛诉说着美丽的故事。晚上琼海的同学一起欢聚，刚结束学术会议的成存，也跑到琼海来相聚了，大家热热闹闹的，在推杯换盏中，重回学生时代的美好时光，笑谈学生时代的种种趣事。

就算出来度假旅游，我也不忘每天的晨练。飞飞陪我去公园锻炼，人不多，小径通幽，大树婆娑，小鸟在欢唱。我们顺着小径快走，突然，看到一条小青蛇盘在小径中间，昂然扬起头，一副一夫当关万夫莫开的架势。我赶紧拉住飞飞掉头快走，不敢去打扰小青蛇。琼海的自然生态也太好了，各种生物和谐共处。人慢慢多了一些，我们也准备回去吃早餐了，正好经过市政府门口，市政府竟然不是守卫森严，而是对普通老百姓开放，市民在里面随意散步、锻炼，这么亲民的政府大院，我们也不能错过，走进大院，迎面是"为人民服务"五个红灿灿的大字，后面是几座办公大楼。蔚蓝的天空，飘着朵朵多姿的云彩，衬着绿油油的树木，一派朝气勃勃的景象。

博文过来和我们一起吃早餐，我明显感觉到他的疲乏，靠着座椅都几乎睡着了，却还坚持要陪我们一起去陵水，被我拒绝了，身体健康才是最重要的，我趁机也劝他不要再熬夜了，熬夜对身体的伤害我深有感受，我自己就是熬夜的一个反面教材，是一个鲜活的例子，熬夜透支生命的代价始终要加很多倍偿还的。我从一个事业有成、救人很多的医生，变成一个晚期肺癌的患者；从每天为事业而战，变成每天为自己的生命而战。作为好同学、好朋友，希望我的教训可以警醒他。他终于听从我的劝告乖乖回家休息，成存开车陪我们去陵水。经过海边，烈日炎炎，但阻挡不了我们去寻找属于我们的

"海的故事"。只见碧空万里，飘着几朵洁白的云，耀眼的阳光透过云层洒到海面上，泛起点点耀眼的光，远处辛苦劳作的渔船星星点点；近处，废旧的渔船像一位老人，仿佛在细细讲述昨日的故事。我们在海边慢慢地走，转动着旧日渔船的方向盘，尽情享受现在拥有的一切，用心去感受，用心去珍惜。中午到陵水昌训家吃午饭，在海边玩得太疯，到他们家已经一点多，他们准备了满满一大桌菜，有自家养的鸡和各种海鲜。昌训说："博文还专门打电话给我，告诉我你喜欢吃水里游的东西，让我一定要给你准备鱼虾等海鲜。""这博文也太操心了，真辛苦你们了，其实我吃东西很简单的。"有人特别关心还是很开心的事。享受了美味的午餐，自然聊到去哪玩，昌训说："分界洲岛风景很不错，也很宁静。"我们立刻订了房间，赶上最后一班船，向小岛奔去。

上了小岛，我们住的是山上面向大海的房间，服务生服务很周到，用电瓶车送我们上山，兜兜转转穿梭在林间小径上，又步行了十几个台阶，到了充满惊喜的房间。哗哗的海浪声不绝于耳，我扔下行李，走出大大的平台，只见一片茫茫大海，海浪由远而近奔腾而来，一波又一波，怒吼着冲向岩石，激起洁白的浪花。就这么静静地听着大海的心声，感受大海强大的生命力，品味大自然的博大、神奇。每次看到大海的广阔胸怀，我都有莫名的感动，忍不住写下简单的诗句与大海唱和：千重海浪翻如云，碧水蓝天一线牵。笑语欢声且为乐，涛声滚滚伴歌行。飞飞看我一见大海就被迷住了，把我拉进了房间，"赶紧休息一下，睡会儿，住两晚呢，每天都看海。"躺到柔软的床上，海浪声犹如悦耳的乐章，又像叩响心灵的命运交响曲。我在激情澎湃中酣然入梦，梦中，不知到了什么地方，似乎到处是岩石，四处一片寂静，一个人都没有，我的好朋友也不知道去哪了。我攀上悬崖峭壁，穿过茂密的树林，手脚都被弄伤了，还是只管走呀走。忽然，听到隐隐约约的海浪声，迎着响声，终于走到无比开阔的沙滩，沙子柔软温暖，见到飞飞远远地向我跑过来，大声喊着什么。心中有少许委屈，但都被海风吹走了，我也奔向飞飞。"起来了，去吃饭了。"迷迷糊糊中不知身处何方，睁开眼，原来是飞飞在喊我起床，刚刚只是一场梦。"你真能睡呀，快起来，快起来。"飞飞毫不客气地把我从床上拉起来。傍晚的海神秘而美丽，夕阳西下，美丽的晚霞有丰富的金黄色彩、蔚蓝色的海水、洁白的浪花，美得无法用言语去表达，只想沉醉其中，把渺小的自己融进广阔无垠的海天一色中。简单地吃了一碗面，到处晃悠了一阵，我们回到房间，泡好一杯淡淡的绿茶，坐到平台上，远望无垠的大海，渔火点点与满天的繁星相呼应；聆听海浪的雄壮乐曲，吹着海风，优哉游哉地闲聊，感觉无限的闲适安心。

小岛的生活自在喜乐，每天看海、听海，望星星，看月亮，过着神仙一样的生活，真想不辞长做海岛人。

一大早我们到沙滩上散步，望着红彤彤的太阳慢慢升起，终于冲破了云霞，跳出了海面，染红了朝霞，洒下粼粼波光。正看得入迷，博文来电话说，"妙容，我准备去坐开往陵水的高铁，晚上接你们回琼海，让你们享受博鳌风景特别美的酒店。""你好些了？""没什么事了，休息两天就生龙活虎了。""太好了，但你也不要跑过来呀，再休息一下。我们在小岛上太享受了，都不舍得离开了。""你们早上继续在岛上逍遥，中午离岛我们一起去吃海鲜，我先在陵水买些东西。""我们还想着下一站去保亭呢。""下次再去保亭吧，这次先回琼海，博鳌的酒店你们一定喜欢。""那好吧，我们自己回琼海，你在高铁站接我们，不要过来了，跑来跑去多费劲。""我准备上高铁了，中午见。"博文真是大暖男，他的友情令我们好感动。所有的花开，都有温馨的理由，所有的叶落，都有浓浓的牵挂。

我们依依不舍离开了美丽的分界洲岛，享受完海鲜大餐，打道回琼海。等高铁时，看博文还是很累的样子，让人心疼。

早上在酒店醒来，走出阳台，如诗如画的美景呈现眼前。一边是万泉河、九曲江、龙滚河三江出海，一边是南海的汹涌波涛，而细细长长的玉带滩，就静静地横卧其间。红红的太阳露出来半个头，染红了半边天，也染红了海面。

美丽的海岛之行即将结束，感谢同学们的精心安排和一路陪伴。带着友情，快乐永远。明年我们再来，等着我们。

❖ 朋友四人行

罹患癌症，或许是不幸的，但有这么多同学朋友对我这么好，这么倾尽全力陪伴我，帮助我，让我的抗癌之路充满了幸运和快乐。

为了陪我散心，在大自然中找到生命的本源，2017年5月，龙云夫妇和飞飞专门休三天假，陪我到深圳、东莞走走。龙云开车接上飞飞和我，我们一路上吃着零食，谈天说地，欢声笑语不断。走错了不少路，我们也一点儿不急，三五知己能在一起聊聊天，就很开心快乐。穿过蜿蜒的山路，两旁树木葱葱，遮天蔽日，到了小梅沙边上一个山顶的小村庄——洞背村，重温儿时乡村时光。农庄的店家非常热情，给我们准备好了各种水果，还有香气清淡的热茶，让人有回到自己家的感觉。在小院里享受烛光晚餐，远处有星星点点的萤火虫在流动，偶尔传来几声犬吠，还有低声的虫鸣。我们就这样无拘无束地闲聊，品尝着美味，畅快无比。吃完在村里慢慢散步，昏暗的路灯，宁静的小路，轻柔的晚风，岁月静好。

第二天一早起来，飞飞和我去崎岖的山路慢慢地走，边走边拍下各种美照，纯自然不经修饰的美景让我着迷。回到农庄，龙云他们也起来了，我们一起坐在小院子吃早餐。吃着早餐，又收到宝贝儿子的母亲节祝福，心里甜滋滋的，幸福满溢。虽然现在儿子好忙，基本都没空陪我，但一有时间，他总会打电话和我聊聊天。母亲节这天，儿子正好参加全国机器人比赛，自然没空陪我，但他拿了个南区冠军，也是不错的节日礼物，而且，我也经常和一帮好朋友到处逛，其乐无穷。我只负责把自己照顾好，不给家人添乱，不成为家人的负担，就是这辈子最出色的成就。健康平安，是对自己负责，对家人负责，对社会负责。

下午突然倾盆大雨，我们坐在院子里品着茶，吃着零食，看远山一片烟雨朦胧，听着清脆的雨声，别有一番趣味。这雨来得快，走得也快，天一下子就放晴了，突然看到一条美丽的彩虹挂在天际，久违的风景令我们兴奋不已。不经历风雨，何来彩虹？为这美丽的彩虹，我忍不住随口吟诗一首：雨急风卷山空蒙，花草竹树净无尘。万丈彩虹天际挂，须知雨后终有晴。虽然文字不加润饰雕琢，但对于一个经历过生死考验的人，毕竟真真切切地表达了我的感悟。

第三天，我们一起到东莞爬观音山。山很高，山路很陡，走走歇歇，我还是坚持不住了，气喘吁吁，脚也累得不听使唤。他们看我状态不好，在山路的旁边找到了一张石凳，陪我坐下，给我递水送茶。飞飞关心地说："要不，我陪你在这歇歇，他们上去？""我也在这陪你吧。"龙云接着说。"我先跑上去，看看还有多远，你们先休息一下。如果不太远，你们也可以慢慢上去。"龙云的先生说完，就小跑上山。"唉，体力还是不行，拖你们后腿了。"我一直以为很好了，一遇到高的山峰就败下阵来。"你已经很厉害了，主要是山太高了。"

坐着吹吹山风，看看远处连绵的山峰深林，我慢慢缓过了劲，舒服多了。这时，龙云的先生也回来了，"剩下的路程不太远了，你要不要上去呢？"有大家的陪伴，就有了坚持的力量。我决定不要半途而废，一步一步走到顶峰，步入观音庙，恭拜救苦救难的观世音菩萨，感受佛教的智慧。坐亦禅，行亦禅，一花一世界，一叶一菩提；春来花自青，秋至叶飘零，无穷般若心自在，语默动静体自然。

❖ 每天清晨的问候
····································

司平是我的大学舍友，是我人生的知己，虽然她在台湾长大，我成长在偏僻的小山村。自从患病以来，她每天早上都会发信息问候我，简单的一声"早"，八年来，从没一次间断。有一次我上山锻炼，忘了带手机，也没办法和司平发微信，真心把司平急坏了，一直联系不到我，一下乱了方寸，只好打电话给我儿子，问有没有什么事，儿子告诉她妈妈没事啊，昨晚还有联系。没办法，她只能不停给我打电话，我回到家才发现手机中有无数个未接来电。自从这次以后，我出门一定不忘把手机带上。在患病后的第一个新年，我去江门圭峰山见学生，会朋友，突然远在天津的司平给我电话，说第二天要到家里看望我。第二天，司平如约而至，送来一盆我最爱的兰花，和我一起品茶闲话家常。特别感恩今生的相遇相知，不管日子多么艰难，人生有知己如此，有你和我一起，我永远不会孤单，真是也无憾了。在我开颅手术时，司平说："我会在佛堂替你念经，祈求佛祖保佑你平安顺利。五月我们要一起去海南度假旅游的，你一定不能爽约。"我们相约每年到一个地方旅游，只要是和好朋友在一起，其实去哪都是最好的山水，最美的风景。

我虽是园艺小白，但对花花草草有天然的痴迷，休病假，生活终于慢了下来，于是和司平组成"花痴二人组"，一起讨论种花的种种学问。她还寄些种植书籍给我好好学习，时不时选些花苗肥料寄我。我最开心的是学会了自己发酵花肥，让果皮、菜渣等厨房垃圾变废为宝，回归自然，成为最好的有机肥，也减少了很多垃圾。每天在阳台看着种植的花发芽，慢慢变成绿叶，看着不经意间，有小小的花苞冒出、长大、盛放，那份从内心发出的喜悦无与伦比。

有一次，司平给我寄了风信子的种球。第一次种风信子，我细心地把种球埋在土里，加上自己用果皮和茶叶发酵的花肥，每天浇水除草，百般呵护，但几个月过去了，就是不发芽，没有半点的回应，差点都要放弃了，但这是好朋友千里迢迢送的，终是不舍，那就等吧。等待，成了一首诗，很美也很漫长，好在坚持，风信子终于点燃生命之火，守得花开，美丽鲜艳，风情万种。世间许多，其实都需要用心等待，有了坚持，就有了希望。

2016年5月，大学同学相识、相知三十周年了，时光匆匆如流水，弹指一挥间。三十年后，我们514宿舍的同学即将相聚在美丽的海南，时光流逝，容颜已改，不变的是我们的友情和初心。安排好了行程，出发前一个月我就开始超兴奋、超开心，小心脏乐开了花，每天的脸上忍不住挂满了笑容，仿佛回到少女时代的欣欣期盼。司平说："我们这次自驾游是迷路之旅哦。""好朋友一起，迷路最好，也是别样的享受，可以多潇洒几天。随心随意，才是真正的游玩。迷路了，说不定有惊喜呢。"我乐滋滋地说道。

此时的我，心态完全不同了。以前，每天都急急忙忙在赶，巴不得把一分钟变成十分钟用。现在，脚步放慢了，可以更好地看身边的风景，更好地体验各式各样的人生。不过，最后呢，我们也没机会体验迷路。海南的同学热情似火，邓斌知道我们到海南，专门提前休了年假，全程陪着我们一起疯玩，特别感动。邓斌专门到机场接机，一见到笑容灿烂如花的她，我们也立刻被感染，忍不住也尽情地欢笑起来。到了她雅致的小会所，这里文化气息浓浓的。池塘随处可见的植物，海边到处都有的石头，经过看似随意的摆放，成了一道道风景。自由生长的绿植，画好的几幅画，桌上静静的古琴，告诉我们主人潇洒脱俗的人生。

晚上和海口的同学欢聚，儋州的成存也过来了。我们开怀畅饮，欢声笑语，天南海北，无拘无束地谈天说地，好不适意畅快。晚上大家住在一个房间，恍惚回到学生时代，熄了灯还叽叽喳喳聊个不停，有说不完的话，直到半夜十二点多，经过一天的旅途劳累，已经很困了，才甜甜地睡去。

第二天，早早起来喝了茶，我们就说说笑笑去河堤散步。夏日的早晨，有凉爽的风，有悦耳的鸟鸣，有动听的音乐，还有浪漫的诗和绵绵的情。天空蔚蓝通透，偶尔飘过一片白云，化作柔软的棉絮状，仿佛可爱的小白兔、慵懒的小绵羊。邓斌的大哥也陪我们一起，他是有故事又才华横溢的人，琴棋书画无所不能，初相识就让我佩服得五体投地，更佩服他的人生态度，对世事的独特看法。大哥以高超的拍摄技术，捕捉了我们每个精彩的瞬间，我们自由自在，笑容舒展，留下很多美照。

吃完美味的海南汤粉，邓斌开车，我们一起向琼海出发。一路上，从别样的风景谈到胡因梦，从哲学谈到心理学。常语说：三个女人一个圩，我们四个女人，自然是说个不停，不知不觉已到了琼海，博文已经等着我们。毕业这么多年再相见，发现博文特别体贴温暖，是名副其实的暖男。他带我们参观红色娘子军纪念馆，《红色娘子军》是我们很小的时候都看过的电影，在这了解了人物的原型，被她们的故事所感动振奋。她们在最艰难困苦的岁月，都坚信命运掌握在自己手里，为光明而奋斗，也坚信光明一定会到来。相比之下，我们生活在和平的时代，已经很幸福了，有时的失落、无奈和失意，人生的无常，都应该勇敢地面对接受。与其诅咒黑暗，不如争取创造光明。用自己的双手改变命运，战胜各种不幸。

随后我们到了优美动人的万泉河畔，哼着记忆中"万泉河水清又清……"的歌声，呼吸着新鲜的空气，闻着花香，听着鸟鸣，看两岸随风飘拂的长长柳树枝条，欣赏着清澈见底的河水，可以看见水中悠然自得的小鱼和美丽的河石。

中午和琼海的所有同学相聚，品味琼海的美味加积鸭。我很喜欢海南的饮食，特别是调味品。餐前提供了七八种调味品，我最爱小青柠檬，加点生蒜泥和酱油蘸料，什么东西蘸着吃味道都特别好。和同学们在一起，回忆往事，畅想未来，说说笑笑，心情好吃什么东西都特别香。

午餐后入住海边的酒店，距离潭门渔港很近。午休后，我们一起步行到潭门渔港。正是夕阳西下，落日的余晖照在海面上，一片金黄。成千上万的渔船安静地停在港湾，构成一幅美丽的画卷。卖海鲜的小镇异常热闹，很多平时我们只能见到冰鲜的海鲜，都生龙活虎地在水里游着，还有刚从海里捞出来的生蚝，等待着买家。吹着带有海水腥味的海风，我们走走看看，美丽的风景必然要留下我们的欢笑。博文成了我们四个美女的摄影师，给我们创造出很多人景合一的美照。晚餐是一大桌我爱吃的海鲜，还有清凉可口的椰汁，吃撑了，也住不了口。

回到酒店，我们四个人在海边散步。因为不是周末，没什么游客，夜晚的海边，只有我们走在柔软的沙滩上。大海隐在夜色里，苍茫的天和浩瀚的海已融为一体。远处有柔和的灯在海面上闪烁，像大海的眼睛，给漆黑的海面带来光明。走到一个平台，有一些结实的木凳，我们就这么肩并肩坐着，迎着凉爽的海风，看着远处的大海和星空，倾听着海浪的声音，就这样坐着说说话，感受这静谧之夜的温馨，这样的时光是如此的美好。

睡醒起来，在酒店还没吃完早餐，博文已经过来接我们，带我们游览美丽的玉带滩，感受大自然的魔力。坐船上了玉带滩，面向大海，只见烟波浩渺的南海波涛滚滚，一望无边，白色的浪花俏皮地扑打着沙滩。不远处有一个多块黑色巨石组成的岸礁，那便是"圣公石"，任凭风吹浪打，它依然屹立着与玉带滩深情相望。转过头，又见万泉河、九曲江、龙滚河三江汇合，湖光山色，恍如仙境，如梦如幻。我们欺负着大暖男博文同学，只管把所有的包包通通都扔给他，只管脱掉鞋子，踩在洁白的细沙上，张开双臂，轻松自在地欢笑，时不时就喊着"博文，快过来，给我们几个拍照"，博文就拎着大包小包，在沙滩上深一脚浅一脚地疾走过来，留下我们欢笑的容颜。阳光、沙滩、海浪，我们的欢笑声与大海、三江汇合在一起。很过意不去的是，让我们这么一折腾，博文感冒了，晚上没法陪我们吃饭，弄得他好担心，怕我们地方不熟，找不到好吃的地方。直到我们美美地吃完饭，回到酒店，他才终于放心了。

第二天中午，博文好些了，还是不放心我们，出来陪我们吃饭，送我们每人一件精致的礼物。快乐的时光，浓浓的同窗情，这份美好，将一直陪伴着我，不管未来的日子还有多少的艰难，有浓浓友情在，我将有力量微笑着去接受挑战。

❖ 不负约定海南行

2018年5月，开颅手术后三个多月，我没有辜负手术前的约定，体能也恢复得很好，如约奔往海南，我最爱的地方。司平不惜放下手中所有的工作，一定要陪我去，她从天津直接飞海口。高中同学阿马也请了假，陪我从广州出发，这样一路都有人陪着我、照顾我，否则大家还是有些不放心。一路阿马陪我说话聊天，一个小时左右的飞行好像一会儿就到了。到了机场，司平已经到了，见到我，紧紧拥抱在一起，一切尽在不言中。走出机场，邓斌已经在等我们，我们直接上了她的车。邓斌握了握我的手，说："妙容，看你恢复这么好，真高兴。"一路闲聊，同学在一起，轻松愉悦，笑语连连，有说不完的话。

晚上海口的几位同学一起过来聚会，祥英温和，虽然话不多，但特别重情重义，每次不管多忙，都一定过来聚聚，聊聊天，感觉极好。大哥是有智慧有故事的人，和他聊天，听他弹古琴，看他画画，都是极美的享受。享受完晚餐，喝了酒的大哥还是有些担心我，虽然他不是医生，但也知道肺癌脑转移的风险，这打击对谁来说都是太大了。我们坐在他自己做的木椅上聊天，"妙容，你一定要坚强，你的同学对你都很好，大家都很关心你，你大学同学和中学同学都专门陪你来海南散心，希望你开心，一定会慢慢好起来的。""大家对我真好，让我温暖，有了力量。"接下来又聊了许多，心情舒畅。大哥最后说："这里的大门永远为你敞开，你随时都可以来这里住，跟我学学画画，享受古琴悠扬的乐曲。""好，谢谢大哥，在这里真的开心。"晚上，我和司平睡一间房，聊个不停，知己在一起，虽然平时不常见面，但心灵相通，总有很多的知心话。

虽然晚上聊到半夜，第二天我还是早早地起床，这么多年已经形成了习惯，生物钟很准时。简单洗漱完，走到楼下的院子，院子里很安静，只有和我一样早起的鸟儿在轻唱。泡上一壶清茶，打开心胸，深吸一口清新的空气，有淡淡的草香和花香。绿色的灌木、娇艳的鲜花、暖暖的微风、清澈的天空，此时此刻，一切都这么美好。我调整着气息，慢慢舒展着身体，开始在院子里锻炼，一套动作下来，浑身舒畅。大家也陆续起床了，收拾好行李，去外面的大排档吃海南地道的汤粉，然后奔向琼海，去找博文。一路上从大自然的美景、生活的趣事，谈到学生时代的美好时光，还有各种心理学书，一个多小时过得好快，已经到了琼海。

到了海南，海南好吃的东西太多，同学们又想在短时间内让我们品尝更多的美食，体重疯长是不可避免的事。博文本来有重要的事忙，中午还是一定过来陪我们吃饭。"同学肯定是最重要的。"他一句看似简单的话，让人感觉特别的温暖。因为知道我不太吃肉，喜欢吃水里游的东西，博文点了很多海鱼和海虾，味道鲜美极了，配上我最爱的小青柠，简直完美。椰子肉做的点心也特别好吃，忍不住多吃了几件。我们一边享受美食，一边天南海北地闲聊，无比的畅快淋漓。

午饭后回酒店午睡，正好避开中午的炎热。睡醒梳洗好，正在喝茶，博文已经到酒店找我们，"妙容，给你们带了点心，就是中午吃的那种，看你很喜欢吃，就各种味道都给你买些，你们正好拿来做下午茶。"说着，把四五盒点心放上桌子。内心真的很感动，只因想着我喜欢吃，就顶着酷热出去买。"天，买这么多，是不是存心不让我们吃晚饭啊，这些点心吃完，晚饭也省了。""晚饭继续海鲜大餐。""真想把我们吃傻呀。"就这么说说

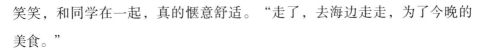
笑笑，和同学在一起，真的惬意舒适。"走了，去海边走走，为了今晚的美食。"

傍晚时分，海风扑面，拂去了炎热，带来丝丝清凉。满天的晚霞、落日的余晖，映照在无边的大海里，海水共长天一色，融入我们的欢声笑语和美丽身影。

第二天，吃完早餐，博文带我们去游览琼海的美丽乡村，坐着观光车，喝着椰青水，欣赏着美丽的风光，聆听动人的传说。中午去村里吃饭，在山脚下，有很多卖海南粽子的老人家，博文走上前，买下了两个。"要吃午饭了，还买粽子吗？不吃了吧。"我不解地问。这么热的天，真的没吃粽子的欲望。"你不懂的啦，这粽子一定要买的，而且是为你买的。"博文把我们带到小山坡上的小小农家，大树下有一张餐桌，我们围坐一起，凉风习习。博文对我说："妙容，你把粽子慢慢一层一层剥开。我们海南有个习俗，把粽子剥开，会'大步跨过'，带给你好运气，永远健康平安。我们都希望你永远健康，大家可以一起快快乐乐的。"这粽子能否给我带来好运我不知道，但情浓似海的同学情，一定是我最好的运气，是我治病的良方。感恩生命中的遇见，让我们相识相知。

我很认真地剥着粽子，一边不忘和大家聊天。"你们一定要和我一起分享，这粽子重重叠叠，充满禅意。"花了六分多钟，才把粽子剥开，粽子叶差不多有一个人高。大家开心地说："好啦，剥了粽子，妙容以后一定会平安顺利，健健康康的。"愉快地分享了粽子，有爱的粽子格外的美味。

带着美好的祝福，我回酒店美美地睡了午觉。成存从儋州赶到琼海，准备第二天接我们去儋州。一见面，忍不住摸了一下我的头，带着怜爱，"头发长出来了，伤口还没长好。看你状态这么好，终于放心些了，你手术时真的很担心，又帮不上忙，只能对着微信发呆，希望收到你的信息。""没事啊，现在不是好好的吗？术后回病房被叫醒，特别开心，还好好地留在这个美好的世间，还没变傻，还认得大家。"晚上又是琼海的所有同学聚会，我们尽情地享受最纯最真最深的友情、享受美食，管它体重会不会疯长。

友情相伴，快乐的一天开始，享受了美味的早餐，我们在酒店的花园和山间小路闲逛，说说笑笑，太多的美景令人着迷，不断地拍照，太多美好的友情溢于欢快的笑声中，飘在空中，和着花香，沁人心脾。有护花使者成存陪着，真好，他把所有行李都背到身上，汗水湿透了他的衣服，我们只管做甩手掌柜，全身心融入大自然，尽情享受大自然的美景。人生就像一场旅行，以美好的心情，细细感受沿途的风景，聆听岁月的美好……

离开琼海，向儋州——成存的家出发，穿山越岭，沿途风光无限。时不时有排成长队的小黄牛悠然地在公路上自在地踱步，我们只能慢慢地跟着，等待机会超越。又到白沙，经过一年多前到过的罗帅村。"上次我和妙容到过这里，在山谷中的深林酒店，环境特别好，妙容还爬树过小山涧，把我吓坏了。""妙容真是调皮捣蛋。"司平笑着说。"彼此彼此！"我也笑着回敬，"是他们都到对面很大的平台上，感觉风景很好，我不想脱鞋蹚水过去，正好看到有一棵树横在两岸，自然要爬过去的。"说说笑笑中到成存家了，成存帮我们把行李搬上楼。我们梳洗一下，稍作休息，补了午觉。起床走下楼，还没到客厅，浓浓的香味已经诱惑得我们胃口大开。"丽影，有什么要帮忙吗？汤好香，在楼梯上就闻到了。""不用，你们先去吃些水果，喝喝茶。我很快就做好了，刚刚杀了一只自家养的鸡来炖汤。" 我的老同学真是很有口福，也很幸福，有这么贤惠能干的妻子，丽影一下子就准备了一大桌菜，这样享受美味，回广州不胖十斤才怪了。

吃饱饭去外面散步，不知为啥，头上的伤口突然渗血，弄得大家都很担心，一直问我有没有不舒服，要不要去帮我买药。我努力地安慰大家，没问题的，时不时会渗血的，伤口一直没长好，但不影响，我自己压迫止血就好了。

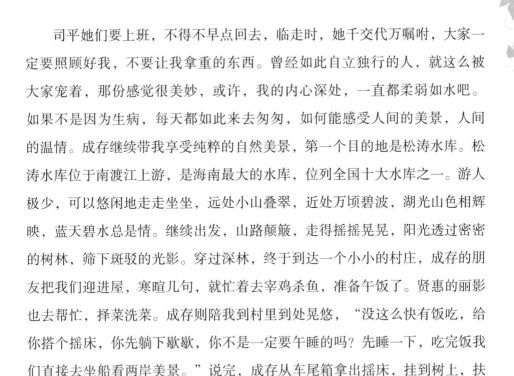

　　司平她们要上班，不得不早点回去，临走时，她千交代万嘱咐，大家一定要照顾好我，不要让我拿重的东西。曾经如此自立独行的人，就这么被大家宠着，那份感觉很美妙，或许，我的内心深处，一直都柔弱如水吧。如果不是因为生病，每天都如此来去匆匆，如何能感受人间的美景，人间的温情。成存继续带我享受纯粹的自然美景，第一个目的地是松涛水库。松涛水库位于南渡江上游，是海南最大的水库，位列全国十大水库之一。游人极少，可以悠闲地走走坐坐，远处小山叠翠，近处万顷碧波，湖光山色相辉映，蓝天碧水总是情。继续出发，山路颠簸，走得摇摇晃晃，阳光透过密密的树林，筛下斑驳的光影。穿过深林，终于到达一个小小的村庄，成存的朋友把我们迎进屋，寒暄几句，就忙着去宰鸡杀鱼，准备午饭了。贤惠的丽影也去帮忙，择菜洗菜。成存则陪我到村里到处晃悠，"没这么快有饭吃，给你搭个摇床，你先躺下歇歇，你不是一定要午睡的吗？先睡一下，吃完饭我们直接去坐船看两岸美景。"说完，成存从车尾箱拿出摇床，挂到树上，扶我躺到小小的摇床上。"我先去看看有没有要帮忙的，你先歇歇，有饭吃我来叫你。"

　　我独自对着蓝天白云、吹着山风，自由自在地晃荡，一切多么美好！未来会如何我不知道，但这一切的美好会让我永远微笑着面对种种挑战，真的很幸运，同学们待我这么好。此时此刻如人间天堂，把握并珍惜当下就已经足够了。"回去吃饭了，吃完饭我们去坐船。"成存过来叫我回去，又是满满一桌菜，房间、桌椅和餐具虽然简陋，但青菜清甜，鱼的味道鲜美，还有纯粹的欢笑，远离了尘世的纷扰，这就是我一直向往的简单生活呀。

　　在海南一周，有美景，有浓浓的友情，感恩同学们的陪伴，每时每刻都这么美好。回程同学坚持开车送我到机场，高速路上，美景如画，随意聊天。满血复活的我，满满的能量，斗志昂扬。

❖ 三十载同学情

回想起那次大学同班同学决定同聚蓝天白云下的天涯海角，共谱友谊地久天长的美妙乐章。或许好事真会多磨，出发当天下午，下了倾盆大雨，马路积水厉害，四处堵车。接我去机场的师傅已经非常有预见，比约好的时间提前两小时来接我。但居然堵车堵到小区门口，一个多小时都出不了小区大门。我已经做好最坏的打算，估计要改航班了，反而不急了，心平气和地看着车窗外飘洒的雨。

天无绝人之路，柳暗花明又一村，飞机也延误了，终于能赶到机场和同学会合，还有点时间和同学在机场吃了晚饭。

同学欢聚，少不了吃饭喝酒，畅所欲言，豪情万丈。第二天一起乘游轮出海，去吹吹海风，欣赏海天一色。一开始，大家坐在顶层，闲聊、拍照，不亦乐乎。慢慢地很多同学都被晕船所困，恶心呕吐晕乎乎的，感觉很难受，只能躺到床上。看到这么多同学晕船，游船决定返航。游船一进入港湾，晕船的感觉一下子就消失了，第一次深刻感受到什么叫幸福的港湾。

成存和他太太丽影从儋州开车来三亚接我，到他们家小住。途经白沙，决定到罗帅雨林山庄入住一晚，在空气清新的热带天然大氧吧吸氧洗肺。不是周末，整座山庄客人很少。吃饭的餐厅在密林深处，一路走过去，久违的泥土芳香、草香和花香在雨中，鲜嫩的竹笋随处可见。餐厅很简陋，勾起我美好的儿时记忆。山里自种的蔬菜出奇的清甜，有浓浓的菜味。第二天起来，下了一夜的雨停了，晴空万里，清澈的天空没有一丝云彩。走在山道上，暖暖的炊烟在晨风中弥散。时不时遇到一两个淳朴的村民，带着简单的微笑。村头的农妇在做着香甜的糯米酒，热情地解答我们关于做糯米酒的种种问题。慢悠悠地走在橡胶林的小道上，只见成群的鹅、鸭和鸡自由自在地在林中追逐，优哉游哉满山跑，一片乡村的欢乐气息。

　　罗帅村溪水环绕，溪水中矗立着各式各样的巨石，飞流而下的山溪也汇聚成潭，清澈透底。一路走进情人谷，山林茂盛，山溪清澈。一夜风雨后，道路泥泞，成存一路拉着我的手，怕我摔跤。我却无所畏惧，一路笑靥如花，跟着他往上攀登，完全沉醉在纯自然的美景中。美景在前，友情在身边，哪怕艰难险阻。遇到要光脚蹚过山溪又要攀岩的地方，成存就不敢带我上去了。我只好坐在岩石上，吹着山风，对着蜿蜒的溪水歇歇，静看美景，远看成存快步如飞攀岩石，时不时手拨清泉，带着胜利者的微笑。看他和丽影在山溪的对面玩得那么欢，歇了一会儿的我也心有不甘。无意中看到在河谷上倒着两棵树，应该可以慢慢匍匐到对面，忍不住小心翼翼四肢并用地扶着树木往前挪，看着胜利的彼岸一点点在靠近。突然，听到一声咔吱咔吱响，树木瞬间断了。幸好反应还够快，在刹那间，抓住了剩下的一棵树。成存远远听到声音，吓得不轻，直接从山涧中蹚水小跑过来，把摇摇晃晃的我接下来，背上岸。我依旧若无其事，说说笑笑，他也拿我没办法。走到了仙女池畔，传说中七仙女在此流连忘返，不舍离去，留下洗澡戏水的溪流，沾上她们仙气的水，造福了美丽的罗帅村。我们也在溪水中沾沾仙气，做做神仙妹妹。如此山清水秀、村民淳朴善良的地方，都不舍得走了，想留在这做山里人，过神仙一般的日子。沿着崎岖的山路走，一块刻着"大石大运"的巨石立在潭上，潭水清澈见底。成存说："希望给你带来大运，永远健康平安，一定要好好的。"

　　回到成存宽敞整洁的家，他家门前有两棵大树，鸟儿在树上搭窝欢唱，自由飞翔。贴心的丽影已经给我准备了舒适的房间，习惯午睡的我躺到床上美美地进入了梦乡。睡醒时，已经下午五点多，走下楼，见丽影已经在厨房忙碌着。炖盅的鸡汤已经香味扑鼻，她正在把海参切块。"睡醒了？""是啊，睡得好舒服。有没有需要我帮忙做的？""不用了，你先自己去冲茶喝，成存回医院看患者了。我专门杀了一只自己养的鸡，还准备了两条海参，给你补补身体。""太多了，我们才三个人吃饭，吃不了这么多。"晚上开饭，丽影摆了满满的一桌，一定要我多吃些，把我吃撑了。

第二天，又是丰盛的早餐，丽影总想让我多品尝一些当地的特色美味，这么吃住几天，不增重十斤八斤都对不起这么多美食了。到儋州，自然要到东坡书院去走走，感受悠悠文脉，回望远去的岁月，寻觅我最崇拜的大师东坡先生的踪迹。先生一生才华横溢，却遭受种种的打击，被一贬再贬，最后贬到儋州。但他的旷达，使他在所到之处写下千古不绝的诗词，也造福了当地百姓。在我遭受人生的挑战时，是他给予我人生的榜样，教会我如何旷达地面对种种磨难，他的诗词更给予我笑对人生、战胜困难的力量。可能是雨天，东坡书院的游人极少。书院坐北朝南，门上方悬挂清代书法家所题写的四个大字"东坡书院"。跨过小石桥，首先看到的是东坡居士会友议事的场所"载酒亭"。走出载酒亭，拾级而上"载酒堂"。院子里古树繁茂，宁静清雅。走进里面，慢慢品读东坡居士的诗词字画，昏暗的灯光却点燃我心中的一盏灯。遥想当年，东坡居士被贬儋州时，已经是六十多岁高龄，到了蛮荒之地，生活都没着落。但他是乐天派，依然不失人生的快乐，同时心中永远不忘黎民百姓，短短三年的流放，他把中原文化的种子留在海南，育人无数，形成儋州甚至整个海南的读书求学风气。回望远去的岁月，寻觅大师的踪迹，穿越时光，何尝不是一次心灵的洗礼。

快乐的时光总是如此短暂，再见，美丽的海南，人间自有真情。带着满满的感恩、感动和浓浓的友情，我将在未来的路上继续奋斗每一天，期待着不久以后的相聚。

❖ 美丽"爱心湖"

我和阿马、童童去海南度假，贴心的童童还自己到市场买新挖的花生，加盐水煮，初步晒干，带到旅途当零食。在机场候机时，吃着美味的花生，

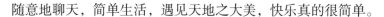

随意地聊天，简单生活，遇见天地之大美，快乐真的很简单。

到了海口，邓斌要上班，专门让她儿子来接机，纯粹的同学友情，真的让我温暖感动。到了邓斌的庭院，熟悉的环境，自然的风景。大哥热情地接待我们，和大哥聊天是一种享受。从儋州赶过来准备接我们到五指山的成存也到了，刚出完门诊的邓斌也匆忙回来。见到老同学，非常的开心，没有丝毫的生分，虽然我们也不常见面。我想，人世间最美好的相遇，不是在路上，而是在心里。人世间最美好的陪伴，不是在身边，而是在心间。能够常相聚，自然极好，可相隔千里，那就把彼此放在心底，默然相伴，互问平安，共赏这世间美好，何尝不是心中最美的风景呢？

吃完丰盛的午饭，我们直接出发赶往五指山。海南真是无处不美景，清澈的蓝天，轻轻掠过的白云，一望无际的树林，当然也少不了一路的欢笑声。上山的路很陡，很多的急弯，就这样一直在山里绕着，本来每天午睡不可以少的我，抵挡不了美景的诱惑，加上和好友一起，聊个没完，一点睡意都没有。酒店就在巍峨挺立的五指山脚下，周围树木层林叠翠，奇花异草芬芳，水光山色辉映。对我们这些渴望亲近大自然的人来说，充满了梦幻的诱惑力。不是周末，游客很少，环境很幽静，我们很快办好了入住。睡了午觉，就在酒店闲逛，呼吸着清新的空气，远山晚霞满天，近处花开处处。山区的天气说变就变，晚上一夜的雨声滴滴答答，带来清凉和宁静，也带来我写诗的冲动："一夜秋风烟云淡，蟋蟀清鸣夜无眠。披衣凭栏闲听雨，茶香花语山连天。"如水的夜晚，淡淡的心，只有如诗的景色，只想成为大自然的主人。正所谓"江山本无主，闲者是主人"。

第二天，成存赶回儋州上班，我内心特别过意不去，为了陪我们，他自己如此奔波，这份情谊，永远在我心间。正是有这么多同学好友对我无条件的好，才使我在遭受变故时能坦然面对，每一天都开心快乐。我们在酒店旁的小餐厅简单地吃了早餐，说说笑笑走向原始森林。雨还在断断续续地下，森林里人烟稀少。空气中弥漫着特殊的青草和树脂的香味，负离子含量特别高，深深地吸着清新的空气，荡涤着肺部的尘灰，恍惚梦回遥远的童年。撑着伞，沿着溪水踏梯级而上，山泉水清澈见底，时而静如处子，时而飞奔而下。薄雾如纱，在绿谷中轻轻飘荡，到处是参天古树，藤萝密布。慢悠悠地走，时不时被像木屏风般的树根挡住去路，随处可见温馨提示：注意毒蛇蚂蟥出没。毕竟这里很原生态，各种动物才是这里的主人，我们只是匆匆的过客。下了山，穿过黄牛成群、牛粪满地的小道，到了一家简朴的农家乐，坐在长条木凳上，喝着店家的粗茶，看着连绵的山峰和田野，吃几碟这里特有的野菜，吃一锅清汤炖煮的走地鸡，鲜美清香。

回到酒店，我终于困得不行，一倒在床上就进入甜美的梦乡。睡眼蒙眬中被叫起来看彩虹，非常的美。最近和彩虹结缘了，到哪都能看到彩虹，只是山里的彩虹更纯净，同样的地方一下子就仿佛变为不一样的风景。晚上，成存回来了，丽影也一起过来，贤惠贴心的丽影还给我们做了几盒美味的点心。晚饭后，我们一起在阳台品茶闲聊，看着隐隐约约的树和远山的轮廓，周围的蟋蟀叫个不停，虫鸣不断，到处黑漆漆的，像极了小时候的乡下，内心好宁静。在大城市生活久了，能有这么一个放空心灵的地方，真的很好。繁华过后，以平等心去看待大自然，喜欢与大自然的一草一木交流，和大自然深情对话，喜欢简单的美。

雨还在滴滴答答地下，清凉的夜风也时不时调皮地带进丝丝细雨。我们就这样轻松地闲聊，内心充满了喜悦。苦难的修为成就了更好的自己，让自己的幸福阈值越来越低。

第二天，我们又去原始热带森林重游，泉水、古树，令我流连忘返，森林里的树藤又粗又牢固，可以荡来荡去的，我忍不住爬到树藤上荡秋千，特别喜欢这种飘的感觉，恨不得"不辞长作山里人"。

退了房，收拾行装，我们又出发去白沙的爱心湖。这一路，路程只有一百多公里，但全部是山路，开车翻越一座山又一座山，连续急转弯，完全看不到对面。好不容易到了比较平坦的公路，只见三三两两的小黄牛就在山路上占领地盘，优哉游哉地漫步。放养的牛可不会让道，我们也不急，就边看着牛群边慢悠悠地开车。突然，看到路上有两个穿着有点破烂的人向我们招手，成存特别好心，停下车询问。原来是两个割胶的工人，其中一个脚痛，行走不便，也赶不上公共班车，遇到很多车都不肯停下。也是，随便搭两个陌生人，本身就是有风险的事，好心有时不一定有好报。但看到两人的无助，真不忍心，谁没有遇到困难的时候？能帮就帮吧。成存帮他们上了车，辛苦了一天的他们身上汗味特别重，又带了劳作的工具，更显拥挤，但看着他们带着歉意的微笑，我们心中多了很多的暖意。到了白沙镇，他们千谢万谢下了车。有成存这样有爱心的朋友同学，是我前世修来的福分。

又翻过一座座山，越过一片片橡胶林，我们终于到了深山里的一个黎族小村庄，住进当地唯一的招待所。简单歇息了一下，就开车去"爱心湖"——当地出名的景点。山道狭小，一路颠簸，一路纯天然美景。停下车，我们小心地穿过树林，终于豁然开阔，只听水声、笑声不断，美丽的"爱心湖"映入眼帘，湖水清澈见底。我和丽影在湖边肩并肩，用双手搭出美丽的心形，留下美丽的身影，也留下美好的友情和永远的温暖。

晚上，成存的一大帮朋友专门从白沙过来小村庄欢聚。人好，再远的路途也阻挡不了朋友的到来。大家一起开怀畅饮，谈天说地，真是酒逢知己千杯少，不喝酒的我也一杯杯茶陪着喝。

小村庄很宁静，第二天，公鸡报晓不断，村里的人们已经赶牛下田。我们随性走走看看，发现有家路边小食店，坐下吃上一碟粉一碗粥，味道真不错。本来想去河边捡石头的，据说这里的石头很漂亮。成存后来改变了主意，带我们去看石花水洞，很神奇的地质奇观，还看到会长高的石头。晚上，回到成存家，温柔贤惠的丽影做出一大桌菜，她杀了自己家养的鸡，想着我喜欢吃水里游的东西，还煮了海鱼海虾。听说海参可以提高免疫力，丽影专门替我煮了美味的海参，一直让我多吃些，我就这么傻吃着，每次来海南，都不可避免地胖几斤。

第二天起床，丽影又已准备了一大桌早餐，儋州米粉加上各种配料，非常美味，忍不住又吃了很多。我换上拖鞋，穿上飘逸的红色裙子，和大家一起欢欢笑笑去看海。儋州不是旅游热点，海边没什么游客。天空恬静通透，缥缈的淡淡蓝色，梦幻般笼罩着天尽头的彼岸，无意中的几片白云轻轻地飘在天边。海滩雪白柔软，经过太阳的暴晒，沙子暖暖的。海水晶莹透亮，清澈见底，雪白的浪花在脚边嬉戏。火辣辣的太阳阻挡不了我们戏水的热情，我们也留下随手一拍的美照。

❖ 烟花三月游江南

小许待人特别好，真诚，不功利，我对她很欣赏。在我罹患癌症以来，她也一直关心我，对我嘘寒问暖，有时间就过来看看我，陪陪我。听说绿茶对治疗癌症有帮助，她找朋友买了最好、最新鲜的绿茶送到我家里；听说各种菇菌可以提高免疫力，老家是云南的她，总能找到野生的各种菇菌，让我多吃，真心希望我能渡过难关。

2017年4月，我病情比较稳定，体力也恢复得不错，于是小许邀我一起出游，来一场说走就走的旅行，"烟花三月下扬州"。

办好入住手续，我们中午一点多出门找美食，兜兜转转找到一家老店，却被告知已经打烊，接着又找了很多家店，打电话过去都说已经关门打烊，领略了到点就停止营业的悠闲城市风范。晚饭不敢怠慢，我们早早过去，已要排队等候，需要等待将近半小时，好在现在信息发达，候位也很方便，打印候位排号单，扫了二维码，会提前通知。我们就在扬州大学闲逛，看杨柳飘絮，看校园幽静的景色，坐在柳树下的石凳上闲聊。本来就是随意游，逍遥自在，挺好的。终于轮到我们用餐，老店整个建筑古色古香，走进大厅，见顶上挂满各式各样的纸伞，很有江南气息，大家吃得欢快无比。美味的狮子头自然要品尝的，神奇的细如发丝的文思豆腐更是不能错过，这已不是单纯的美食，而是叹为观止的艺术品，居然能把软绵绵的豆腐切得细如发丝，我们领略了刀功的神奇。

第二天的游览真是令人流连忘返，瘦西湖桃红柳绿，美不胜收，如诗如画、如幻如梦，我们仿佛飘入人间仙境，游览在一幅幅江南国画中，随处都是风景，让人目不暇接。秀美的风景造就江南人的才气，顺便沾一点才气，加上诗情画意的美景，我有了写诗的冲动。到了大丰，沉醉在荷兰花海，完全被迷住了，不禁诗意奔涌："花开如海郁金香，笑语盈盈春风扬。偶然相遇情无限，几回魂梦与君翔。""风起鬓发乱，轻拢郁金香。春日花下醉，相知不相忘。"

随意游，可以全身心地亲近大自然，真是无比的畅快淋漓。在盐城的东台市、大丰区，走进寂静山林，烟雨蒙蒙，笔直的树露出点点新绿，枝头的小鸟鸣奏欢快的乐音。久违的泥土和野草的芳香，使人全身心舒适，爱极了这样的风景。"山径暗香觅无踪，在在处处扑面来。"良辰美景，超凡脱俗，让人再无人间的烦扰。

随意游，时时处处有惊喜。当地的朋友陪我们到盐城，看到麋鹿，俗称"四不像"，也算是这次旅途的意外收获了。麋鹿起源于200多万年前，原产于长江中下游，距今1万年前到4000多年前鹿群最为昌盛，19世纪在中国绝迹。19世纪80年代被八国联军抢走的部分个体回归家乡，如今大丰区有3000多头。天气寒冷，我们坐在观光车上，穿行在空旷的中华麋鹿园，寒风迎面扑来，偌大的麋鹿园可见零零散散的麋鹿三三两两休闲地散步。它们曾经无比昌盛，却也曾遭受几乎绝迹的悲惨命运，如今再次绝处逢生，麋鹿的遭遇勾画出"盛极而衰、否极泰来"的哲理。我们常说"物极必反"四个字，每一件事情到达一个极端的时候，会往相反的地方去发展。人生又何尝不是如此？花无百日红，人无千日好，起起落落是平常。无论顺境还是逆境，都需要坦然面对。身处逆境的时候，更要坚守自己的初心，用坚韧不拔的精神面对困境，保持旺盛的斗志，继续奋斗，发奋学习，迎来以后的成功。保持一份清醒，保持一份淡然，才能真正掌握自己的命运，成为一个真正的赢家。

再次游览泰州，体验水城的慢生活。我们早上在凤城河畔的泰州老街闲逛，感受青砖黛瓦的古明清建筑的历史文化气息，然后到古月楼品味早茶，体验当地的民风民俗。泰州的景点由凤城河串联，水绕城走，景由水连，泛舟河上自然少不了。我们登上画舫游凤城河，这是一条有近千年历史的古城河，在船上慢慢欣赏两岸的美景，一路饱览水、路、桥的水乡风景。风细柳斜，一江烟雨，伊人吟唱，琴音私语江南情，诉说着历史的沧桑。望海楼、桃园等古建筑群美轮美奂，令人悠然自得，恬淡安适。乘画舫游完凤城河，我们在老街上慢慢地走走，看两旁古色古香的店铺，别有趣味。走进泰州桃园，在里面转悠了大半天，我被美景彻底迷住了，哪怕是过午很饿了，也不舍离去。国画展览室人不多，正好可以慢慢欣赏大师的一幅幅杰作，如吴昌硕、郑板桥和张大千等，好像穿越久远的岁月，和大师们近距离地接触。走出国画展览室，一拨一拨的美景涌现眼前，白的、粉的、黄的、紫的，无名野花铺满路的两旁，柔软的新叶爬满了枝头，迎着清爽的风，走在清静的小径上，小鸟在欢唱。沐浴在泥土、青草、桂花和说不出来源的清香中，简单舒服。我和小许放慢脚步，慢慢地欣赏着各种美好，被大自然的美景深深感动。闲逸、恬淡，美好的时光刚刚好。对鲜花没有免疫力的我更是被桃花仙境迷住，恍惚置身幽静的世外桃源，一大片各式各样的桃花烂漫含笑，桃花涧中绿水淙淙，两岸柳树婀娜多姿。美丽如画的江南将留在我的记忆深处，还有好朋友的陪伴，一起用心去欣赏生活的美好。好心情就有好风景，好风景也带来好心情。

春夏秋冬，读书喝茶，焚香抚琴，诗词书画，只闻花香，不谈喜悲。风花雪月，简简单单，平平淡淡。梦想中的生活，就这样悄然出现，幸福来得太突然。癌症让我摆正了生活的态度，非常明确"好好活下去"是我目前最大的目标，须要拼尽全力去奋斗。玩够了，满血复活，就可以回去好好上班了。

❖ **兴坪之旅**

2014年8月，第一次放化疗结束，检查结果不错，不用继续化疗。高中同学看我恢复得也不错，正好他有空，就陪我去阳朔兴坪那如诗如画的地方，吸收一下新鲜空气，洗洗肺，在大自然中彻底放松下来，还可以帮我拍拍照，一直想拍化疗后的光头照，可惜一直没拍，现在头发已经开始长了，但也是到目前为止头发最短的时候了，在山水间拍下美照，纪念放化疗这段难忘的经历吧。他对旅游很熟，说走就走，一下子把什么都安排好了。

出发这天，高速路上狂风暴雨，可视范围只有大概一米，我有点担心，毕竟风险有些大。战战兢兢了快一小时，终于迎来蓝天白云，整个身心都轻松起来。一路上风景极美，对着美景，听听音乐，聊聊天，就到了目的地兴坪。第一次住进简陋的民宿，感觉特别新奇，房东住在一楼，非常的朴实温和。同学帮我定了三楼的房间，有个简陋的小阳台，透过依依垂柳、成林翠竹，可以看到恬静的漓江。在房间稍稍休息一会儿，就出来迎着柔和的江风顺着漓江慢悠悠地走。走到了兴坪古街，踏在石板街上，见街两旁砖瓦结构的古建筑保存完好，只是没有了往日的繁华。偶尔看到一两个游人，两旁的店铺也几乎没有开门。走着走着，突然下起了大雨，没带雨伞的我们有些措手不及。幸运的是终于发现有一家卖石头的店还开着，赶紧进去避雨。店主温和热情，和我们侃侃而谈。见时间已晚，我们也不好意思影响她关门，打算冒着雨走回住的地方，她友好地把我们留下，风雨中我们看到了人间的温情。等雨停了，走在街上，已经一片漆黑。

第二天在民宿吃完早餐，民宿小老板安排我们游漓江。漓江两岸群峰环列，连绵起伏，千姿百态，奇特怪异，绿水清澈见底，翠竹青柳随风摇曳，疏林群峰倒映江中，一切如梦如幻。著名的九马画山，二十元人民币的背景图案，尽得桂林山水的精华。在大自然的神奇环境下，我彻底地放松下来，尽情地呼吸新鲜的有青草香味的空气。同学也给我拍了很多照片，留下了美好的回忆。走累了，我们就在江边光滑的石头上坐下，随意地闲聊，自由自在。全身心地融入大自然是多么美好的事。为着这份美好，我要继续努力，做到最好。

回到家里，我又开始了每天的康复运动锻炼。所有的事情，既然发生了，就平静地接受吧。我的天性，我认定的事，再苦再累也要开心快乐地做，我能做到的一定要做到极致做到最好，其余就交给上天去安排吧。百炼成钢，千年修炼成仙，我也会静心修炼，不为成仙，只为了生命，为了能活着，好好地活着，为自己爱和在乎的人。为三十年后，还能三五知己，结庐而伴，品茶、吟诗、听流水轻唱。这天，我的开门弟子琪琪过来看我，时间过得真快，转眼她已经毕业一年，成为一名真正的医生。和她细细地聊了工作的情况，真心希望她继续努力，做一名好医生，尽她所能帮助患者。

感恩，用爱谱写生命的意义

从医二十多年的我，不料却成为一名晚期肺癌的患者，我的生活发生了很多的改变，不变的是我对生活的热爱和真情。站在医生和抗癌者的双重角度，希望我的抗癌历程和点点滴滴的感悟，可以给抗癌路上奋力前行的患者以帮助和鼓励。抗癌路上我已披荆斩棘八年，亲身经历现代医学的神奇，同时也深刻感受疾病和治疗带来的痛苦，但我始终相信，爱和感恩可以超越一切苦难。作为一名癌症患者，更需要在有限的生命中，活得更精彩，让生命怒放，做一个有担当的社会人，用爱谱写生命的意义。

《寻梦环游记》中有一句经典的话："真正的死亡，是这个世界上再没有一个人记得你。"对癌症患者来说，最悲伤恐惧的是被人无视，被社会所遗忘，好像自己已不复存在，或者生存已成为别人的负担，成为一个对社会多余的人。害怕被赶进一个乏味的患者世界，在这个世界里，生命中曾经发生的一切都不重要，只是机械地一次次看着复查结果，谁也不在意他们每次复查的煎熬和不安。人们或许会同情地看着他们，带着一份怜悯，但不知道他们最想得到的是社会的认可，是生存的价值，不知道他们完全可以做一些力所能及的事，为社会做一些力所能及的贡献。但是，作为患者，也要努力创造自己的价值，获得社会的认可，而不是每天都苦大仇深似的，好像全世界都亏欠他们，让接触他们的人都觉得难受，觉得累。要清楚，生病是自己的基因和生活方式出了问题，需要自己为此负责，而不是别人的错，希望别人对此负责。别人对我们好，对我们百般呵护，那是难得的恩情。厘清了如此种种，生活会平顺简单许多。自己能做的事，尽量自己做；自己的情绪，努力自己管理好，保持良好的心态，该复查复查，该运动运动，该治疗治疗，全力配合医生、进行自我约束。

❖ 努力活着是对家庭的一种责任

作为家中的长女，爸爸妈妈习惯了我操心他们大大小小的琐事，陪他们去理发，给他们买里里外外的衣服，陪他们散散步，不见面时，每天打一两个电话，天南海北地闲聊。儿子和我是无话不谈的好朋友，只要在一起，我们总有说不完的话，一起分享他学校生活的点点滴滴，一起讨论他对社会和生活的困惑，一起为他每一个小小的进步和成果而开心快乐，我也给他准备可口的饭菜。因此，受再多的苦，再大的痛，我都没有放弃的理由，都必须坚持到底。癌症患者经受很多的苦难，但患者家属更加不易，他们要操心如何去就诊，也面对巨大的经济压力，还要接受患者的不良情绪，而他们心中再苦，往往还要深埋心中，没有发泄的通道。一位肺癌患者找我咨询，患者的先生无微不至地照顾她，陪她看病，帮她开药，每天买菜做饭炖汤，而她每天就了无生趣地享受先生的服侍。"你先生很不容易，压力也很大，你有没想过能替家庭、替他做些什么？"她很茫然地看着我，似乎觉得这问题很奇怪，也是她想都没想过的问题，只说："我骨痛。""骨痛是很折磨人，很难受，但你先生也很不易。你可以做些力所能及的事，比如在他汗流浃背地忙家务时，给他递上毛巾，递上一杯茶，或者只是给他一个微笑，一句由衷的感谢和赞语。"后来，这位患者终于有所改变。一名癌症患者，不但要接受爱，更要懂得感恩，付出爱。

　　爸爸妈妈知道我患肺癌时，心疼得不得了，虽然治疗过程的种种不适我一般不在他们面前表露，他们见到的永远是我的微笑，但有时恶心呕吐是没法控制的，放疗引起的食管炎痛得无法进食也假装不了。他们不知所措地看着我难受，不同意我做家务。我告诉他们："我虽然生病了，但不是废人，难道一个大博士还不会洗碗做菜？"他们慢慢也习惯了，经常夸我洗碗洗得干净，灶台也清理得井井有条。房子不需要很大，更不需要豪华，但一定要干净清爽，每天都抹抹桌子，拖拖地。一番挥汗如雨后，来一杯清茶，捧一本书，坐在地板上，心情无比舒畅。

　　正是这些简单的小事，给自己带来更好的存在感。每天也陪爸爸妈妈闲适地到处走走，每天笑容如花的我，也洗去了爸爸妈妈心中的烦忧担心。他们是我最珍惜的人，我不能让他们哭，不会让他们落下眼泪。即使人生有再多的不如意和无奈，我也会笑着去面对和接受。慢慢陪着他们，让他们每天都发自内心地欢笑。小侄女准备中考，我也自然成为她的家教老师，辅导她的英语和数学。我不知道自己还能活多久，什么时候会悄然离去，但一定要完完整整地活到终点。我只想用积极的态度告诉家人和朋友，特别是我的宝贝儿子，在面对种种困难时，我从没放弃过努力，也没有留下遗憾。我们作为父母，是孩子的楷模，想孩子优秀，我们首先应该成为一个更好的自己，而不是给孩子包袱，告诉孩子"我牺牲了多少，一切都是为了你"，让孩子能完成自己未完成的事情，而是为他树立一个精神榜样，让他勇敢坚强乐观。不管我在与不在，每当儿子想起妈妈时，可以给他希望和力量；只希望尽量多做些，尽量安排妥善，把最好的情绪带给我身边的每一个人，让我活着的每一天都简单快乐，也带给身边每一个人喜悦和幸福。

❖ 培养优秀的、有温度的医生

指导学生，培养更多医术精湛且有温度的医生，也是我的愿望。虽然暂时离开临床一线，但我依然培养研究生，希望他们成为医术精湛且有温度、有人文关怀的医生。我每周回一两次科室，检查研究生的科研进度，了解并及时解决她们试验过程中存在的问题。第一次放化疗时，正好平方临近毕业，我们把小小的病房变成预答辩的场所，到平方毕业答辩时，我的头发几乎掉光了，戴上假发，参加平方的答辩。她以全优的成绩获得硕士学位，将开始人生的新里程，学生的优秀让我非常欣慰。作为老师，我也必须不断学习，给学生做好榜样，每天看最新文献，听专业英文，画画、弹古筝、看书，坚强乐观地面对癌症的挑战和艰辛，把战胜疾病作为一份新的事业，享受整个过程，把人生活明白，活得通透。我也依然积极参与各种项目评审，为临床科研稍尽绵薄之力；参与干细胞研究所的筹建，用我专业的知识为他们出谋划策。

❖ 不忘医者本心，实现社会的担当和责任

虽然暂时无法回到临床一线，但由于网络的进步，我依然可以做医生的工作。患者遇到问题，各种的困惑，我都尽量给他们解释，包括进一步的检查等。曾经有位外地患者，在一个比较落后的地区，血常规检查全血细胞减少，当地医院怀疑是白血病。我仔细询问了病史，发现患者近几个月饮食很差，基本不吃肉类食物。血常规又是很典型的大细胞性贫血，看患者的舌头是明显的"牛肉舌"改变。初步给她诊断是巨幼细胞性贫血，让她在当地医院抽血再检查，最终证明我的诊断是对的，后来只用了维生素、叶酸和铁剂治疗，患者很快康复。

更有趣的是，尽管我是一名血液科医生，但自从我罹患肺癌后，我就成了半个"肺癌专家"了。隔三岔五的就有熟人朋友向我咨询肺癌相关的各种问题，包括我学医的同学家人，或许是因为现在肺癌的发病率太高。更重要的是我拥有患者和医生的双重身份，有好的专业水平，也更能理解患者，更有亲和力，能鼓励他们树立信心，给他们做一些相关的心灵安抚，让他们能积极乐观地面对疾病。作为一名患者，我经历过种种难题和困扰，压力和无助，更能对患者的压力、情绪波动有同理心。患者可能有的恐惧担忧、需求、渴望，这些问题医学院可能不会教我们，每天超负荷工作的医生也可能没时间满足他们的情感、心理、精神及身体需求。而我，作为同是癌症患者，从心理上已经拉近我们的距离，他们对我有充分的信任。在治疗过程中患者所受的苦和煎熬，作为医生的我也逃无所逃，只是我能够更理性地接受治疗的种种副作用，能够更好地配合我的主诊医生，给医生完全的信任。只有医生、患者和家属的完美配合，才能让患者获得最好的结果，得到最好的生活质量。

我也致力于应用我的双重身份搭起医生和患者的桥梁，让患者更好地理解医生，也让医生更好地理解患者、给予更多的人文关怀，实现双赢。我乐

观积极的抗癌经历，成功抗癌的经验更能鼓舞他们，这就是榜样的力量吧。作为一名血液肿瘤专家，我的专业知识和修养又可以给患者提供中肯的意见。生命没有第二次，肿瘤治疗往往也没有后悔药，没办法回头。虽然所有的治疗都不可能完美，只是权衡哪种方法可能让患者更获益，希望能引导他们选择合理的治疗。

我除了给患者治病，更重要的是给他们治心。有位皮肤癌患者，情绪跌落到最低处，对人生非常绝望，一番促膝谈心终于让她恢复信心，几个月来她第一次睡了安稳觉。一位晚期肺癌患者把我作为她抗癌路上的灯塔和偶像，我专业的解答和建议也使她少了很多折腾。一位晚期肺癌的同事在茫然无助时，我的经历鼓舞了她，给了她信心，我在医院的讲座也带给她很多的启发和感悟。我中学老师的太太，因为胸痛就诊，胸部CT怀疑是肺癌，医生建议她住院病理活检。患者消极地拒绝做活检，非常担心，情绪特别崩溃，消沉地和我说："很多人都说做活检会引起肿瘤扩散传播，死得更快，所以我决定不做活检。医生考虑是肺癌，是不是很快就不行了，就算治疗也活不久了，只是白受罪？我能不能不做活检就治疗呢？或者只吃些中药，对身体损害没那么大？""人突然遇到这事，一下子没法接受是正常的，但是，还是要尽快完成病理活检。没有病理的结果，医生是不可能随便做治疗的。而且，现在肺癌已经是个体化治疗，不抽烟的女性患者，很多是腺癌，有可能可以用靶向药，副作用相对少些，所以还需要完善基因的检测。现在做活检很安全，基本没有因为活检引起转移的，完全不用担心。"接着又和患者聊了很久，给她讲清了利弊，让患者恐惧的情绪缓和了下来。第二天患者说话的情绪平静了很多，对我说："昨天和你聊天后，晚上睡觉感觉安宁多了，这么多天来终于能睡着了，感觉人也一下子精神很多。你的经历和感悟都给了我满满的正能量，我要向你学习，不能轻易放弃。我今天就去住院活检，谢谢你。"患者最后病理出来，用了靶向药，现在情况非常好，生活质量也很高，整天到处旅游度假，享受着每一天。

在以后的日子，哪怕暂时不能回到临床一线，但可以发挥我的特殊身份和人格魅力，引导患者通过生活方式的改变，包括饮食调节、身体锻炼和压力情绪调节等，调动患者身体的生命技能对抗癌症，让患者活得更好，活得更久，也不辜负我学到的这么多知识，这也是很有成就感、很快乐的事。

❖ 公众号平台的构建

多发脑转移，让我不得不病退，离开临床一线。通过开颅手术、伽马刀等治疗，我恢复得很好。有次和朋友小许一起去大夫山爬山吸氧，我对她说："很多患者罹患癌症会很恐慌无助，专科医生的科学治疗自然最重要，但患者自我康复也非常重要，恢复需要乐观的态度、良好的睡眠、饮食的调整、合适的运动和行为方式的改变。既然上天厚待我，让我还能好好地活着，我很想在这方面帮助更多的患者，我也特别适合做这件事。""很好呀，这是特别有意义的事，我们一起把这件事做起来。"小许真诚地说，她是我很欣赏的朋友。

在我们的携手努力下，"杏林蕙风"终于成立，名字是我亲自起的，希望似温暖的春风帮助癌症患者，也希望帮助更多人科学理性防癌、不得癌、不受癌症的困扰折磨。我们做直播，分享我的血液病患者以及我自己的抗癌经历，请专家一起讨论癌症治疗过程中的困惑恐惧及如何应对。心理治疗是肿瘤治疗非常重要的一部分，再好的药也救不活心死的人，癌症引发的剧烈心理波动，是癌症治疗中最大的一个壁垒。如果有百分之百健康的精神状态，患者在与癌症的斗争中就会有更大的获胜概率！而长期处于焦虑和抑郁情绪的患者，其死亡率会高出很多，这也是我努力的方向：积极走进医院参与病患宣教，撰写科普文章引导患者科学、积极、乐观地抗癌，给患者康复提供科学的建议。

抗癌心路——给病友的忠告

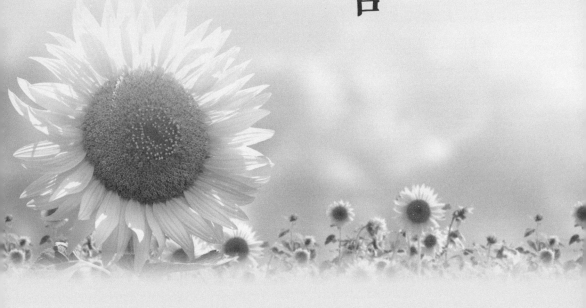

有爱，有感恩，才创造了我的奇迹。人不是因为有了快乐才去感恩，而是因为感恩才有了快乐。感恩是一种生活态度，是一种品行和修为，更是一种人生智慧。癌症带给我磨难，但我是幸运的，有这么多关心爱护我的人，我的人生永远不孤独。带着一份感恩的心，勇敢地在人生的道路上风雨兼程。作为一名医生，作为一名晚期肺癌幸存者，我对患者有更深入的了解，因为我亲身经历过癌症抛给我的种种难题，清楚了解癌症给患者的压力以及治疗的种种艰难，了解患者的情感、心理、精神及身体需求，也非常清楚需要有人去满足回应他们的需求、渴望、恐惧以及希望。为了预防和对抗癌症，为了帮助无助的患者，我以自传的形式完成了三十多万字书稿的撰写，以肿瘤病专家和晚期肺癌患者的双重视角，沿着爱和感恩的主线，以理性的思维，温情的语言，分享了我八年抗癌路上的点点滴滴。抗癌是对一个人的人生观、生死观、价值观的大考验，但爱和感恩可以超越一切的苦难。本书分享了我的心路历程，对人生的认识和彻悟，我的蜕变，我每一天的日常和有效提高自愈力的各种方法，传播了正能量。

本书的出版也遇到很多的困难，有朋友劝我放弃，说这是费心费力费钱的事，但想到在黑暗中奋力前行的患者，他们盼望看到我即将出版的书，希望可以带给他们生命之光，给他们帮助和鼓励，也带给健康、亚健康的人们以启发，使他们更充分地认识生命，认识生命的价值。为了回报这个温情的社会，所有的困难都不算什么，办法总是比困难多，我会想尽办法把书出版。本书出版后，我还会继续发挥我的优势，撰写更多防癌抗癌的科普书籍，履行作为一名医生的担当和社会责任，也获得自我的社会存在感，用爱谱写生命的意义。

抑癌微环境

　　对个体来说，治疗癌症其实没有什么秘方，就是要配合好医生的治疗，调动身体的力量，每天都带着诚意和平静，发挥生生不息的生命力。经常有人问我，如何能成功抗癌，获得这么好的生存期？当初大家都认为我最多只能活一年半载的。我想，除了我的主诊医生给予我最合适的治疗和家人、朋友给予我无条件的爱，就是我自己的坚持，把自己能做的每一点都脚踏实地做到极致，从不取巧。人生有时就是如此，有些人，以为自己能抄一条捷径，最后却离目标越走越远。看上去最难走的路，有时才是最好走的。我生命的奇迹，除了感恩医护人员，感恩家人、朋友，也要感恩自己的努力和坚持。比如服用靶向药，这么多年来，我总共才因当时忙着工作漏服一次，对医生给我的治疗依从性特别强。比如饮食，我以前特别喜欢吃冰激凌，但自从患了肺癌，我就坚决地戒了。当我们吃冰激凌这些高"血糖指数"食物时，血液中葡萄糖含量会迅速上升，促进胰岛素和胰岛素样生长因子（IGF）分泌，加速癌细胞生长，提高癌细胞转移的能力。比如运动，每天两个多小时的锻炼我几乎从不间断，不管是寒风凛冽的冬天，还是挥汗如雨的夏天；不管是春雨绵绵的春天，还是落叶满地的秋天。我很清楚，努力了，不一定能成功，毕竟我患的是肺癌，是预后不好的肿瘤，而且是晚期，但至少有成功的机会，而且不留遗憾，自己曾经为生命而战。

科学运动，激发生命的内在力量

❖ 坚持运动，培养好习惯

确诊晚期肺癌后，好好活着变成我新的人生目标。持之以恒的规律生活帮助我创造了生命的奇迹。运动锻炼，深深表达了对自己身体的重视、爱和尊重，是身体感受内在生存欲望的最佳方式。

生病后，我培养了符合自然的生活习惯，把原来熬夜的坏习惯彻底抛弃，尽量做到"天人合一"，早睡早起。每天早上五点起床活动，五点四十五分前出门，在小区的公园或山上锻炼。小小练功台，温柔地伴我走过春夏秋冬，陪我迎接每一缕曙光，伴我一步一步走向康复。周末我会稍稍放松一些，早上起床时间会延迟到六点左右，在家里吃自己做的简单早餐，到有山有水的森林公园快走两万多步。有时因为工作，早上来不及上山运动，便在家练气功，晚上回来再快走健身。维持健康的生活其实就这么简单，难的只是能否落实，能否变成一种习惯。很多时候，坚持一天可以，坚持一周可以，坚持一个月可以，但坚持一年、两年、三年直到"生命不息、运动不停"，就不是每个人能做到的了。人天生就有惰性，总会给自己各种放弃的理由。

运动不只是为了改善自己的新陈代谢、排出毒素、锻炼体力，更重要的是每天都让自己神清气爽、神采飞扬，让病态无影无踪。每天都有好心情，把快乐的、生机勃勃的气息带给身旁的每一个人。运动还有战胜自己的乐趣，累了，就抬头欣赏蓝天白云，晒晒太阳，听着虫鸣，闻着花草香，才发现幸福其实也可以很简单。

❖ 坚持运动，延长生存期

英国医学杂志《柳叶刀》的报告提示，避免久坐，适当运动，可以降低早亡的风险。而对于癌症患者，身体锻炼可以改善我们全身的生理机能，提高对抗癌症的能力，降低癌症复发的风险，还能提高生活质量，延长患者生命。

那么，运动是如何积极地提高癌症患者的抗癌能力的呢？运动的益处是多方面的，运动的作用也几乎没有一种药物可以代替。第一，运动对免疫系统有直接的作用，可以提高我们的免疫系统的功能。研究发现，适度运动可以增加中性粒白细胞、巨噬细胞以及自然杀伤细胞（NK细胞）等免疫细胞的数量。发表在美国顶级科学期刊《细胞》，由丹麦、瑞典、德国、美国的团队共同参与的成果更显示，运动能直接击杀癌细胞。这项研究选择了肝癌、黑色素瘤、肺癌等研究模型，结果提示运动增加NK细胞在肿瘤中的聚集，更快更高效地对肿瘤细胞进行扑杀。第二，运动可以减少致癌因素最重要的储存场所——脂肪组织，净化脂肪组织储存的污染物质；运动后出汗，还可以使体内的致癌物质随汗水排出体外，从而起到防癌作用。第三，运动可以改善激素平衡情况，减少过剩的雌激素和睾丸素，减少肿瘤生长，对乳腺癌和前列腺癌尤为重要。第四，运动可以降低血糖含量，减少胰岛素和胰岛素样生长因子（IGF）的分泌，减轻炎症，避免肿瘤的生长和扩散。第五，运动还让我们身心愉悦，改善了情绪，是最好的镇静剂和安慰剂。英国卫生部将身体锻炼推荐为抑制抑郁症的方法，运动可以提高对癌症创伤压力的防御作用，有效解除疾病和治疗所带来的极度疲劳感，促使患者在最困难的时候保持自信，积极抗争所遭受的一切折磨。第六，运动还能促进食欲，肿瘤本身就是消耗性疾病，加上治疗的副作用，它影响患者食欲，更影响患者的营养状况。促进食欲，可以更好地增加营养，更好恢复体力。运动还能改善患者睡眠，充足的睡眠使患者有了精气神。睡觉时，会产生很多免疫相关因子，睡足了，免疫力就增强了，对癌症细胞有更强的防御能力，增强体质。

身体状况允许的话，进行适当的、有规律的运动非常重要，这实质上意味着面对疾病有了继续维持生命的力量。当然，每一个人都是独一无二的，每个人选择的运动也是独一无二的。适合自己的、自己也喜欢的、能让你运动时心情愉悦的、容易坚持下去的，就选择下来，每天坚持。在运动时，要循序渐进、慢慢开始，所有运动都要在自我能力极限范围内，保证在运动后感觉轻松舒服，而不是筋疲力尽。

好好吃饭，均衡营养

我经常鼓励患者要多吃，就算呕吐厉害也要吃，补充足够的营养，才有体力去战胜癌症。人体免疫系统活力的保持要靠食物，免疫系统里的白细胞和淋巴细胞的主要构成物质是蛋白质。各种营养素必须合理搭配，任何一种摄入不足或过量都有损于人体的免疫系统。

患病前，我饮食非常不规律，一出门诊，一点多才看完患者，经过面包店胡乱买个面包打发自己是常态。做实验时，更是饥一顿饱一顿，半夜吃晚饭或中饭、晚饭一起吃。癌症教会了我好好吃饭，为活着而战，尽量少吃糖和精制面粉，尽量不吃红肉和其加工食品，少吃富含ω-6脂肪酸的动物蛋白。患病后，我和爸爸妈妈住在一起，生活非常节制有规律，除了有时出去和朋友同学聚会，绝大部分时间都吃住家饭，保证食物的营养卫生，尽量远离垃圾食品。我比较崇尚自然的东西，认为一般食物就能提供足够的营养，基本不吃大家所说的补药。每天早上坚持吃杂粮粥，薏米、小米、豆类等，因为不喜欢吃肉，每天都吃些鸡蛋、鱼和豆类保证蛋白质的摄入，坚持吃足量的蔬菜、水果和坚果，吃有抗癌作用的菇类食品，吃姜黄，喝绿茶，保证饮食平衡。不吃油腻、油炸、烟熏、辛辣、霉变的食物，不吃含有过多添加剂的食物，不喝甜饮料，最爱的冰激凌也不再吃。《黄帝内经》说："食饮有节，起居有常，不妄作劳，故能形与神俱，而尽终其天年，度百岁乃去。"对于一个肿瘤患者，用心维持良好的营养状态，远离不健康的食品真的很重要。

提高自愈力

旅游聚会乐不思蜀，我还在重温美丽海南岛的精彩瞬间，却突然发现明天要补课，问题有点严重，我差不多一星期没有摸琴，老师布置的作业也没完成。打基础的阶段，每次课都挺重要的。不过，弹琴也为了心的愉悦温馨，旅游聚会已经最大程度实现了内心的喜悦，实现了自我救赎，提高了自己的免疫力。虽然到现在为止，西医那些最好的常规治疗手段如手术、化疗、放疗、靶向药物治疗和免疫治疗，是能有效治愈癌症的方法，想舍弃这些方法来治愈癌症完全是不理智的。但仅仅依靠这些治疗技术方法是完全不够的，绝不能忽略自身的能力。只有把自己能做的做到最好，做到极致，才能激发我们身体的自然防御力，和西医的治疗技术方法并肩作战、最大限度地对抗癌症，获得最大的胜利。在自我救赎中，心情释然、摆正心态，保持生活信念，治愈精神的创伤是最重要的。其实，得了癌症最可怕的，不是癌症本身，而是自己越不过去这道坎，翻不过去这堵墙。长期的恐惧、无助感和绝望感带来的负面情绪影响，会导致身体自然防御力进一步下降，促进癌细胞扩散，而不是引起情绪本身的生活压力。所以，为了自救，患者有责任通过内心的自我调节，保持最好的生活状态。

和疾病抗争所经历的那些艰难时光，最终将塑造更完美的我；所经历的每一次挫折，都会在灵魂深处种下坚韧的种子；记忆深处的每一次苦难，都会在日后成为支撑我走下去的力量。也特别感恩家人、朋友、师长、同学的陪伴帮助，让我面对挑战能更轻松潇洒，让我的生活始终充满了欢声笑语，这也增强了治疗效果，提高了生活质量。

以出世之心，做入世之事

抱怨命运不如改变命运，抱怨生活不如改善生活。以出世之心，做入世之事。可以改变的积极去改变，不可改变的尽力去改善，不能改善的勇敢去承担，不能承担的就坦然放下。很喜欢苏东坡的两句诗："人似秋鸿来有信，事如春梦了无痕。"为什么要留下痕迹呢？又何苦执着呢？花开花落，岁月无恙，多么美好。每天聆听身体的指令，按时睡觉、吃饭和运动，有茶有书有知己，梳理调节好自己的情绪，做利人利己的事情，生活惬意如诗，内心永远充满了阳光与希望，世界充满平静喜乐、活力四射的正能量。人生不易，每个人的生活都不是顺畅的。人生不完美，是上帝的安排，接受不完美，是人生的智慧。世间事，除了生死，哪一件不是闲事？有生必有死，若不惧生死，坦然接纳生死，人生便潇洒。难得活一回，何必不痛快。风雨过后，彩霞满天，世界更纯净。人，经过各种烦恼困苦的洗礼，把时光掌握在自己的手里，心若不动，世界无恙，人生静好。在静中流淌出智慧，看清了世界，看清了自己和未来。苦非苦，乐非乐，只是一时执念而已，一念放下，自在于心。物随心转，境由心造，烦恼皆由心生。放宽心态，顺其自然，安然自在紧紧地抓住自己的灵魂，慢慢欣赏沿路的风景，享受生活中的一花一草，用心去感知自己的人生美景。

有些人可能觉得，对于一个晚期癌症的患者，能保命活下去就足够了，但我始终觉得，保命自然很重要，但在有限的生命里，更要好好修行，好好活着，活得有质量，活得有尊严，活得有意义。

幸福开关

这是一个相对的世界，而不是绝对的世界，因此幸福也是相对的，不是绝对的。人生真的不易，对癌症患者特别是晚期癌症患者来说更是如此，明知道以后生命会在尘世间结束，飘然离去，而且不知道会消失在哪一天，也许就在不经意间，但还是要努力地活着，不管受多少煎熬与折磨，有多少经历不完的酸甜苦辣、走不完的坎坷、越不过的无奈。但在相对的世界，我们不论身处何种境况，哪怕是患晚期癌症，都可以有幸福，哪怕是在绝壁之处，也能见到缝隙中的阳光。我们幸福与否，是由自我的价值观来决定的，是由我们对外在或内在的价值决定的，是由我们的内心决定的。有位哲人曾说："世上没有跨越不了的事，只有无法逾越的心。"修一颗自在心，宠辱不惊，静看世间花开花落；去留无意，漫随云卷云舒。我心本不大，如果装满了愁绪，就盛不下快乐；反过来，如果装满了快乐，就没有愁绪的位置。一念成佛，一念成魔，知其理，明其行，心打开，怨放下，你再看这世界，就与此前完全不同。积极乐观，笑着面对，不再有太多的埋怨，悠然，随心，随性，随缘。世上本没有绝对的对错，看问题角度不同答案不同而已，慢慢学会用别人的角度看世界，多一分宽容，多一分理解，多一分求同存异。癌症带给我很多艰辛，更带给我一个更好的我。经历了生死考验，我深深体会到，人活着真的不是为自己，而是为了爱我和我所爱的人。每个人都手握一个带有阈值的幸福开关，爱和感恩不但帮我战胜了一切的苦难，创造了生命的奇迹，最重要的是降低了我的幸福阈值，轻松开启幸福开关，便创造出更美妙的人生。

每个人的生命里，都有欢笑有泪水；每个人的生活，都有幸福与忧恼，这是尘世间最真实的样子。生命的幸福不在于人的环境、地位和所能享受的物质，而在于人的心灵如何与生活对应，幸福其实很简单。

接纳无常，正确看待死亡

明天和意外永远不知道哪个先来，相比于其他灾难在瞬间失去生命，换个角度，在患癌的不幸中看到幸运。至少罹患癌症还给人留下了各种机会，可以有所准备，完成自己的愿望，不留遗憾，鼓起勇气掌控自己的人生，还能呼吸，还有心跳，每天就开开心心地去做自己一直想做的事。天王殿中手中缠绕一龙的广目天王，代表变化与无常，所谓"诸法无我，诸行无常"。无论愿意与否，每个人都要经历生老病死的无常。接纳了无常，对不可能改变的现实不做无谓的抗争。既然罹患肺癌已经是我无法改变的事，我能做的就是接纳它，把自己能做的做到极致。正如无门慧开禅师说的："春有百花秋有月，夏有凉风冬有雪。若无闲事挂心头，便是人间好时节。"四季的变换，如同生老病死的一生，能用平常心，顺其自然，看淡、看清生老病死和宠辱得失，在每个无常的当下，去接受每个当下的美，欣赏无常变化，一切都是最好的时节。

每天看到太阳升起是何其幸运，对生命就多一分感恩和珍惜。但只有从心里承认死亡，才能更好地活。可是，在农村长大的我，即便最后成为一名医生，见到太多的生死，但依然对死亡还是逃避，不能坦然面对死亡，更不敢和别人很平静地讨论死亡。小时候在村头，听村里的老人讲头头是道的鬼故事，心中一直是恐惧的，死亡的概念几乎和恐怖等同。因为家里穷，小小年纪的我每天都要去榕江两岸扒树叶当柴火，每次天黑时，心里都特别害怕，怕江上突然漂上来披头散发、面目狰狞的水鬼。黑暗中树叶的沙沙声引得我更加恐慌，仿佛有什么东西跟在背后。我想回头看，又不敢回头，怕真的看到飘在空中的幽魂，常常是挑着一担树枝竹叶猛地逃跑，心灵的阴影却挥之不去。

虽然每个人都将走向死亡，但每个人都觉得死亡离自己很遥远。可是，对一个晚期肺癌的患者来说，死亡离得这么近，一个不小心，死亡可能就悄悄降临。哪怕是每次的复查，都有等待宣判的感觉。虽然每次飞飞都陪伴在身旁，我不会孤独无助，也理应心安，但还是不可避免地担心，心里忐忑不安，控制不好自己的情绪。以至于复查当天的古筝课，完全进入不了状态，心有杂念，要真正潇洒真不容易。还是修为不够，只能慢慢修行吧。

或许，我需要寻找一些哲学的理念去完善自己。想起郭老师曾经说，博士一定要看看《金刚经》，对自己的科研思路和人生态度会有积极的影响。以前忙得睡觉都没时间，自然也没时间看，趁着休病假，有更多的自由时间，可以看更多哲学的书，为他日回归工作岗位创造一个更好的自己。

自从佛教传入中国，大乘在中国的佛学获得极高的地位。佛教有"业"的学说。按照佛学的说法，有情理的宇宙的一切现象，都是"他心"的表现。无论何时，他动、他说、他想，都是他的心做了点什么，而且一定会产生相应的结果，也就是"业"的报应。业是因，报是果。一个人的存在，就是一连串因果造成的。这一连串的因果报应，就是"生死轮回"，也是一切有情物痛苦的主要来源。虽然佛教在中国盛行，但佛学对我是一个全新的领域，学医学的我有很多的理解或许是相反的。唯物和唯心可以是平衡的吗？在快节奏的今天，在许多人心灵无所依时，或许佛学的"般若"，佛学的"慧"，能让我换个角度去看问题，达到自性、自度。他日，也可以帮助我的患者，让他们也能自己打开智慧，自度成佛，能平和地面对种种磨难。

《金刚经》是般若经，超越了一切宗教性，也包含一切宗教性。对其中的经文，我一开始完全看不懂，无法理解。那就回归小时候最原始的做法，先每天都恭抄《金刚经》，每天默背《金刚经》，不求理解，只是硬记下来。慢慢地我发现，在恭抄《金刚经》时，自己的内心能真正地平静下来，心无杂念，有时能感受到背部淤积的硬块在一点点化去，内心充满欢喜和放松。虽然《金刚经》没说一个"空"字，我想它的核心思想就是"空"。但佛教所说的"空"，非一无所有的"空"，而是以缘起说"空"。也就是，世间的万事万物，都是有条件的，也会随条件的变化而变化。条件具备了，它就产生了（"缘起"）；条件不复存在了，它就消亡了（"缘灭"）。"缘起性空"是核心思想。我似乎也慢慢对"凡所有相皆是虚妄"有所触动，感受到"一切有为法，如梦幻泡影，如露亦如电，应作如是观"的智慧。要想对内破执，则"应无所住而生其心"。时空永远在移动，"过去心不可得，现在心不可得，未来心不可得"。曾经太执着的我，有些事、有些情在心里释放了。或许，疾病就是我的契机，让我能平实地修行。佛说一切法，为度一切心。或许，某一天，我无一切心，何用一切法？

曾经看到充满人生哲理的一副对联：上联"若不撇开终是苦"；下联"各自捺住即成名"；横批"撇捺人生"。"若"字的一撇，如果不撇出去，就是"苦"字；"各"字的捺笔，只有收得住，才是"名"字；一撇一捺即"人"字。凡世间之事，撇开一些纠结就不苦了；方寸之间，能按捺住情绪才是人生大智。看到太多人，由于不尽意，或受了委屈，整日愁眉苦脸，把不好的情绪郁结在心，生出许多祸端。无论人生旅途有什么遭遇，这些遭遇都是没法改变的，只有善于护念，无所住，不取于相，保持内心平静，或许能华丽转身，创造别样的天地。

人生中有很多结局是确定的，像生老病死，聚散离合，人们总希望能晚点到来，这是美好的愿望，只是人世间总有很多的遗憾和无奈。但是，人生在世，相互成就，两不相欠。我们舍不得世界，那是世界给了我们太多的美好；世界舍不得我们，那是我们创造了更多的美好。

放慢脚步

每天的运动恢复了我的体力，带给我好心情，更重要的是运动还有战胜自己的乐趣，后山成了我每天运动的好去处，下雨也不例外。烟雨朦胧，我也坚持上山一小时快步走，撑着伞，看树儿微笑，听花草私语，恍惚回到中山医科大学的学生时代。那时的我，也特别喜欢在下雨的日子，在绿树成荫的校园散步，欣赏朦胧迷离的风景。阳光明媚的日子，累了，就坐在山径上欣赏蓝天白云，晒晒太阳，听着虫鸣，闻着花草香，日子优哉游哉。把生活节奏慢下来，才发现幸福其实可以很简单。有次早晨锻炼回家，突然发现在路边捡回来的太阳花悄悄在角落里开放，不禁心随花开，快乐绽放。虽然太阳花没有牡丹花的雍容华贵、百合花的香气四溢、玫瑰花的浪漫多情，小小的粉色花瓣也自有她的美丽动人，但它顽强的生命力也让我感动，给我传递满满的能量。

不懂花草植物的我，也开始在阳台种植各种美丽的鲜花，用废弃的塑料矿泉水瓶，把每天的果皮剪碎，塞入瓶中，发酵制作酵素，把鸡蛋壳在烤箱烤到金黄，捏碎，用废弃的泡沫箱装上泥土，把捏碎的蛋壳、茶渣和菜渣等埋在土里，制作有机肥。废物利用是最开心的事，既环保、大大减少了垃圾，自己发酵的有机肥也特别好，种植的花花草草被滋润得朝气勃勃。每天看书写作累了，就到阳台看我细心呵护的十盆玫瑰花，它们冒出了很多新芽，连最难种的"牙签苗"都充满了朝气，冒出一簇簇的新芽。看玫瑰花不经意间冒出很多花苞，看花儿美丽绽放，花瓣简洁，颜色柔和清雅，送来一缕缕淡淡的花香，沁人心脾，等过一段时间，一起开花，将是何其美丽！在别人可能只道是寻常，但这对"种花小白"的我很有成就感。每天和花儿默默相守，心灵对话，摸摸花泥的湿度，看是否需要浇水，看细细的花苞一天天长大，像极了热恋中的小女生，总是忍不住想相见，内心满足、喜悦和幸福。

简单率性的幸福

不知道时间都去哪了？我每天五点多起来，时间还是不够用。但不管时间多么不够用，每天的锻炼都丝毫不改。没有下雨的早晨，我就带着茶水和薏米水等，走到山上的练功平台锻炼。雷电交加，狂风暴雨的清晨也不歇着，在家练功两个多小时。中间休息时，坐在阳台上，一杯清茶，一缕缥缈的乐声，静看远山的雾和雨。周末有时候会起得更早，很早就上山练功，然后接儿子回来全家喝茶，一大家子说说笑笑；中午去菜市场买菜买鱼，一起煮饭做菜，一大家子挤在一起吃海鲜大餐，上有老下有小的日子，充实和幸福就是这么简单自然。有时也会全家总动员，快乐家庭游。美丽的帽峰山，休闲的三水森林公园，美食多多的清远，当然还有美丽如画的珠海，都留下了我们的欢声笑语，我们收获了满满的幸福和快乐。雨后初晴，蓝天碧树，清澈的湖水，依依的青山。纯净的蓝天挂不住一丝云彩，透澈的心里也留不下一点忧伤。有时，我们也伴着风声雨声悠然散步，偶尔在北江的渔船上远看两岸的风景，品尝美味的河鲜，快乐的时光总是过得特别快。

做医生的我，每天都会被太多的真情深深感动，在这样温暖的氛围里，只想尽己所能，给予患者最合适的治疗、最大的帮助，不负人间真情。

最幸福的事，莫过于有人牵挂，有人一直把你珍藏心中，无关乎成败得失。在我遭遇人生最大挑战时，感恩上天如此厚待于我，让我拥有浓浓的亲情和友情。人生的旅途上有爱相伴相依，艰苦的岁月也过得优雅、快乐、有滋有味。我时不时发一两条微信，不为别的，只为告诉关心爱护我的人，我很健康，一切都很好，让大家安心。只愿我的存在带给大家快乐，也让我自己每分每秒都快乐。

人生，只有今生，没有来世。没有什么比能活着更好，活着就是最灿烂

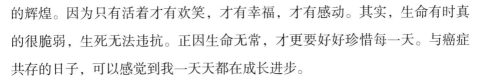

的辉煌。因为只有活着才有欢笑，才有幸福，才有感动。其实，生命有时真的很脆弱，生死无法违抗。正因生命无常，才更要好好珍惜每一天。与癌症共存的日子，可以感觉到我一天天都在成长进步。

每天早上睁开眼睛，心中默默地感恩，感恩佛祖慈悲，让我经过磨难，变得更加优秀；感恩父母的养育之恩、家人给我无条件的爱，让我每天都幸福快乐；感恩所有圣贤智者的智慧经典，感恩生命中所有恩师、贵人的教导；感恩亲人朋友的陪伴；感恩我的身体，感恩身体各个器官和谐正常地工作，给我一个健康的身体；感恩天地万物的滋养，感恩地球所有的山川河流、动物、植物，感恩所有圆满我生命成长的一切因缘；感恩自己本性清净无染，拥有一颗清净心、平等心、慈悲心，感恩自己的努力与坚持。

告诉自己这是特别的一天，活着的每一天，每一分钟都是那么可贵，再也不把好东西留到所谓特别的日子才用。想和好朋友聚聚，谈天说地，就一个电话，随意约起。或买下机票，飞到天涯海角，只为和好朋友在海边尽情地欢笑，在茶桌旁无拘无束地畅谈。知音难觅，再不愿错过有缘人。想拥抱一下高大帅气的儿子，想拥抱一下年老的父母，就率性地拥抱。儿子趁着下午没课，专门从大学城转几趟地铁，出来陪我吃饭庆祝生日，我就把自己的惊喜和幸福毫不保留地告诉他。秋高气爽，在南方是一年最好的季节了，兴致来时，就随意地坐在阳台上，看着自己用心种植的花花草草，看着通透的蓝天，一朵云彩自由自在地飘动，一阵风吹过，茶香花香透入心底。想起我崇拜的诗人刘禹锡的诗："晴空一鹤排云上，便引诗情到碧霄。"他经历了人生磨难而永不言败，喜欢他英雄本色的豪气。

身边的杂事总是忙不完，没关系，不想做的时候就放下，捧上一本喜欢的小说，打开音响，让柔美的曲子在空中弥漫，慵懒地躺在沙发上，抓住自己的时间，全身心沉浸在小说的世界里，跟着故事的主人公哭、笑，忘了身处何方，忘了今夕是何年。喜欢的围巾、喜欢的衣服，用到身上，对着美丽的衣服，给自己一份好心情。精美雅致的瓷具不再放在柜子里，第一时间就拿出来用，透过通透的茶杯，看几片茶叶在水里轻盈舒缓地展开，如披着浅色绿衣的飘飘仙女在柔美的乐曲中翩翩起舞。杯中的清汤慢慢透出淡淡的绿，散发出缕缕幽香，沁人心脾，如梦如幻。所有的不如意和无奈，都远抛九霄云外，只剩当下的美好。

每一天的早晨，美好的世界让我充满期待。一觉醒来，霞光满天，小鸟欢唱，如诗如画。每一天都是一道亮丽的风景，洒脱而精彩。每一天早晨，都收拾好行装，向山上出发，虽然生活简单，日复一日重复同样的事，每一天都从运动开始，看似单调，但因为有极美的心情，用心欣赏着每天不一样的风景，无论是云淡风轻，霞光满天；还是蒙蒙细雨，空山迷离，都让我陶醉。人生有太多的不期而遇，太多的美好，太多的感动，不可辜负。享受生活的分分秒秒。

田园的幸福时光

我本就来自大自然，自然要回归大自然，这一天，在田园里自由自在地徜徉和劳作一个上午，就是无限的幸福。在朋友的菜地里，看萝卜田一片宝蓝色的花；一片挂满枝头的黄瓜花，淡淡的黄色，朴实无华，蝴蝶围着它们翩翩起舞，蜜蜂辛勤地采蜜，不甘寂寞的小黄瓜躲在花下悄悄地长大；番薯田里，开满淡紫色和白色的番薯花，像小牵牛花，朴实地开着，仿佛解读了平淡是真。我们顶着烈日，扛起锄头，挥洒着汗水，挖上一串串的番薯，留下一串串开怀的欢笑声；拎着小竹篮，摘下一根根香嫩翠绿带着小小的刺的黄瓜，顺便摘下满满一篮油麦菜、生菜和小白菜。午餐时，吃着自己摘的绿色蔬菜，品尝刚打的新米做出的米饭，久违的饭香迷人，再配上自家养的走地鸡，完美的享受，一种难言的幸福浮上心头，把人心灵深处的美好全唤醒了。

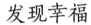

发现幸福

一首我很喜欢的禅诗："尽日寻春不见春，芒鞋踏遍陇头云。归来笑拈梅花嗅，春在枝头已十分。"人生何尝不是如此？我们芒鞋踏破去寻春，久寻不得，归来，却发现春就在自己的庭院中；我们跋山涉水去寻生活的美好，却发现美好就在生活的点点滴滴中；我们千辛万苦去寻找幸福，却发现幸福就在我们眼里，在我们心中，我们手捧着幸福而不知。坎坷的人生路上，时时处处有幸福的甘泉，用心感受，拥有发现幸福的眼睛、感受幸福的敏感性。经历了癌症的磨难，我学会了快乐生活，怀着一颗宽容感恩的心，去过好幸福的每一天。有次化疗后回家，见到路旁一对收废品的夫妻，坐在废品堆中，津津有味地吃着午饭，笑意盈盈地和我打着招呼，问我："还没吃饭吧？""没呢。"丈夫回头正看到妻子的头发沾着一点纸屑，温柔地帮她拨掉，眼里是满满的爱，这份爱感动了我。他们并不富有，是再平常不过的人，但却在平常中品味深深的幸福：一盒热腾腾的白饭，几根绿油油的蔬菜，加上几小块鸡肉，每一粒饭都充满了幸福的香气。生命的幸福不在于人的环境、人的地位、人所能享受的物质。人或许就是这样，拥有时觉得一切都理所当然，失而复得才知道有多珍贵。

在胸腔镜手术后第二天，终于可以自己刷牙洗脸，这个平时再平常不过的事，竟然让我充满了幸福感。平时只道满头秀发是平常，头发带给我的温暖丝毫没有感觉，开颅手术剃光了头发，站在医院的门口等车，寒风不断扑来，阵阵寒气直扑光光的脑袋。这冬天出奇的冷，有头发披肩的日子多好呀，一朝失去了，才深深体会到曾经拥有的幸福。在我放疗引起严重的放射性食管炎时，烂得一塌糊涂的食管让我痛得没了脾气，咽下一滴水都疼痛难忍，备受折磨。没精打采看着电视，电视里的人多幸福呀，吃着一碗热气腾腾的云吞，令我羡慕得不得了——吃得下是多么幸福，可是，平时我何曾因为拥有这些就感到非常幸福了呢？等食管炎好了，我决定到小区的小食店吃云吞，坐在简洁的木凳上，等着一碗飘着香气的云吞上桌，我虔诚地倒了一点大红浙醋，洒上一些胡椒粉，用大勺子舀上一个，轻轻咬了一口，香甜美味，最后把一大碗汤都灌到肚子里，心满意足地打了一个饱嗝，我长长地舒了一口气："没有比放开吃、吃到打饱嗝更幸福的事了。"走出小店，明媚的阳光多么温暖明亮，天上的白云那么多姿，小鸟唱得那么欢快。

平时工作很累，大家都疲于奔命，还有各种的不如意、不公平，很多人觉得上班是烦人的事，带着各种的抱怨，等待着假期。可是，现在我休病假在家，虽然生活也多姿多彩，虽然也很知足幸福，但内心偶尔也有小小的失落，当时只道是平常，此时方知，每天能上班、下班是多么幸福的事。或许日有所思夜有所梦，记不清多少次，我梦回病房，查房、讲解和讨论，给患者细细交代病情，了解患者的各种情况；多少次梦回门诊，仔细看每一个患者。我一直是把医生作为一份事业倾注全部的热爱，自然是依依不舍。想起病后第一次弟弟带我去九寨沟旅游，在接近完美的风景中浸泡了两天，所见所闻，都美得无与伦比，慢慢也就有些审美疲劳，身在仙境而不自知了，就像我们每天能健康地工作学习，每天吃得下、睡得着、走得动，还有爱的人，每天就妥妥当当地手握幸福，却不自知。

其实，每个人都不缺少幸福，哪怕在绝境中，缺的是日常品味幸福的敏感性。有两位晚期肺癌骨转移的患者，我和她们经常有很多日常和学术上的交流。在旁人看来，或许她们只能追求活着，幸福离她们很遥远，但恰恰相反，她们在艰难困苦中更容易感到简单的幸福。有次我和她们就幸福的主题做了讨论，阿丽说："佘主任，癌症患者都需要经历自身及治疗上带来的各种不适及痛苦，如果心态上没法接纳患病的事实，一直沉浸在不幸感及埋怨中，会身心一起崩溃，所以需要寻求幸福感，让生活不那么苦。想获得幸福，我觉得心态很重要，首先像您之前说过的，一定要先接纳事实，用心体会身边人对自己的爱和帮助，怀着知足感恩的心活好每一天。我自己患病后，感觉知足让我的幸福感来得更加容易些，可以是周六日带上家人野外走走，也可以是晚上和娃们相拥而眠。"阿芬说："佘医生，我觉得癌症患者是人，肯定也是需要寻找幸福的，也应该有幸福的。幸福感是支撑他们跟病魔战斗的重要力量，因为有幸福感，才会觉得人间值得，所以才有动力去争取延长生命的长度。幸福是一种自我感受，当用心体会身边的景、物、人的各种美好的细节，用更积极和感恩的视角去看待各种事物，幸福感自然就来了。"多么积极的人生态度！在困苦中简单生活，放空心灵，装下幸福。

彻底放松心情

如今，人们都在辛苦地做每件事情，在大街上、地铁里、工作场所甚至公园里，我们到处都能看到人们以紧绷的状态生活。不论是走路、说话还是工作，人们往往不能轻松愉快地去做，很难看到发自内心的欢笑，逐渐忘了生命的本质是什么。真的不要和生命打仗，不要对抗生命，我们就是生命本身。只要和生命同步，就会发现能够轻松地过好它。用正面态度看待一切事情，让事事变得非常美好，努力使自己真正放松下来。真正的放松必须从心的放松做起，放下很多现世间的价值观，包括名、利、情，包括人际关系，该舍弃的通通舍去，把各种外在没用的欲望也通通去掉，其实每个人需要的不是太多，让生活变得简单和朴素，简单空灵的心才能装得下幸福。从心做起，每天都开开心心地欢笑，让身体的正常细胞充满活力。一直想着六十岁前要努力工作，让更多的患者获得重生，培养更多有温度的医生，让我的专业知识和理念得以传承，在白血病领域做出我应有的贡献。一场晚期肺癌促使我认真梳理自己，认知自己，人生来了一个转场，虽然不可能远离尘世、在深山里有一间自己的简单木屋，但可以提前实现自己梦想中的生活，做感兴趣的事，生活变得更有趣，更轻松自在：每天和大自然交流对话，和小鸟共鸣，煮水烹茶，写诗作词，抚琴作画。诗意的生活就在日常的点点滴滴中，就在当下。广泛的兴趣让我每天都过得特别充实，特别快乐开心，大家都觉得我比上班还忙。

❖ 诗意生活

因为患癌，我的生活彻底地改变了。感性的我本来就爱寄情山水、融入自然，以前忙于工作，把本真率性的我模糊深藏起来了。天刚蒙蒙亮，我已登上小小的后山，远看春雨冲洗过的青山绿草，听着小鸟此起彼伏的歌唱，荒废二十多年的文学功底忽然苏醒了，原是中山医科大学杏林文学社主编和凌霄诗社主编的我，被大自然触动，文思泉涌，瞬间纵情于诗词："青山春雨后，新绿满枝头；山径行人稀，但闻鸟语稠。"太久没细细品味花花草草了，大学毕业后也没提笔写诗作词了，写出的诗词完全不加雕琢，有些粗糙，但没关系，一切只是兴之所至，毫无目的，尽兴就好。看着满山的新绿，又低声吟出："新绿满山间，春意满丛林。寄情山水间，愿作山里人。"我本就是从乡村而来，因为是长女，很小的时候就在我们的小村庄插秧、挑稻草、种番薯、用竹耙耙树叶竹叶做柴火，在风急刮落满地树叶时，小小年纪的我都要摸黑在榕江两岸的树林耙树叶，即便内心充满恐惧。或许，正是小时候的磨炼让我表面柔弱内心刚强，生命本就需要磨砺。或许上天厚爱于我，让我重回大自然，放慢脚步，享受梦想中的生活——"采茶山涧中，煮茶草庐里。吟唱伴清风，诗情和云起。"美景做伴，生活如此美好，相信自己，能坦然面对未来的挑战，以百倍的坚毅和努力，去夺取抗癌的胜利，获取历练之后的精彩绽放。

2017年4月22日，昨天一夜风雨，今天空气清爽，山里弥漫着花香、草香和泥土的芳香，好舒服。雨中和老同学阿马漫步火炉山，真是"如诗如画美景，云淡风轻情浓"。经历了人生的种种，品味了世间的百味，她已经修行有为。我们一起边走边探讨人生，是很有趣的事。其实，最好的生活状态就该如此：心怀清欢，以清净心看世界，以欢喜心过生活，以平常心生情味，以柔软心除挂碍。走累了，到一个幽静的小山庄，坐在池塘边简陋的木椅上，慢品农家乐的美景美食，极好。

❖ 零基础学国画和书法

2017年2月，因为缘分，遇上沈老师，开启了零基础学国画的旅程，每次上国画课，都是心灵的享受、一种修为。喜欢画高雅的空谷幽兰，画冬日的傲雪寒梅，画潇洒挺拔的竹子风度，画超凡脱俗的菊花、高贵坚韧的牡丹，当然还有各种的山水。

学国画一段时间后，同学朋友也不嫌弃拙作，经常想让我送他们字或者国画，该是要有自己的印章了。正好我的国画老师认识沙湾古镇的雕刻家，终于拥有几枚高大上的印章了。连着画几幅国画送同学朋友，也恭抄《心经》送他们，盖上印章，感觉完全不同，能送字画给朋友，也是特别幸福的事。有一次，送自己静心恭抄的《心经》给阿芬，她也是一位晚期肺癌患者，诚心希望带给她心灵的安抚，希望"千处祈求千处应，苦海常作度人舟"的观音菩萨能保佑她。请回《心经》时，她特别感恩。

生物钟已经形成，每天早上五点钟就醒来，醒来就不想赖床了，平常是固定背起行囊上山的，在刚做完伽马刀不能运动时，好清闲，那就静心恭录《心经》，调整气息吧。抄完《心经》，坐到古筝旁，练习刚刚学的《紫竹调》，曲子在房间悠扬响起，仿佛置身于竹林深处观赏竹林雅趣，很惬意，涌上淡淡的诗情。听优美的乐曲，静静地欣赏，静静地陶醉，悠然看时光前行，淡看往事渐行渐远。弹了《紫竹调》，想画竹子了，上次画应该是去年了，都觉得遥远陌生了，想画就画吧，喜欢墨竹的淡雅清新，就这么随意地画，不运动的日子也很休闲自在。

2019年3月，人生第一次外出写生，内心有小小的激动。到了华南植物园，直奔温室花卉馆，正是百花斗艳盛放时，每一种花都如此迷人，有些选择困难了，最后终于选中来自菲律宾的独特的翡翠葛作为画中的主角。翡翠葛花朵沿着花梗平展状生长，一串挨着一串、一朵接着一朵，如一群小鸟展翅起飞。每一朵花都如翡翠般翠绿剔透，挂在清新的湖绿色的碧藤上，令人惊叹。选了画面感很好的一串翡翠葛，拿出画板，把各种国画颜料和水依次排开，坐在小板凳上，仔细观察花儿和藤枝的形态，在画纸上做了大概的构图，画国画有时一笔画下去，就很难修改，只能顺着错的方向尽量"抢救"，这样费时费力又画得不好，所以要全局细致考虑，做到心中有画再下笔。调好颜色，我开始专心地画起来，画着、画着，突然听到一句赞叹："画得很像，很漂亮呀。"回头，发现有很多人站在我后面，我竟然成为别人的风景，想想以前偶尔看到别人写生，也会兴致勃勃地静静观看，很羡慕会画画的人，当时就下定心思努力工作，等退休了就去学画画，享受国画的美和乐趣，一场疾病让我提前享受了快乐，创造了一道亮丽的风景。画完一幅画，递给老师点评，老师说："这幅画构图很好，留白、曲线很好。"得到老师的夸奖挺开心的。其实，画画如人生，画画需要合适的留白、需要曲线的美。人生，何尝不是呢?

❖ 零基础学古筝

学生时代，永远是最美好的回忆，最难忘的时光。由于癌症，我提前实现了原本退休后才能实现的愿望，2015年11月，我重新穿着飘飘长裙，安静地坐在课室上课，开始了零基础的古筝学习，很开心，尽管还没挽起飘飘的长发。一起学习的同学还有教我的老师，都和我不是同年龄段的，比我年轻二十多岁，但一点都没违和感，照样可以顺畅地交流。从来没学过古筝的我，一切从零开始，首先虚心地学习如何带义甲，二十一根弦代表的音，不同指法的名称，学得认真仔细。第一首学的曲子是笑傲江湖的主题曲《沧海一声笑》。或许是我平时就经常听古筝曲，或许是这曲子我很喜欢，一节课下来，已经弹得像模像样，很有笑傲江湖的韵味，能在曲中有情。

学了一段时间，我决定要去买一架古筝，学乐器不勤学苦练是不行的。只是初学也不知道要如何挑选一架性价比最好的古筝，正好小许认识一位懂古筝的朋友，热心地陪我一起去买。这次，她也陪着我精挑细选，终于找到一架心仪的古筝。我终于拥有一架自己的古筝，我以小学生的姿态、科学家的态度，终于把古筝的音也调好了，就这样度过愉快开心的一天。

小孩子学古筝，很多是奔着考级的目的，有很大的目的性。我学古筝纯粹是兴趣，是单纯的喜爱。只是学习的过程中我似乎还是本性难改，依然力求做得完美，学得特别专注、投入。每周一次的古筝课，我都会提早一些到，让心先安静下来，再复习一下基本的技法和上一周学习的曲目。所有的努力都有收获，我完全跟得上老师的节奏。加上我平时只要有空就听音乐，乐感比较好，又有诗歌的基础，虽然演奏的技法和熟练程度不够，但我投入了更多的情感。学了快一个月时，老师教我们经典古筝曲《春江花月夜》的简版。张若虚的顶峰之作《春江花月夜》的诗情画意、幽美恬静的纯净世界呈现在眼前，如梦如幻。感恩生活给予我的种种美好，感恩生活给予我的挑战和磨难，它们成就了一个更好的我。

学了古筝快三个月时，我们举行了一个小小的音乐会，准备了一个简陋的小舞台，每位同学都上台表演一个自己最喜欢的节目。我选择最喜欢的《高山流水》"高山"部分的片段，献给此生的知音，即便我们不常联系，但心里始终牵挂；你若安好，我便心安。轮到我上台时，即便平时上了无数次的讲台、从不怯场，此时我却有少许的紧张。优雅地报幕，舒缓地坐在古筝前，用心演绎我的《高山流水》，虽然错音不少，但投入了真情。表演结束后，老师进行点评。认识不久的古筝老师竟然在琴声中读懂了我，有种相知的感动。表演结束，走在回家的路上，蓝天白云，风景如画。冬日暖阳，生活如此美好，教我如何不爱你。

2016年6月初，一夜狂风暴雨后，山更青，树更绿，空气更清新。我迎着初升的太阳，带着一份好心情，走在赶去上古筝课的小道上。一分耕耘一分收获，学东西永远没有太迟，只要努力付出，就有进步。从来没有学习过乐器的我，机缘巧合遇到一位好老师，最近也抽出更多的时间练琴，勤学苦练，终于弹古筝也比较有感觉了。很难的技巧像遥指，开始觉得没办法学的，也能轻松地弹奏出来了。其实，人生的一切都是如此，我们勇敢地接收新生事物，一步一步努力去付出，用心地坚持，美好的结果就会自然而然地到来。癌症治疗也是如此，也是零基础，包括内心的感受、可能的耻辱感和孤独感、可能面对的种种压力，需要我把它作为一门新的功课来学习，这是我人生的再一次高考，相信这是一场公平的考试，只要一天天地努力与全身心地坚持，每天都得到微治疗，就能达到胜利的巅峰。

学筝不易，或许正因为如此，每每经过努力有一点点的进步和突破，都特别开心。其实，这世界上什么事都不容易，没有付出天上不会掉下美味的馅饼。我更愿享受每个努力的过程，感受攀登路途中的喜悦。收获的喜悦，得之我兴，不得我也不悲，继续前行。

终于古筝弹得有些感觉了，大家相约在暖暖冬日，到雅致的农庄寻梦汉唐。偶尔疯狂一下，有些仪式感，还挺好玩的，也很开心。平时不化妆的我，请专业的人士化了精致的妆，穿上清雅的古装，我从小就喜欢的、很飘逸的衣服，真有梦回汉唐的感觉，且做一回落入凡尘的小仙女。走到舞台上，轻抚古筝，悠扬清远的琴声在指间飘出，在空中回旋飘荡，昨日、今天，前世、今生，如梦如幻，在琴声中清唱"轻烟缕缕我抚琴，青山幽幽谁与和"。走在庄园中，也引来许多好奇的目光。这快乐的梦幻时光就这样沉淀在心中。

2017年5月，第一次自己种的百合开花了，香气满阳台。花儿需要用心呵护，其实所有在意的都需要用心呵护，否则自然会慢慢疏离。我的古筝被我冷落一个月都和我生分了，连原来很熟悉的曲子都弹得断断续续。天上永远不会掉下馅饼，懒惰或许换取一时舒适，但却必须用一生的无趣和时时处处受制约作为代价。坚持，每一天付出多一点，上天永远不会亏待一个努力的人。要想得到某种东西，最可靠的办法是先让自己配得上它。行善积福，想享福先积福。

不断前进，幸福自来

罗曼·罗兰说："生活最沉重的负担不是工作，而是无聊。"对癌症患者来说也是如此，不能因为无所事事，把自己逼进无聊的患者世界里。谁都不知道能活多久，我只想活着的每一天都不辜负，多活动多做事，尽量保持身体健康和大脑的灵活，只想活得愉快、活得幸福。

❖ 装扮小阳台

2016年8月，或许我天生就是闲不下来的人，硬是把休假的时间弄得满满的，每一天的日子都特别充实，也特别有趣，每一件事都全身心地投入。我这原本就喜欢花花草草的人，开始花心思种花种菜，希望把小小阳台装扮成小花园，可以在阳台品品茶。大自然特别神奇，花草也需要百般的呵护，需要用爱去栽培，要定期施肥，不同的花要求的湿度和酸碱度都不同，得投其所好，慢慢去摸清花的脾性。自然，爱的付出都有回报，满阳台花香飘溢。各种颜色的玫瑰花尽情舒展它们的身姿，妖娆妩媚；茉莉花从层叠的绿叶中露出羞涩的小脸，雪白的花瓣在晨风中轻轻地摇曳，送来淡淡的清香；桂花发出的迷人幽香更令人魂牵梦绕，仿佛把人带进一个梦幻的世界，那一片片翠绿的叶子，衬托着金黄细小的一簇一簇花儿。还有典雅的兰花，盛开的黄皮花，梦幻般的丁香花，诱惑得我每天都特别想待在阳台走走、坐坐、看看，一本书、一杯茶和一段古筝曲，足以让我在阳台美美地发呆一上午。除了种花，自然想自己种菜，能吃上自己种的菜是非常美的事。没想到运气很好，第一次用纸种豆芽菜就收获满满。这是网上学习的种植方法：买一个有孔的洗菜盆，底下铺一张厨房用纸，喷湿，要种的豆芽菜种子先泡二十四小时左右，均匀铺在盘上，每天喷三次水，五六天就有满满一盆的豆芽菜收获了。自己动手种的豆芽菜味道也特别甘甜，很有成就感。

❖ 半工作状态

身体恢复得一天比一天好了，我开始不甘寂寞进入半工作状态。每天早上很早就上山锻炼，回家吃完早餐就开始打开电脑，查看我们领域的文献，了解最新的进展；撰写文章，准备投稿到国外的杂志；准备国家自然基金的中期汇报资料，给学生改论文，等等，只是，现在不再熬夜了，毕竟不能一错再错。

一转眼，到了盛夏毕业季，李倩也马上要毕业了。我身体状况恢复得不错，可以参加医院组织的毕业典礼了，平方和姗姗的毕业典礼我都没法参加。我习惯地早点到了会场，仔细地穿上同事准备好的导师服。虽然即将离别，心中难免有些依依不舍，但还是为她将开始新的人生旅程而开心。典礼开始前，和很多早到的导师闲聊、合照，大家也为我身体能恢复健康而高兴，祝我早日康复培养更多的学生。穿上期待已久的硕士服，李倩的激动和兴奋之情也溢于言表，拉着我拍下很多开心的照片。师生是没有血缘关系的后天亲人，师生情是珍贵的后天亲情。对于我，学生就像我自己的小孩，就算我生病期间，也每周要见见她们，看她们在学习、课题研究和生活上有什么问题和困难。自然希望她毕业后继续努力，成为一名出色的好医生，帮助更多的患者。

所有导师排队进场，听完导师代表和学生代表发言后，激动人心的时刻到了。到了学生给导师献花和导师给学生拨帽穗的时候了。李倩走到我面前，献上一束鲜艳的鲜花，我帮她把学位帽上的流苏从右边拨到左边，拨过的是她这三年光阴的孜孜不倦，她将带着数年的努力和沉甸甸的梦，轻装走向未来。

我们相逢又告别，世界很大，路还很长。天高任鸟飞，海阔凭鱼跃，祝福她的未来更精彩。

❖ 学习不断

学古筝、学国画可以让自己的心静下来，更专注，也锻炼了我手的灵活性，开颅手术对手功能的损伤恢复了大部分。每天坚持学一个小时的英语，不至于太久不用，良好的日常口语和专业英语荒废。我还多学了一门日语，没有任何目的，也许没任何用，但多学习知识总没错。每天努力背诵一首唐诗、宋词，自然会背了忘、忘了再背，虽然我曾经超好的令人羡慕妒忌恨的记忆力在开颅手术后已昨日难再，但勤能补缺，这点小事难不了我。每天看些专业的文章，不至于医学知识老化。闲书自然是要多看的，无用之用，其实很多人生智慧就藏在闲书中。努力撰写科普文章和专著，回报温情的社会和世界给我的所有美好。看专业心理学书籍，看佛家、道家书籍，准备考心理治疗师的医生执照，不久的将来可以在新的领域做有意义的事，更好地帮助癌症患者积极乐观地抗癌，使他们在抗癌路上也能感受幸福之光。上医治未病，帮助亚健康的人们积极调整生活方式，顺应自然，远离癌症，健康生活，应该是更有意义的事。

生活就这样有温度地一天天地走下去，遭遇变故、休病假，让我有更多的时间思考人生，积极生活。身体患癌但起码的简单物质条件还不缺，不至于吃饭都没着落，可以孜孜不倦追求精神的富足。对生活一刻不停的追求让心灵得到满足，不攀比、不张望，专注自己，用心钻研，用心生活。始终相信心灵富有才是人生真正富有。可以给很多患者答疑解惑，帮助他们重新乐观地面对癌症，接受科学的治疗；可以在月光下、小溪旁焚香、烹茶、吟诗、作词、抚琴，安安静静地过我想要的日子，每天的生活都如此，心满意足。

我 的 日 常

❖ 同学的专业讨论

2014年4月，大学同班同学从四面八方到病房看望我，经过多年的打拼，他们都已经是各大医院的专家、教授，在各自的领域都有很高的成就。所以，坐下来简单地闲聊几句，不负本职，自然在病房进行了"病例大讨论"。我简单地介绍了我的治疗过程，但说到了做胸腔镜手术，同学们就很有想法，觉得晚期患者不应该手术，破坏了血道会有引起远处转移的风险，就算要做手术，也要等放化疗结束，病情得到控制，只剩原发病灶再做。其实，人体是非常复杂的，每一个个体都是不同的，就算患同样的疾病、同样的基因突变，预后都会不同。所以，每一个医生选择的治疗方案，原则性的东西都会坚持，但考虑的侧重点不同，治疗方案可能就会有差别。就像我的胸腔镜肺叶切除手术，同学们考虑的也有道理，穿刺活检取得病理结果，先放化疗，待病情控制再考虑原发灶切除，这个治疗选择完全没问题。但是，吴院长从另一个角度出发，考虑病灶比较表浅，切除简单，这样也可以有足够的组织标本完善各种基因和病理检查，更重要的是癌症作为一种慢性病，他希望最大程度地保证我以后的生活质量，而不仅仅是活着，胸腔镜手术创伤少、恢复也快，不影响进一步的治疗。我绝对相信我的主诊医生，理解他的选择，清楚医学的不确定性，也自然愿意和我的医生一起去冒险。我们又讨论了我的放化疗方案，同学间这种专业的讨论还是很有意思的，就事论事，各抒己见，不针对医院和医生。我想，如果完全没有医学知识的患者，又喜欢找不同医院、不同医生去咨询，面对不同的治疗意见时一定特别纠结，难以做出决断，尽管在医务人员看来治疗可能是没有本质差别的。因此，一开始选择他们信任的医院和医生，然后把自己放心地交付给他们，和他们一起承担治疗的各种风险，就显得特别重要，医患信任是王道。

医学是一门不确定的科学。生与死只有概率，没有定数。医生时时需要承担很大风险，所承担的风险大小和患者的获益是成正比的。面临巨大的风险时，唯有信任，医生才敢放手一搏；唯有信任，患者才能获益最大。医学也是爱的产物，医生之所以敢冒风险，既是对生命的敬畏和珍惜，更源于对人性善良的信心，所以，在医生捧出一颗热心的时候，请报以温暖和珍惜。当然，患者能够学习一些基本的医学知识，做到心中有底最好，出现治疗相关副作用也不会慌乱，也希望有更多专业的医学科普知识能够帮助大家。

如果我还能好好活下来，真心希望能做一些通俗易懂又可靠的医学科普知识，换个角度，给癌症患者提供力所能及的帮助。放化疗还在继续，每天不同的朋友、同事、老师、同学，还有以前的患者和家属来看望我，他们在我遇到人生最大的挑战时，给予了我最大的帮助和安慰，让我能深深地感到，我只是身体上暂时出现问题，需要好好去治疗，但我并没有被社会放弃。

❖ 闲暇时光

既然短时间很难回到临床工作了，先过过休闲的生活，每天除了锻炼、陪爸爸妈妈散步聊天，就是在家看看闲书，满足一下我的文人情趣。想起当初学生时代，家里很穷，但确实喜欢书，好在当时书也相对便宜，每个月只要省下一点吃饭的钱，从中山医科大学步行到北京路的古籍书店，就可以买一两本书，沉醉在看书的快乐中。工作后，买书的钱终于有了，可是繁忙的工作已经挤满了我的生活，也没时间去看闲书了。所以，每一个当下都多么的重要，好在我一直在追求美好的路上，向着幸福前进。

喜欢大自然的我，也开始在阳台种花种草，每天欣赏着种子慢慢发芽，看着花蕾在不经意间盛放，看着陈皮树一天天长高，开出满树飘香的清秀小花，一不留心小小的满是生机的陈皮花悄悄挂上枝头，辛勤的蜜蜂赶来采蜜，小麻雀和不知名的多彩小鸟也不甘落后地飞来觅食，站在栏杆上欢唱。有时看书累了，捧一杯清茶，坐在阳台的小木凳上，发发呆，看小鸟如何偷吃树叶花果，其乐融融。虽然不会再像以前一样拼命，（在罹患晚期肺癌后，我把各种基金评审和各种英文杂志的审稿都谢绝了）但每天查查文献、了解一些最新的医学进展的习惯还不会变，毕竟有一天还需要回归临床工作，医学的进展太快了。

❖ 三水南丹山之行

上次海南之旅余兴未尽，到了周末，符茵又邀我一起去三水南丹山相聚。那里山清水秀，空气清新，负离子爆满，是吸氧、洗肺的好地方，爱玩的我自然是很高兴地接受了。山泉水清澈见底，符茵陪着我，一起大汗淋漓地爬山，有潺潺流水声和欢笑声伴奏。我们一起坐上广东最长的"狭谷飞索"，飞越森林；一起走过浪漫的树冠廊桥，留下美好的回忆；一起在农场摘菜、品茶；一起品尝真正在树林中跑动的走地鸡、在山泉水中自由游动的皖鱼，度过美好的一天。

❖ 感恩的心

2016年6月，今天要回科室，让学生汇报一下她实验的进展，还有进一步需要做的研究，锻炼完回家我急忙吃完早餐就出门了。回到科室，忙碌的同事热情地过来问问近况。护士长和主任也到我办公室看看我，嘘寒问暖。他们忍不住说："你现在的精神状态比患病前好多了，整个人都是满满的精气神，充满了朝气，满载着内心的喜悦。"确实，穿越人生的磨难和打击，我已经获得了蜕变和成长。只想真诚地感恩逆境，它是一次人生的淬火，让我得到锤炼；它是一个课堂，让我学会了坚强、刻苦、忍耐、淡泊和宽容。它让我品味着浓浓的亲情，是它给我无条件的爱，让我在艰难困苦中都可以坦然面对，微笑着去接受挑战；它是一块"试金石"，使我体味真正的友谊、真正的朋友，体味冷暖人生。逆境历练心志，教会我体味真诚，带着一份感恩的心，勇敢地在人生的道路上风雨兼程。

❖ 驯服捣乱的电脑

2016年7月，这一天有很多东西要赶着写，吃完早餐，我赶紧打开电脑准备干活，谁知，有时真是屋漏偏逢连夜雨，电脑莫名其妙被升级到Win10，然后就各种神神道道，连关机键都无反应，极尽捣乱之能事。更郁闷的是我的电脑高手同学外出了，平时电脑有什么事都不用我操心，他总能帮我解决，我也依赖惯了。这次没办法，自己上网查找，看看能否找到解决办法，半天也没弄清楚。最后只能尝试电话遥控，捣乱的电脑终于变老实了，没反应的键也全部乖乖快速反应，我同学还不忘夸我一把，表扬我电脑水平还不错，真是受宠若惊。其实，我真的很幸运、很快乐，有待我这么好的同学、朋友。关爱是最高能量，人活着最重要还是相互关爱。有爱，就有力量去面对种种困难。

❖ 牵挂

转眼间，初中同学已经相识三十六载，人到中年，变的是容颜，不变的是同学情。不忘时时相聚，一起重温青春年少时光，抓住青春的尾巴。这不，我们又相聚在久违的K歌房，吃简单的自助餐，尽情地说说笑笑，合唱我们那个年代的歌曲。动情地唱着"明月千里寄相思"，挥不去的情愫泛起涟漪。即便不常相见，也不常联系，但内心深处的牵挂让我温暖幸福。你或许永远不知道我有多坚强，但为了对你的承诺"一定会好好的"，我一定会尽最大的努力去信守，除了坚强已经别无选择。我以为自己的修行已经能洒脱自如，谁知偶尔无意中拨动心弦，还是有红尘的眷念。

❖ 进城

小区的后山是我的最爱，每天一早，背着小小的运动包，带上茶水，融入大自然的怀抱中潜心修炼。累了，就坐在简陋的小石板凳上，喝喝茶，透过高大的树那密密麻麻散开的树叶，仰望碧蓝的天空，静静面对易散云烟，看云卷云舒。在慵懒的午后，对着满阳台的花花草草，任甜腻腻的音乐随意地飘荡，享受一杯最爱的清茶、安静的时光。当然，闲适的生活虽然美好，我也没想要进入隐居状态。所以每周都会"进城"，处理一些工作的事务，顺便也和朋友聚聚，不至于和社会脱节。有时和中学老师吃饭、聊天，很温暖开心。老师的鼓励、关心和帮助让我始终能微笑着面对生活的挑战，争取最好的结局。有时和志同道合的朋友相约，一起看展览，一起在周边旅游，只要情投意合，再平常的风景，再普通的路都美不胜收。有时甚至就约在一起，静静地喝杯咖啡都很舒服。

❖ 海陵岛

2017年第一天，我再次来到海陵岛，喜欢这里的蓝天白云、阳光沙滩。喜欢和家人在一起，吃当地的简单美食，共享闲适的时光。傍晚时分，夕阳落下金色的余晖，我静静地坐在沙滩上，享受着暖暖的阳光，吹着海风，听着海浪声，看着一望无际的大海，内心宁静空灵。放下该放下的，错过该错过的，接受该接受的，放空心灵，成就一个更好的自己。晚上，在海浪声中睡去，清晨，在海浪声中醒来，有催眠曲的夜晚睡得好香甜。

❖ 三年小关

2017年3月，又到了全面复查的时候，飞飞一如既往地陪着我。结果出来，情况很好，给自己创造了生命的奇迹。刚发病时，大家期望着我能坚持一年，可以陪伴儿子到高考。如今，已经顺利闯过三年，给自己有了交代，给所有关心爱护我的人有了交代，内心是满满的感恩。感恩上天保佑，让我好好活下来，让我经过磨难变得更优秀，可以帮助更多的众生；感恩家人对我无条件的爱，让我每天都活在浓浓的亲情中，让我的生活幸福快乐；感恩我的老师、同学、朋友和学生，对我无私的关心和帮助，陪伴我闯过一个个难关；感恩我的医生给我的鼓励，给我选择一个合适的治疗方案；感恩一切的一切。三年的时光，充满了种种考验和挑战，艰难和磨难，但每时每刻都生活在感恩、感动中，每一天都很幸福快乐。不久的将来，回归工作岗位，相信作为医者的我，除了给患者最合适的治疗，还可以给患者更多的心灵安慰、鼓励和帮助。

疾病让我带着感恩的心去修为，成就更好的自己，恢复到简单的本心。淡如水，其实是好的，能永恒。偶尔不够快乐时，也不深锁眉头栽培苦涩，带给家人朋友压力。只管打开门窗，让阳光雨露温柔地洒遍心房的每个角落，在生命的原野中奔放。

❖ 广州北园师生聚

作为班长，我每年都会组织中学同学和老师过教师节，也给大家欢聚的理由。时光匆匆，三十余载转眼一瞬间，同学师生沉淀下来浓浓的友情。相约欢聚在梁思成都盛赞的广州北园，广州三大园林酒家之一，这里很有文化底蕴，有诗，有画，有意境，点心出品也很好。一起享受美景、美食，一起天南海北地闲聊，同学、老师也特别关心我身体的情况，嘘寒问暖，看我恢复得这么好，都衷心替我高兴。

感恩上天，感恩这美好的世界，这单纯的友情。

❖ 相聚鹤山

2017年7月，大学同学一转眼已经毕业二十五周年，经过多年的努力和拼搏，大家已经是各个专业的骨干，也经历了许多的不易和艰辛。国内国外、省内省外、天南地北的同学欢聚一起，可以尽情地放飞自我，放开平时的各种压力，畅所欲言，回忆学生时代的种种趣事。酒逢知己千杯少，人生难得几回醉，很多同学喝得酩酊大醉，但好开心，流走的是时光，不变的是友情，期待着三十周年能再次相聚，我还在，能看大家指点江山。

❖ 久违的电影

2017年8月11日，回医院处理一些科研的事情，讨论下一步的方案，没到十二点就结束了。小许知道我回单位，约我去看看他们公司，品品茶。想想我现在是半个闲人，去参观一下也不错，反正就在附近。小许确实很有品位，把公司装修得简洁大气，是我喜欢的类型。慢慢品尝香气四溢的清茶，随意地闲聊着，很舒适。小许突然说："最近有部电影《战狼》，好像很火，您有没有去看过？""没有呀，我上一次看电影已经是十多年前的事了。在过去的时光里，一直在拼尽全力奋斗，查房、会诊、出门诊、接许多患者的电话咨询、做科研等，睡觉都没时间，更别说看电视、看电影了。""要不我们去看电影？正好我下午也没什么事。""好呀，我下午也没安排。"我们简单吃了午饭，就直接去电影院，发现现在的电影院小而精致，音响效果很震撼，视觉效果特别好。晚上和儿子聊天，他听说我今天去看电影，惊讶到要跳起来："妈妈也会去看电影，真不可思议。"

❖ 无常

2017年8月11日，突然看到新闻，8月8日九寨沟发生严重地震，很多景点都被严重破坏，不复存在了，我曾经住过的九寨天堂也受重创，很有特色的玻璃天窗全部倒塌。明天和意外永远不知道谁先到来，错过了或许就是永恒。九寨沟的美令人心醉，所谓"九寨归来不看水"，九寨沟永远失去的一部分，也成了令人心碎的痛。如果不是生病，我或许就没时间慢慢欣赏九寨沟令人心醉的美，如今只好把已经失去的美永远留在心中。

❖ 规律生活

快乐旅游结束，我回到温暖的家，继续每天的规律生活。一早上山锻炼，一个人，在黑漆漆的山谷中，风吹过高高低低的树，发出沙沙声，伴着小鸟的叽叽啾啾声，树林里时不时发出莫名的响声。打开暖暖的乐曲，驱赶心中隐隐的恐惧，收获内心的安宁，黑暗很快会过去，黎明自然会到来；休息时，看着葱葱绿树，欣赏着鸟语花香，美景如诗，生活如画，快乐生活刚刚好。小小练功台，温柔伴我走过春夏秋冬，陪我迎接每一缕曙光，伴我一步一步走向康复。锻炼完回家，写作、看书、画画、弹琴，简单自在。如兰、如菊、如茶，携一份淡然于心的洒脱，行走于尘世间。品味人生，淡看风云，淡定接受上天最好的安排。突然发现今天是七月七乞巧节，我也暗暗乞求上苍许我心灵手巧。当然，每天家里的清洁也必不可少。每天拖地擦桌子，窗明几净的房间可赤脚踩在地上，带给我清爽积极的心态。每天打理我的花草，施肥浇水，看着它们的勃勃生机，看着各式各样的花朵盛开，红色的茶花，紫色的紫薇，白色的茉莉，黄色、红色、粉色的玫瑰，花香怡人，该有的收获，总会在来的路上。偶尔，心中也会有一丝无端的说不清道不明的情绪，捧一杯茶，坐在阳台上，这情绪随着茶香花香都悄然飘走。

❖ 坚持

每个人，都梦想着能心想事成，这是人生很美妙的境界。只是，每个心想事成都源于勇敢和勇气，疏离熟悉的生活，去面对未知的挑战。所谓强者，是含着眼泪奔跑的人；所谓幸运，是你要坚持不懈地努力；所谓勇敢，是认清这个世界的薄凉后依然深情热爱。罹患癌症后，经历了生死，对人生也有不一样的感悟。很多事情，不是看到了希望才去坚持，而是坚持了才会看到希望。人生苦短，奋斗过、努力过，不留遗憾。拼到最后，拼的不是运气和聪明，而是坚持和毅力。怕受苦嫌麻烦，对于肿瘤患者来说，错过的就不仅仅是新风景、动心的人和事，可能是生命了。

❖ 中秋节

又是一年中秋时，2017年，患病后的第四个中秋，感恩上天的眷顾，感恩家人和朋友不离不弃的陪伴，感恩医护人员的倾力治疗，让我还能健康快乐地享受人间的美好。远望朝霞满天，美丽如画；品味野草的芬芳，泥土的气息；陪爸爸妈妈在风雨过后优哉游哉地散步，物是心中影像，内心美好，处处是美景美图。

❖ "停"之慧

经过这么多年的奋斗，事业上终于有了起色，虽然我也清楚目前我最大的梦想、最重要的事是好好活下来，但偶尔还是有一丝失落的情绪，挥之不去。本来每天都尽全力向前方奔跑，忽然不得不停下脚步，难免落寞。一个奇妙汉字蕴含的人生真谛让我释然。停，不过是暂时的停下，为了更好地前行，这就是"停"字中的人生智慧。中国古代的驿道，每隔一段距离，便有一个亭子。古人在驿道旁建造亭子，是为了让人们暂时停下疲累的脚步，在

"停"中补充体力、蓄积精神，好让后面的路走得更轻松、更快捷。

接受事实，尽最大的可能延长生命，信守我的承诺，遵守着约定，每一天、每一步，成就更好的自己。在如诗生活中，用慧谱写出壮丽篇章。

❖ 野猫做伴

2017年11月4日，旅游回家第二天，天还没亮我就上山锻炼了。如水的月光温柔地照在树林的小径上，走到山顶，山上几乎没有人，顺着我熟悉的崎岖山道，小心翼翼地走下黑漆漆的山谷，走进我的练功平台。以前比较胆小的我，经过生命的洗礼，多了许多的无所畏惧和独立。其实，人生本就有太多的无助，只能坦然去接受，无可奈何。面对疾病，人就像是跑道上的运动员，家人也好朋友也好，他们只能为你呐喊助威，为你祈祷，但每一步都得自己孤独地去走，摔倒了也得自己爬起来，含泪也得继续勇敢前行。我放下背包，拿出准备好的茶水，播放悠扬柔和的音乐为伴。

远处的树丛草丛中，忽然传出窸窸窣窣的响声，拿手电筒照过去，只见小小的幽幽绿光，不管它了。正想开始锻炼，背后响起细微的声响，原来是一只胖胖的野猫睡眼蒙眬地踱着步走过来，不管是我的到来扰了你的清梦，还是你也被乐声吸引，既然有缘不期而遇，就一起迎接黎明的到来吧。一直锻炼了两个多小时，整个人神清气爽，林中小鸟也开始欢唱，大地苏醒，火红的太阳穿越树林，洒下斑驳的光。我收拾行囊，下山回家吃早餐，准备继续写作，这也是对社会最好的回报吧。

下午，儿子坐在地板上弹吉他，我坐在书桌旁练书法，多么渴望这样美好的时光一直都在。

❖ 同学情谊

患病以来，我每天坚持上山锻炼两个半小时，始终相信，坚持就是胜利，至少不留遗憾。就算开颅手术后，头上有长长的瘢痕，头发没长好，没办法挡住曾经的创伤，只要同学不怕被我吓着，我就不介意和他们相聚，从来不会有耻辱感，也不会觉得患病就会被大家、被社会所抛弃，而是坦然带给大家快乐和希望，相信此时此刻的我就是最好的自己，而且，同学的友情也是我坚持的动力。今天回医院抽血打针，难得进城一次，同学们也很想见见我，中午和高中同学及老师聚会闲聊，大家看我恢复得这么好，都很开心宽慰，谈笑风生的我，完全没有经历过生死的痕迹。晚上初中同学聚会，虽然外面是狂风暴雨，也阻挡不了我们聚会的热情，大家说说笑笑，品着自带的香茶，享受着一道道的潮汕美食，品味着三十多年的同学情谊，感谢我们的缘分。

❖ 小公主的日子

2018年8月，儿子放假在家，每天陪着我，送我上山运动，一起吃饭聊天，特别温馨幸福。儿子长大了，什么事都不用我操心了。衣橱的滑动门坏了，他随便捣鼓捣鼓就修好了；我经常用的旅行箱坏了，以为要淘汰了，他帮我整个拆开，重新安装，居然修好了，用起来很顺畅；电灯泡坏了，自然也是他的活儿，马上更换。有儿子在，真省心，我又变成不需要操心的小公主，只管在生活中努力修行，做一个安心的人，过自得其乐的生活，谦和、温顺和自律，不乱于心，不困于情，不畏将来，不念过去。所有的一切，冥冥中自有安排。优哉游哉的日子，脚踏实地，不需要着急，想要的，相信岁月都会给我。只要信念还在，一切都还来得及。哪怕人生没那么如意，哪怕偶尔觉得自己坚持不下去，自信地对自己说：没关系，这些都是必须经历的成长过程，相信一旦决定灿烂，倒影也会美得让人惊叹。

❖ 一颗药的伤心

2018年9月，飞机晚点，回到家有些晚，爸爸妈妈还是准备了美味的晚餐等我，有父母的孩子永远都是宝。饭后整理行李，突然想起还没吃药呢，吃药已经是我的日常了。赶紧拿出药，谁知一不小心，把药掉到地上，滚到沙发底下，一颗药就是几百元，如何舍得不找回来？艰难地推开茶几，费尽九牛二虎之力把沙发一点一点地挪开，终于在布满灰尘的地上看到一颗暗红色的胶囊，似乎在用挑衅的眼光看着我。我是多么有洁癖的人，可是，这药实在太贵了，加上之前的各种放化疗，高昂的医药费已经是重大负担，但我每天的生命都需要用钱去延续，更何况这药是朋友千辛万苦托人帮我买回来的，我有什么资格挑剔？和生命相比，脏又算得了什么？我捡起胶囊，用清水小心地冲洗，胶囊遇水，变得黏黏糊糊的，赶紧放嘴里吞了下去，心里有淡淡的伤心，如果生活没有选择，就只能坦然地接受。洗漱完，抄抄《金刚经》，希望用心修行，获得般若智慧。每个人的心就像是一面镜子，免不了沾上灰尘，需要每天细心拂拭，才能保证镜面的洁净。为什么一粒小小的药会让我伤心，让我突然很委屈？不就是多了一些执着，少了一些平常心，少了忍辱的修行吗？明白了一切终将过去，心终于平静下来，没有了任何障碍，很快进入梦乡。

❖ 属于自己的风景

经历过生死，更珍爱生命，更懂得时间的宝贵，不愿浪费任何时间，希望在有限的时间里做更多有意义的事。五点钟起床，赶紧先用豆浆机把泡好的五谷杂粮磨成米糊，又烧开水，再去洗漱。洗漱完，正好可以泡茶，倒进玻璃瓶，米糊也磨好了，倒进杯里，装进十几元钱买来的背包，往山上走去。秋意渐浓的清晨，鸟语花香。美好的时光，美好的心情。行人很少，偶尔碰到一位，都是同道中人，互相微笑着问个早。从陡峭的山路走到我的练功平台，开始两个多小时的锻炼。

寒冬酷暑，秋凉春暖，每天的晨练都成了平常，硬是走出了一条脚下的路，通过运动提升了我的自愈力，或许我更享受的是带着友情亲情，努力、奋斗、拼搏，让简单的生活丰富多彩。

锻炼完回家，蓝天清澈通透，没有一丝云彩，走在开满桂花的山路上，一树树金黄细小的花儿在茂密的树叶中调皮地伸出头来，和阳光嬉戏，其浓郁的清香令我陶醉，随口吟出"秋日山中走，桂花满山开。香气随风送，疑是玉人来"。回到家里，我坐在阳台吃早餐，自己种植的花经过细心呵护开得很灿烂，紫薇、丁香、龙船花、茉莉花、山茶花、桂花，竞相争艳，不似春光胜似春光，让我的世界开满鲜花。

只要努力，永远不会太迟，种植新手也能迎来满园的鲜花，只要坚持，属于你的风景终会出现。

❖ 家庭游

2018年10月，又是国庆节，全家人浩浩荡荡向珠海出发，一起去看海，去享受大自然的美景，只要一家人能围坐一起，就幸福满满了。晚饭后一起到海边，秋夜如水，海风轻轻，浪花层层，欢声笑语，说不尽的舒畅；喝完早茶，儿子去健身，我就跟在旁边看着，偶尔说说话，递递水、递递毛巾，给帅气的儿子拍拍照，幸福原来很简单。下午大家围坐在一起闲聊，品茶，吃花生、瓜子等零食，惬意自在。

❖ 2019年新年愿望

2018年经历生死，经历了很多人生的磨难，这促成了我的蜕变，串联起精彩纷呈的生活，在努力的路上，一切都朝着所希望的那个方向改变。人生如茶，千回百转，味道先苦后甘，慢慢品，才能懂得其中的乐趣。生活慢下来，心也静下来，享受一种安然超脱，轻轻闭上眼睛，用耳，去捕捉交织在身旁的声波；用心，去细细勾勒身边的世界；用情，去理解身边的每一个人；用爱，去温暖周围的每一个人。

2019，翻开崭新的篇章，从头开始，清空自己，让心归零，忘掉烦恼，微笑前行。继续好好修行，放下执念，保持一颗平常心，慢慢品味生活的美好。简简单单做人，踏踏实实做事，可以把握的尽力而为，最终结果就顺其自然，正所谓："菩萨畏因，众生畏果。"相信，我们将与美好相遇同行。

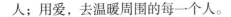 **乡村米饭香**

2019年2月，三五好友相约一起度假，走进偏僻的小村庄。村庄位于山脚，只有十几户人家，大大小小的石头堆砌成墙，迂回的村道高低不平，马粪牛粪随地可见，行李箱只能手提着，不敢放地上拖。兜兜转转，终于到了小民宿，穿过摆着几盆小花的小小庭院，走进干净简洁的房间，简简单单一张床，一张小桌子，一缕阳光从窗口斜照到床上，心里暖洋洋的。傍晚时分，到村子随意走走，缕缕炊烟随风轻轻飘起，忍不住奔着炊烟升起的地方，到了一户人家，只见一位老奶奶正在烧柴火炒菜，绿油油的青菜好诱人，还有锅里飘出的米饭香，就这样和老奶奶闲话家常，相谈甚欢，老奶奶热情地邀我们一起吃饭。晚上闲坐在小院，捧着一杯淡淡的绿茶，看满天的繁星，远处星星点点的灯火，听处处的虫鸣，闻久违的泥土和青草的芳香，恍惚回到儿时的时光，宁静简单。

在这里，抖落岁月的尘埃，以一颗无尘的心，还原生命的本真，以一颗感恩的心，对待生活的所有。我在这样宁静的夜晚，修养一颗平常心，静静地思考人生。其实，人生可以走的路很多，有些是自己可以选择的，有些却是必须去接受的。认识自己，勇敢地面对和承担，继续向前走，欣赏自己的生活，也享受生活的过程。走自己的路，看自己的景，寻找一种最适合自己的速度，活得安心，活得快乐，极好。

❖ 看雨

周末到了，我和先生早早起床，早早出门，奔向大夫山森林公园，天一片昏黑，乌云密布，暴风雨即将来临。我们加快了周末快走的步伐，在暴雨来袭前完成快走，完美。坐在亭台上，看狂风暴雨，倒水一般倾泻而下，透过水帘，叹一树桃花坠落一地，青青翠竹风中摇曳，红桃绿竹似乎惺惺相惜。"一树桃花粉红姿，萋萋绿竹得相知。雨急欲落互怜惜，清茶美酒共此时。"这场雨，也淹了路面，在小区门口堵了一个多小时，终于回到家已是雨后放晴，沐浴着阳光雨露，只见阳台的黄皮花清香扑鼻，番薯叶生长茂盛。

❖ 闯过五年大关

2019年3月24日，我顺利闯过五年大关，感恩我的主诊医生，感恩我的家人、老师、同学和朋友，陪伴我坦然接受种种挑战，创造别样精彩的人生。在这特殊的日子，我不但发了朋友圈，也给我的老师、同学和朋友单独发信息，分享我的快乐。有朋友说："感谢你自己勇敢地面对一切，给我们一个永远微笑的、健康的你。"看到这句话，我瞬间泪流满面。有同学说"你真坚强，你的乐观淡定鼓舞着我们所有人，我们爱你""真不容易，继续加油，我们永远和你在一起""太好了，太好了，这是最好的消息，我的眼泪哗哗往下流，一直好担心，很害怕，只想你能永远健康地和我们在一起""一定要一直好好的"……

收到朋友的种种回复，内心是满满的感动，健康是一种状态，更是一种责任，是我永远不能推卸的责任。爱和感恩创造了我的奇迹。人不是因为有了快乐才去感恩，而是因为感恩才有了快乐，感恩是一种生活态度，是一种品行和修为，更是一种人生智慧。癌症带给我磨难，但我是幸运的，有这么多关心爱护我的人。穿越人生的磨难和打击，我已经获得了蜕变和成长。

抗癌妙旅，感悟人生

回首我的抗癌经历，真是精彩纷呈，除了癌症给我造成的伤害和折磨，让我和死亡曾经如此近距离接触，还有各种治疗带来的艰辛不易，现代医学的癌症治疗我体验了绝大部分。只想告诉大家，医生患癌，疾病和治疗带来的所有艰难困苦，也一样逃无可逃，只是医护人员可以更理性地对待。感恩生命中的贵人，陪我笑对人生的挑战，让我踏上快乐的抗癌之旅，因为有爱，在确诊晚期肺癌八年的今天，我还能健康幸福地活着。

平常心

抗癌是很漫长的过程，需要强大的内心去面对颠簸起伏，以不变应万变，遇到身体出现某些状况时，有些状况其实有时候医学也是没法解释的，随访观察是最好的选择。作为医生的我，也无法避免。时不时这里不适，那里有问题，有时我朋友都着急了，拼命劝我回医院复查，但我觉得回医院是很折腾的事，相反，先观察一两周，对疾病不会有太大影响。如果真是转移了，既成事实，早一两周发现也改变不了什么。如果不是转移，却可以省了跑医院的麻烦，生活节奏不被影响。接受可能的各种不适，只要不影响大局，就可以忽略，这也得益于我的人生观和作为医生对疾病的了解。比如有时突然肋骨痛一个星期，有一次是右下肢都痛，髂骨也痛，膝关节痛得更厉害，走路都成问题，更别说出去锻炼了。肺癌本来就容易骨转移，朋友们都很担心，最后我答应大家，如果过了两周还没好转，就回医院检查骨的ECT。我的脚也很争气，痛了两周多，终于自行慢慢好转，自然也省了去医院检查的麻烦了。服靶向药将近四年时，突然右手和右脚肿得很厉害，轻轻一压就有一个深深的凹痕，睡觉时，用枕头把脚垫得很高也完全没改善。有些人服用靶向药会水肿，但应该是四肢都肿，应该不会单侧的，更何况药已经吃了这么长时间，感觉也不太像药物引起的浮肿，不知道是不是血管堵塞了，虽然我一直吃着抗凝药，但肿瘤患者有高凝危险，我也曾有多处深静脉栓塞。观察了一周多没好转，不放心，还是老老实实回医院做了深静脉B超检查，检查没什么问题，但手脚有时还是很肿，有时又消肿了，随心所欲，想肿就肿，从医学的角度完全没法解释，既然没法解释，检查也没有栓塞，那就不管了，由它去，忽略不计，接纳它的存在，和平共处。有时也头痛头晕，走着路就晕得眼前发黑，有时头痛还很频繁，这时就更需要淡定坦然了，做自己的主人，不被风吹草动所左右，不要一天到晚都笼罩在可能复发的阴霾中，给自己一个良好的暗示，相信自己的自愈力，让自己的内心充满阳光，其实，不是癌症的患者有时也会头痛头晕的。

有一次更是把我儿子都吓坏了，突然大量咯血，不断地咳出一口口的鲜血。我是医生，有丰富的医学知识，冷静面对，而且考虑刚复查胸部CT一个多月，应该不是肺癌的问题，或许是放疗引起支气管扩张或抗凝药过量，果断停了抗凝药。再次复查，看看有没有支气管扩张，事实证明，我的临床思维是对的，真的是支气管扩张造成咯血，后来也时不时咯血，就不太管它了，不影响大局的事就顺其自然吧。

感悟和总结

2022年3月，闯过八年大关，继续在抗癌妙旅微笑前行，未来的日子，继续听从自己的内心，去找，去爱，去追寻自己的快乐时光。拥有一颗清净无忧的心，做一个豁然开朗的人，修身、修行、修养，心如莲花。在安静感恩的岁月里，微笑向阳，上天自然相助，但愿生命没有太多的遗憾。作为一名医生，作为一名晚期肺癌幸存者，我对患者有更深入的了解，因为我亲身经历过癌症抛给我的种种难题，清楚了解癌症给患者的压力以及治疗的影响，了解患者的情感、心理、精神及身体需求，也非常清楚需要有人去满足回应他们的需求、渴望、恐惧以及希望。为了预防和对抗癌症，为了帮助无助的患者，我在本书分享了我的抗癌经历，我的心路历程，我的蜕变，我每一天的日常，主要包含如下几个方面，希望对癌症患者有所帮助和鼓励，也希望给健康、亚健康的人们以启发，更充分地认识生命，认识生命的价值。

1. 相信医生，相信科学的治疗。到目前为止，常规治疗手段包括手术、化疗、放疗、靶向药物治疗和免疫治疗等，还是有效治愈癌症的方法，舍弃这些方法，想治愈癌症是不理智的。人体是非常复杂的，同样的病、同样的治疗，效果和副作用也可能有很大的不同，医生只能选择一种对患者可能获益最大的治疗，虽然每个医生对疾病的考虑和选择的治疗可能有所不同。做一个有修养的患者，获得医生的信任。人与人之间的关系是相互的，医生和患者是同一战壕的战友，要相互信任、相互理解，共同面对癌症这个凶狠的敌人，获得双赢。要理解医生都非常忙，患者应该争取有效地和医生沟通，了解自己的治疗过程和医生需要的配合。

2. 正确对待生命和死亡，坦然接纳罹患癌症的事实。无论愿意与否，每个人都要经历生老病死的无常。接纳了无常，对不可能改变的现实不做无谓的抗争。既然罹患肺癌已经是我无法改变的事，既然爱家人朋友、爱这个尘世，既然生命如此珍贵，既然追求康复、追求健康地活着，我能做的就是接纳它，自己能做到的，就一定要做到、做好，做到极致。死亡是人生最后的归途，面对死亡，接受死亡，是为了珍惜生命，更好地活着，享受珍惜每个当下。

3. 爱和感恩创造生命的奇迹。我的抗癌之旅一直沉醉在人间最美的温情中，正是靠着亲人的呵护，靠着所有关心爱护我的人的支持与帮助，才一步一步走出艰难困苦。爱的力量给了我坚强活下来的勇气，为了不辜负这份爱，为了报答这份恩情，我不仅要活下来，还要快乐幸福地活下来，让每一天的生命都如此有价值、如此快乐幸福心安，人生无憾。人生充满了种种考验和挑战，要始终相信，爱和感恩可以超越一切的苦难。

4. 建立在科学基础上的自信。有时打倒一个人的不是癌症，而是自己的绝望情绪与恐惧心理，良好的心理暗示、良好的信心很重要，这是强大的精神力量。我从来没有失去信心，哪怕在治疗效果不好、复发多发脑转移的时候，也依然坚信这世间还如此需要我，我会继续好好活着，不管受多少的煎熬，仍坚信医学在不断进步，只要活着，就有转机，有机会。

5. 保持乐观的情绪。同样的苦难，有的人可以转为智慧，有的人只能将其变得苦上加苦。患癌的事实人没法改变，但人可以控制面对癌症的心态。向死而生是最积极的人生观，培养自己"不怕死"的无畏智慧，生活得更积极乐观，珍惜每一天。可以享受最好的，也可以承受最差的，不管多难，依旧满怀希望。

6. 培养坚强的意志。坚强的意志是战胜癌症的另一个法宝。人体的免疫细胞对生存意志的念头是极其敏感的，顽强的意志可以激活免疫系统，增加自己的抗癌能力。如果一个人放弃了希望，觉得生命不再值得留恋，没有了生存意志，免疫系统也会缴械投降。癌症和整个治疗过程的伤害和折磨，没

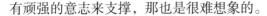

有顽强的意志来支撑，那也是很难想象的。

7. 拥有自律和持之以恒的拼搏精神。癌症是人类非常凶恶的敌人，它不但给人身体和精神造成极大的伤害和痛苦，带来太多的死亡，还有它的顽固性，需要打一场持久战，需要自律，需要脚踏实地去拼搏，才有成功的机会。除了积极接受并配合医院的治疗外，我把战胜癌症的责任放在自己肩上，用自己的力量与癌症抗争，把自己能做的都做到极致。癌症，丰富了我的人生，让我习惯了快乐，深深品味了简单的幸福。癌症，让我的生活更精彩，我没时间去担心疾病，担心是否复发，只是放下执念，用感恩的心，去拥抱世界，抓住了当下，也就抓住了永恒。

8. 积极改变生活方式。

（1）好好休息，好好睡觉，增强免疫力。肺癌的磨难给了我一种善缘，我开始懂得按照生命本来的节奏，放慢脚步，休息好再出发。人在太阳面前小如微尘，"与太阳对着干"是多么不明智的选择。我学会了顺其自然，跟着太阳走，天醒我就醒，天睡我就睡。好好睡觉，用大量的健康细胞去取代腐败的细胞。休息好了，精力充沛，免疫力自然也好了。

（2）好好吃饭，均衡营养。一般食物就能提供足够的营养，基本不吃大家所说的补药。每天早上坚持吃杂粮粥，薏米、小米、豆类等，不喜欢吃肉，也可每天吃些鸡蛋、鱼和豆类保证蛋白质的摄入，坚持吃足量的蔬菜、水果，吃有抗癌作用的菇类食品，喝绿茶，保证饮食平衡，不吃油腻、油炸、烟熏、辛辣、霉变的食物，不吃含有过多添加剂的食物，不喝甜饮料。对于一个肿瘤患者，用心维持良好的营养状态真的很重要。

（3）改变观点，不再过度追求完美。每一个生命都是不完美的，学会妥协，接受并享受这个过程，接受生命中缺失的部分，淡然面对，苦难来了将更积极应对，从容不迫面对各种挑战。同时让自己更加宽容，用好奇的心去看待人们不同的生活方式。

（4）彻底放松心情。不要对抗生命规律，只要和生命同步，就会发现你能够轻松地过好它。用正面态度看待一切事情，让事事变得非常美好，努力使自己真正放松下来。真正的放松必须从心的放松做起，放下很多现世间的价值观，包括名、利、情，包括人际关系，该舍弃的通通舍去，让生活变得简单和朴素。从心做起，每天都开开心心地欢笑，让身体的正常细胞充满活力。我罹患癌症后，提前做了很多原来期望退休后才做的感兴趣的事，生活变得更有趣，更轻松自在。在养病时，广泛的兴趣让我每天都过得特别充实，特别快乐开心。

写诗。感性的我本来就爱寄情山水，融入自然，以前忙于工作，把本真率性的我模糊深藏起来。有一天，天刚亮，我已登上小小的后山，远看春雨冲洗过的青山绿草，听着小鸟此起彼伏的歌唱，荒废二十多年的文学功底忽然苏醒了。

学国画、书法。一个偶然的机会，遇到我年轻温柔的国画老师，毫不犹豫以零基础拜师学艺，每次画画和练书法，内心都特别喜悦，特别的宁静。

零基础学古筝。音乐一直是我的最爱，忙得不可开交时，能偷闲品一杯清香的茶、听听音乐就是我最大的享受。练古筝时，心是舒展的，而且可以很好地锻炼气息，是非常好的锻炼。我开颅手术后，思维和右手的灵活性受到很大影响，硬是通过古筝的训练，慢慢恢复了一大半。

看书。除了专业文章和书籍，我还阅读了很多闲书。品茶、听音乐、看闲书是我非常享受的美好时光。

（5）坚持运动。患癌后，运动成为我每天最重要的事务之一。或许是性格使然，认准的事，我都会无怨无悔地坚持，做到极致。我始终相信，除了科学的治疗，癌症康复的运动会带给我彻底战胜癌症的希望。运动能提高身体的免疫力和体能，让细胞新生，让机体充满活力，同时运动还有一个好处，可以带来快乐的心情，让我感到自身的活力，感受人间的美好。运动也能促进食欲、改善睡眠。每天适度的运动对癌症的治疗和预后有很大的好处。不管寒冬酷暑，我都坚持六点前起床，在小区的后山运动，冬天天亮得晚，人烟稀少，一开始也有些胆怯，但转头想想，连生命都无所畏惧，还有什么可畏惧的呢？生命是一条艰险的路程，只有勇敢的人能够顺利通过。

（6）融入大自然。我全身心地投入了大自然，顺应天道，真正敞开胸怀，用心去品味大自然的神奇。多亏家人、同学、朋友的陪伴，让我的抗癌路上有着别样的精彩，生活如此美好，我有什么理由不好好珍惜？不管要经受怎样的磨难，都要努力好好活着。

（7）继续服务社会，创造生命的意义。生病后我继续带研究生，虽然没在临床一线，但临床工作一直没有停下，只是转换了一种方式，给患者提供各种的咨询和帮助，给出治疗的意见，引导患者更好配合医院的治疗，作为医生和患者的双重身份，有好的专业水平，也能更好理解患者，他们找我咨询，我都给予耐心细致的解答，帮助那些在困惑中的患者，鼓励他们树立信心，也给他们做一些相关的心灵安抚，让他们能积极乐观地面对疾病。我也引导患者改变生活方式，调动患者身体的生命机能对抗癌症。让患者活得更好，活得更久，是很有成就感很快乐的事。除了看专业文章，我也看了心理学等相关的书籍，因为心理治疗是肿瘤治疗非常重要的一部分。癌症既然成为我人生的一部分，我也可以利用癌症这个机会，做一些癌症康复方法的尝试，有效成功的可以分享给患者，为更多的患者服务，也算是尽一个医生的本心吧。

（8）学习一些哲学、佛家、道家的智慧，报考心理治疗师。既提升了自己，增加了人生的智慧，更好地思考人生，积极生活，也能更好地帮助无助的患者，做好心灵安抚，让他们能积极乐观地面对疾病，帮助他们渡过人生的难关，尽一名医生的本心。

　　抗癌之路是对一个人的人生观、生死观、价值观的大考验，是需要在苦难危机中静心修为的事，需要尽力而为，使生命怒放，但对结果则要顺其自然，不执着，所谓尽人事听天命。始终坚信，爱和感恩可以超越生活的一切磨难，当然也包括癌症的折磨。

　　上天厚爱于我，让我放慢脚步，享受梦想中的生活。就这样有温度地一天天走下去，让自己的心灵得到满足，相信心灵富有才是人生真正富有。可以给很多患者答疑解惑，帮助他们重新乐观地面对癌症，接受科学的治疗；可以在月光下，小溪旁，焚香、烹茶、吟诗、作词、抚琴，安安静静地过我想要的日子，每天的生活都如此心满意足。

　　这些年的抗癌之路，经历了风雨，终见彩虹。我不知道自己还能活多少年，但这些转变让我更好地活着，让我的生命更有价值，沐浴在生命之光中，获取历练之后的精彩绽放。当我完成本书时，希望带给有缘人对人生、对生命的再认识，不管是癌症患者还是健康、亚健康人，因为人生的无常，所以要把握时间、把握机缘、把握人生，勇敢面对，勇敢承担，充实快乐地活着，迎接更美好的生活、更好的自己。

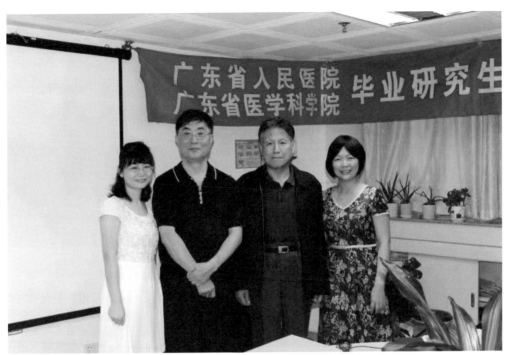

● 2014年5月　广东省人民医院血液科，学生平方顺利通过答辩，和我的硕士老师林伟教授和博士老师郭坤元教授合照

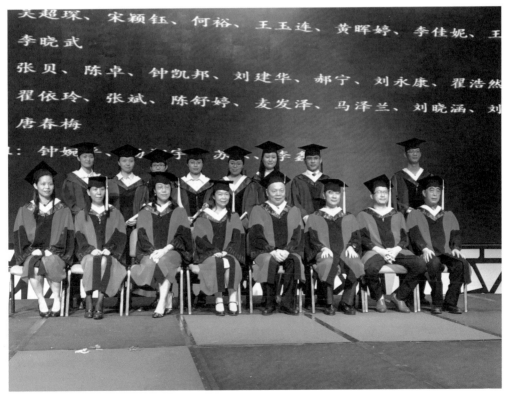

● 2017年6月　广东省人民医院，学生晖婷毕业典礼

● 2020年9月 广州东平大马路杏林蕙风有限公司抗癌康复心旅，《医者、患者、心者》直播

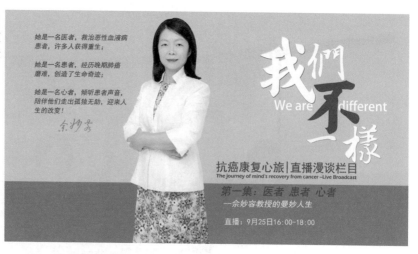

● 2021年1月 广州东平大马路杏林蕙风有限公司《患者与家属如何拥有强大的内心力量》直播

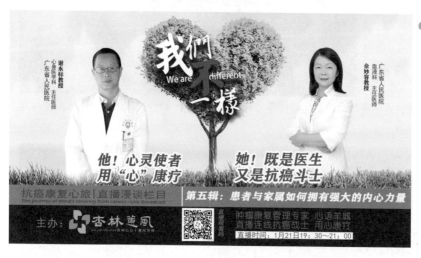

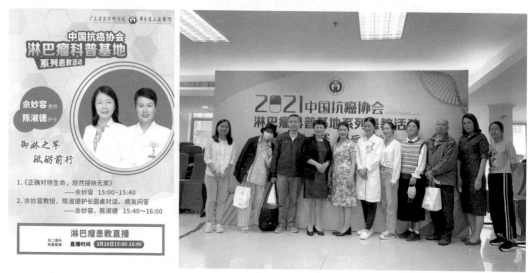

● 2021年3月 广东省人民医院淋巴瘤科，科普讲座，分享抗癌经历

● 2014年4月　广东省人民医院肺科病房，小学老师何少珍看望我

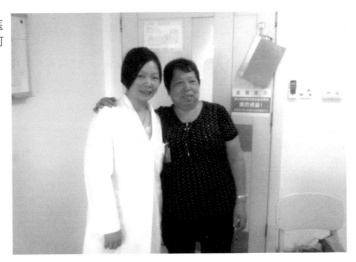

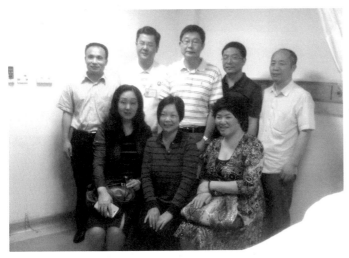

● 2014年4月　广东省人民医院肺科病房，博士同学看望我

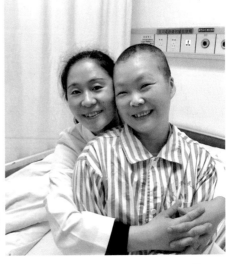

● 2018年1月　广东省人民医院脑外科，好朋友帮我削去三千烦恼丝

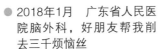

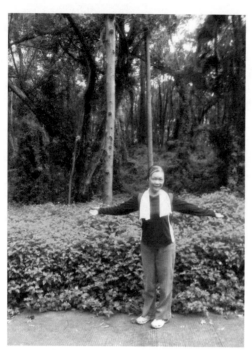

● 2014年7月　小区的后山，爸爸陪我一起锻炼身体

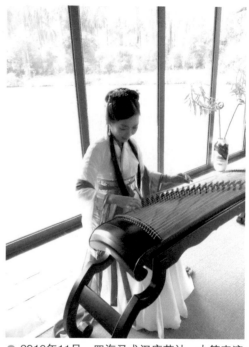

● 2016年11月　四海马术汉唐茶社，古筝表演

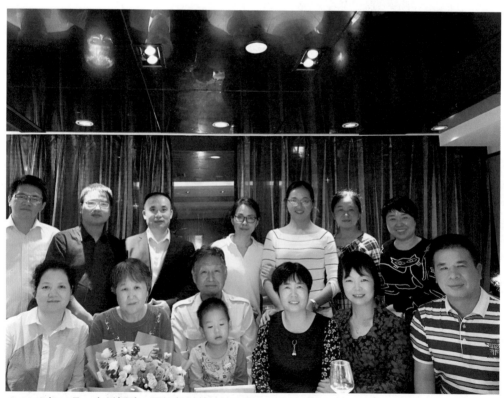

● 2018年10月　广州炳胜，同门师兄弟姐妹欢聚

● 2022年3月　华南碧桂园一聆书画教育，零基础学国画

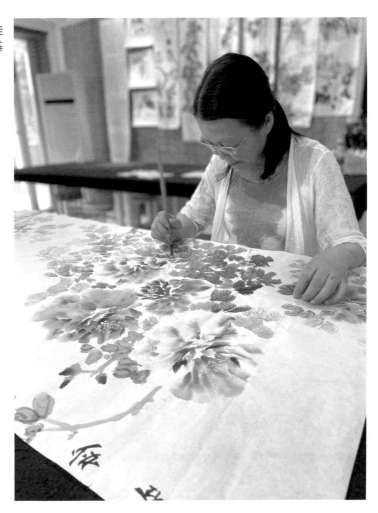

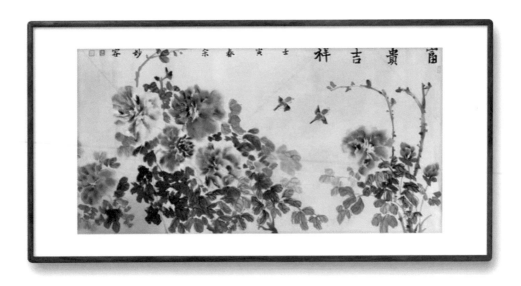

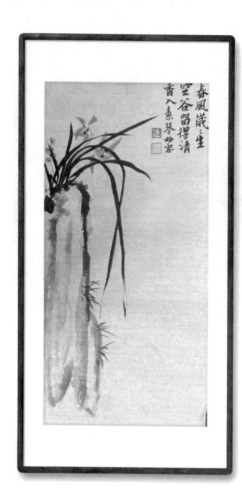

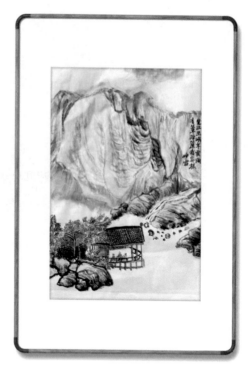

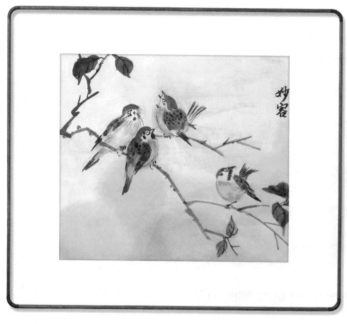

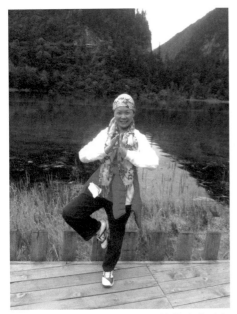

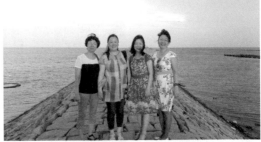

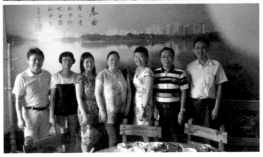

● 2014年9月　九寨沟，乖弟弟陪我游九寨沟

● 2016年5月　大学同学一起游琼海

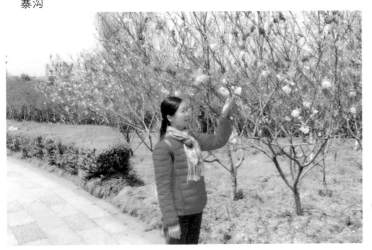

● 2017年4月　泰州桃园，朋友小许陪我游泰州

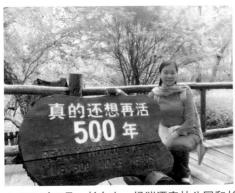

● 2017年8月　长白山，绿渊潭森林公园和长白山天池

● 2017年10月　五指山
和儋州峨蔓镇龙门激
浪海滩

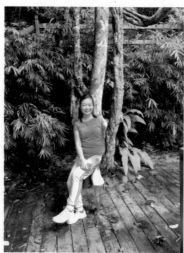 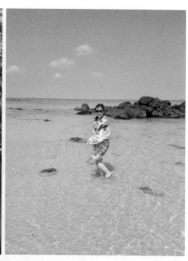

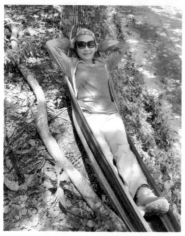

● 2018年5月　儋州志文村，成存
帮我挂了摇床，自由自在

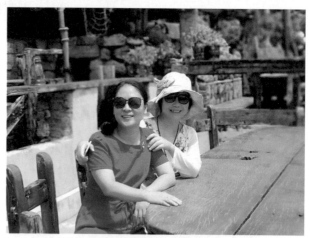

● 2018年9月　琼海，海的故事景区

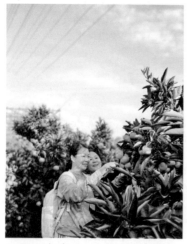

● 2020年10月　宁波五乡镇果园

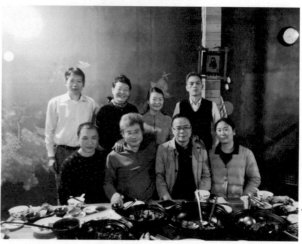

● 2020年12月　海口同学家